サクセス管理栄養士・栄養士養成講座

第11版

給食経営管理論

監修
一般社団法人 全国栄養士養成施設協会
公益社団法人 日本栄養士会

著者
大中佳子
土岐田佳子
大澤絢子

第一出版

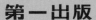

著者紹介（執筆順）

大中　佳子　鎌倉女子大学家政学部管理栄養学科教授

土岐田佳子　駒沢女子大学人間健康学部健康栄養学科講師

大澤　絢子　神奈川工科大学健康医療科学部管理栄養学科教授

監修のことば

栄養の専門職には，保健，医療，福祉，教育等の分野における学術の進歩や，社会の変化，国民の要請に的確に対応し，人々の健康やQOLの向上に貢献すると同時に，日本の栄養改善の知見を世界と共有し，持続可能な開発目標（SDGs）に沿った社会の実現に貢献することが求められています。その要求に応えるのが，高度な専門性と人間性，倫理性を併せ持つ管理栄養士・栄養士です。

日本の栄養士は，1924年の私立栄養学校の開設に始まり，第２次世界大戦前の栄養改善の時代，戦後の栄養欠乏対策の時代，高度経済成長期に顕著となった非感染症疾患対策の時代を経て，近年では低栄養と過栄養の栄養不良の二重負荷という複雑化した栄養課題に対処してきました。管理栄養士，栄養士は，100年にわたり国民生活の向上と社会の発展に寄与してきたのです。その間，栄養士資格は，1945年の栄養士規則および私立栄養士養成所指定規則公布を経て，1947年公布の栄養士法により法制化されました。以後，国民の栄養状態の変化に対応すべく，幾度かの法改正が行われ，1962年の一部改正では管理栄養士の資格が「栄養士のうち複雑または困難な栄養の指導業務に従事する適格性を有するもの」として新設されました。

その後，2000年の法改正において，「21世紀の管理栄養士等あり方検討会報告書」を受け，管理栄養士は，「人間栄養学に基づいた対象者の栄養状態の評価に基づいた栄養管理と指導を行う」，栄養士は，「調理，献立と一般的な栄養指導を行う」と定義され，その役割が明確化されました。管理栄養士資格は登録制から免許制に変更され，国家試験の受験資格も見直され，今日に至っています。

この改正の趣旨に合わせて，管理栄養士の養成カリキュラムは，“専門基礎分野”として「社会・環境と健康」，「人体の構造と機能及び疾病の成り立ち」，「食べ物と健康」が位置づけられ，“専門分野”として「基礎栄養学」，「応用栄養学」，「栄養教育論」，「臨床栄養学」，「公衆栄養学」，「給食経営管理論」が位置づけられるとともに，生理学，生化学，解剖学，病理学，臨床栄養学などの医学教育が重視され，臨地実習の内容も対人業務の実習が重視されることとなりました。これらの教育が実を結び，2023年の医療法施行規則改正により，管理栄養士・栄養士は医療従事者であることが厚生労働省より告示されました（施行は５月１日）。

また，管理栄養士・栄養士養成のための栄養学教育モデル・コア・カリキュラムや，その活用支援ガイドが作成され，管理栄養士国家試験出題基準も最新の知見を取り入れ，数度の改定が行われています。

本シリーズ（サクセス管理栄養士・栄養士養成講座）は，最新のカリキュラムや国家試験出題基準準拠の問題に合わせ適宜改訂を行い，重要なキーワードの解説や要点がコンパクトにまとめられています。多くの方々が日々の学習書として活用されることを，強く希望いたします。

2024年１月１日

一般社団法人 全国栄養士養成施設協会
理事長　滝川 嘉彦
公益社団法人 日本栄養士会
代表理事会長　中村 丁次

目次

CONTENTS

Column 目次

本書について

色文字①：重要語
色文字②：両側の欄に解説のある語
◀：このマークがある場合は，第33～37回管理栄養士国家試験に出題された内容が含まれています。
例）◀ **37-161：第37回問題161**

1 給食の概念

A 給食の概要

給食とは，特定多数の人々を対象に継続的に提供する食事のことである。

●**給食の対象者**　特定多数の人々（給食対象者。以下，喫食者という）とは，特定の給食施設において継続的に提供される食事を利用する人である。例えば，学校に通う児童・生徒（学校給食），企業の従業員（事業所給食），入院患者（病院給食），保育所における乳幼児（保育所給食），身体障害者・高齢者（社会福祉施設給食・介護施設給食など）などである。給食の提供回数は，それぞれの施設によって異なる。

●**給食の条件**　1日1～3回の食事（給食）を継続的に利用するということは，喫食者の食事のうち給食の占める割合が大きいといえる。したがって提供される食事は，喫食者の嗜好だけでなく，健康な生活が送れるよう栄養面に配慮したものでなくてはならない（栄養・食事管理，p. 85，**3** 参照）。さらに，このような給食を，効率的かつ安全に運営するためのシステム構築やマネジメントが必要となる（経営管理，p. 49，**2** 参照）。

a 給食の意義と目的◀ ◀33-161

●**給食の意義**　近年，ライフスタイルの多様化に伴って，食生活においても食の個性化（個人のニーズや嗜好に合わせた食事のとり方）が進んでいる。例えば，食材料を購入・調理し，自宅で食べる人もいれば，1日3食とも外食で済ませる人もいる。また，コンビニ弁当や調理済み食品など中食の利用が大半で，自宅ではほとんど調理をしないケースもある。その背景には，女性の社会進出，高齢者人口・単身生活者の増加などが考えられる。このように食の外部化が顕著化する中で個人の嗜好や利便性，経済性が優先されることにより，栄養の過不足を招き，生活習慣病の発症要因となっている。

そうした中で，対象者の特性に合わせて適切な栄養量を給与し，食べることを通して栄養教育を実践する「給食」の意義は大きく，社会貢献的な役割を担っている。

●**給食の目的**　栄養管理された食事を継続して提供することにより，以下の成果を上げることである。

①喫食者の健康の保持増進，疾病の予防・治療，QOL（quality of life；生活の質）の向上を図る。

②喫食者およびその家族や地域住民の望ましい食習慣を形成する。

平成20（2008）年度より，医療費の適正化や生活習慣病予防対策の強化を図るために，40～74歳の人を対象に，メタボリックシンドロームの概念を取り入れた**特定健康診査・特定保健指導**が制度化された（p. 44参照）。事業所給食施設では給食の役割が見直され，保健指導の効果をより高める取り組みによって，従業員の健康づくりが期待されている（個別の食事指導，喫食者全員への情報提供など）。

また，喫食者の特性（給食施設の種類）に応じて，給食の目的は異なるが，各施設の目的の実現に寄与するものとなる（p. 9，B 参照）。

●**給食の目標**　さらに，目的を達成するための目標を短・中期的な視点から捉えるならば，上述の①の目標は適切な栄養補給であり，②の目標は適切な行動変容を促す栄養教育である。喫食者のアセスメントを行い，その判定結果に基づいて，各給食施設の目的に沿った目標を設定する。

b 健康増進法における特定給食施設

1　制度の概要

◀ 37-156　37-154　36-153　36-154　34-153

特定給食施設については，「健康増進法」"第５章　特定給食施設等"の"第１節　特定給食施設における栄養管理"（第20～24条）で，特定給食施設の届出（第20条），特定給食施設における栄養管理（第21条），指導及び助言（第22条），勧告及び命令（第23条），立入検査等（第24条）が示されている（次頁，**表１-１**）。

「栄養改善法」（平成17年廃止）において規定されていた集団給食施設と比較すると，給食規模についての定義は同様であるが，特定給食施設では喫食者に対して個別の栄養管理が求められている。

1　特定給食施設の定義

健康増進法，健康増進法施行規則により，**表１-２**のように定められている。

2　特定給食施設の届出の義務

特定給食施設の設置者は，その事業の開始日から１か月以内に，その施設の所在地の**都道府県知事**に届け出なければならない。変更・休止・廃止についても届け出なければならない。これらは，特定給食施設に対する指導を効率的に行う観点から義務化されている。

●**届け出事項**

①給食施設の名称・所在地

②給食施設の設置者の氏名・住所（法人にあっては，給食施設の設置者の名称，主たる事務所の所在地・代表者氏名）

③給食施設の種類

④給食の開始日または開始予定日

⑤１日の予定給食数と各食ごとの予定給食数

⑥管理栄養士，栄養士の員数

表1-1　健康増進法における特定給食施設

●健康増進法（抜粋）（平成14年８月２日法律第103号，最終改正：令和４年６月22日法律第77号）

第５章　特定給食施設

〔特定給食施設の届出〕

第20条　特定給食施設（特定かつ多数の者に対して継続的に食事を供給する施設のうち栄養管理が必要なものとして厚生労働省令で定めるものをいう。以下同じ。）を設置した者は，その事業の開始の日から一月以内に，その施設の所在地の都道府県知事に，厚生労働省令で定める事項を届け出なければならない。

２　前項の規定による届出をした者は，同項の厚生労働省令で定める事項に変更を生じたときは，変更の日から一月以内に，その旨を当該都道府県知事に届け出なければならない。その事業を休止し，又は廃止したときも，同様とする。

〔特定給食施設における栄養管理〕

第21条　特定給食施設であって特別の栄養管理が必要なものとして厚生労働省令で定めるところにより都道府県知事が指定するものの設置者は，当該特定給食施設に管理栄養士を置かなければならない。

２　前項に規定する特定給食施設以外の特定給食施設の設置者は，厚生労働省令で定めるところにより，当該特定給食施設に栄養士又は管理栄養士を置くように努めなければならない。

３　特定給食施設の設置者は，前２項に定めるもののほか，厚生労働省令で定める基準に従って，適切な栄養管理を行わなければならない。

〔指導及び助言〕

第22条　都道府県知事は，特定給食施設の設置者に対し，前条第１項又は第３項の規定による栄養管理の実施を確保するため必要があると認めるときは，当該栄養管理の実施に関し必要な指導及び助言をすることができる。

〔勧告及び命令〕

第23条　都道府県知事は，第21条第１項の規定に違反して管理栄養士を置かず，若しくは同条第３項の規定に違反して適切な栄養管理を行わず，又は正当な理由がなくて前条の栄養管理をしない特定給食施設の設置者があるときは，当該特定給食施設の設置者に対し，管理栄養士を置き，又は適切な栄養管理を行うよう勧告をすることができる。

２　都道府県知事は，前項に規定する勧告を受けた特定給食施設の設置者が，正当な理由がなくてその勧告に係る措置をとらなかったときは，当該特定給食施設の設置者に対し，その勧告に係る措置をとるべきことを命ずることができる。

〔立入検査等〕

第24条　都道府県知事は，第21条第１項又は第３項の規定による栄養管理の実施を確保するため必要があると認めるときは，特定給食施設の設置者若しくは管理者に対し，その業務に関し報告をさせ，又は栄養指導員に，当該施設に立ち入り，業務の状況若しくは帳簿，書類その他の物件を検査させ，若しくは関係者に質問させることができる。

２　前項の規定により立入検査又は質問をする栄養指導員は，その身分を示す証明書を携帯し，関係者に提示しなければならない。

３　第１項の規定による権限は，犯罪捜査のために認められたものと解釈してはならない。

●健康増進法施行規則（抜粋）（平成15年４月30日厚生労働省令第86号，最終改正：令和４年３月30日厚生労働省令第48号）

〔特定給食施設〕

第５条　法第20条第１項の厚生労働省令で定める施設は，継続的に１回100食以上又は１日250食以上の食事を供給する施設とする。

〔特定給食施設の届出事項〕

第６条　法第20条第１項の厚生労働省令で定める事項は，次のとおりとする。

一　給食施設の名称及び所在地

二　給食施設の設置者の氏名及び住所（法人にあっては，給食施設の設置者の名称，主たる事務所の所在地及び代表者の氏名）

三　給食施設の種類

四　給食の開始日又は開始予定日

五　１日の予定給食数及び各食ごとの予定給食数

六　管理栄養士及び栄養士の員数

〔特別の栄養管理が必要な給食施設の指定〕

第７条　法第21条第１項の規定により都道府県知事が指定する施設は，次のとおりとする。

一　医学的な管理を必要とする者に食事を供給する特定給食施設であって，継続的に１回300食以上又は１日750食以上の食事を供給するもの

二　前号に掲げる特定給食施設以外の管理栄養士による特別な栄養管理を必要とする特定給食施設であって，継続的に１回500食以上又は１日1,500食以上の食事を供給するもの

〔特定給食施設における栄養士等〕

第８条　法第21条第２項の規定により栄養士又は管理栄養士を置くように努めなければならない特定給食施設のうち，１回300食又は１日750食以上の食事を供給するものの設置者は，当該施設に置かれる栄養士のうち少なくとも一人は管理栄養士であるように努めなければならない。

〔栄養管理の基準〕

第９条　法第21条第３項の厚生労働省令で定める基準は，次のとおりとする。

一　当該特定給食施設を利用して食事の供給を受ける者（以下「利用者」という。）の身体の状況，栄養状態，生活習慣等（以下「身体の状況等」という。）を定期的に把握し，これらに基づき，適当な熱量及び栄養素の量を満たす食事の提供及びその品質管理を行うとともに，これらの評価を行うよう努めること。

二　食事の献立は，身体の状況等のほか，利用者の日常の食事の摂取量，嗜好等に配慮して作成するよう努めること。

三　献立表の掲示並びに熱量及びたんぱく質，脂質，食塩等の主な栄養成分の表示等により，利用者に対して，栄養に関する情報の提供を行うこと。

四　献立表その他必要な帳簿等を適正に作成し，当該施設に備え付けること。

五　衛生の管理については，食品衛生法（昭和22年法律第233号）その他関係法令の定めるところによること。

表1-2　特定給食施設とは

健康増進法第20条	特定かつ多数の者に対して継続的に食事を提供する施設のうち栄養管理が必要なものとして厚生労働省令で定めるもの
健康増進法施行規則第５条	厚生労働省令で定めるものとは，継続的に１回100食以上または１日250食以上の食事を供給する施設

3　特定給食施設における栄養管理と管理栄養士・栄養士の配置

特定給食施設の設置者は，厚生労働省令で定める基準（p. 8，A-b-2 参照）に従って，適切な栄養管理を行わなければならない。また，管理栄養士・栄養士の配置基準は次の通りである。

●**管理栄養士を置かなければならない施設**　特別の栄養管理が必要なものとして厚生労働省令で定め，都道府県知事が指定する特定給食施設（指定施設。健康増進法第21条）。指定基準を，**表１－３**に示す。

①医学的な管理を必要とする者に食事を供給するもののうち，継続的に１回300食以上または１日750食以上の食事を供給する特定給食施設，許可病床数300床以上の病院等（健康増進法施行規則第７条第一号）。医学的管理を行う施設：病院，介護老人保健施設。

②①以外の管理栄養士による特別な栄養管理を必要とする特定給食施設〔学校，児童福祉施設，社会福祉施設，事業所給食（社員食堂・寮）など〕，事業所等で勤務または居住する者のおおむね８割以上が当該給食施設で供給する食事を喫食するものであって，継続的に１回500食以上または１日1,500食以上の食事を供給する施設（健康増進法施行規則第７条第二号）。

●**栄養士または管理栄養士を置くように努めなければならない施設**　上記以外の特定給食施設（健康増進法第21条第２項）。また，１回300食または１日750食以上の食事を供給する施設では，栄養士のうち少なくとも１人を管理栄養士とするよう努めなければならない（健康増進法施行規則第８条）。

●**特定給食施設の種類**　令和３（2021）年度末現在,「給食施設」は94,656施設となっており，そのうち「特定給食施設」は51,087施設（54.0%),「その他の給食施設」(小規模給食施設）は43,569施設（46.0%）となっている。特定給食施設のうち「指定施設」は2,759施設（2.9%）である（令和３年度衛生行政報告例の概況，**図１－１**)。

「特定給食施設」の種類別構成割合では,「学校」(30.1%）が最も多く，次いで「児童福祉施設」(28.4%),「病院」(10.8%）の順となっている（令和３年度衛生行政報告例の概況，**図１－２**)。

管理栄養士・栄養士の配置状況を**表１－４**に示す。

4　都道府県等が行う給食施設への指導

●**指導内容**

①都道府県は給食施設に対して，栄養効果の十分な給食の実施，給食担当者の栄養に関する知識の向上，食品の調理方法の改善等について必要な援助・指

表1-3 管理栄養士を置かなければならない特定給食施設の指定について

<table>
<tr><th></th><th>健康増進法施行規則第７条(指定対象施設)</th><th colspan="3">厚生労働省健康局がん対策・健康増進課長通知</th></tr>
<tr><td>一号施設</td><td>医学的な管理を必要とする者に食事を供給する特定給食施設

継続的に１回300食以上または１日750食以上の食事を供給するもの</td><td colspan="3">①病院，介護老人保健施設または介護医療院に設置される特定給食施設であって，１回300食以上または１日750食以上の食事を供給するもの。
②供給食数の実績が１回300食未満および１日750食未満の特定給食施設であっても，許可病床数（または入所定員）300床（人）以上の病院等に設置されている特定給食施設。
③病院等を含む複数の施設を対象に食事を供給する特定給食施設については，その病院等の許可病床数（入所定員）の合計が300床（人）以上である場合。</td></tr>
<tr><td rowspan="8">二号施設</td><td rowspan="8">管理栄養士による特別な栄養管理を必要とする特定給食施設

継続的に１回500食以上または１日1,500食以上の食事を供給するもの</td><td></td><th>対象施設</th><th>根拠法令</th></tr>
<tr><td>児童福祉施設</td><td>・乳児院
・児童養護施設
・福祉型障害児入所施設
・児童心理治療施設
・児童自立支援施設</td><td>・児童福祉法第37条
・児童福祉法第41条
・児童福祉法第42条第１号
・児童福祉法第43条の２
・児童福祉法第44条</td></tr>
<tr><td>社会福祉施設</td><td>・救護施設および更生施設
・養護老人ホーム，特別養護老人ホーム，軽費老人ホーム
・独立行政法人国立重度知的障害者総合施設のぞみの園が設置する施設
・障害者支援施設（通所施設，通所部門を除く）</td><td>・生活保護法第38条
・老人福祉法第５条の３
・独立行政法人国立重度知的障害者総合施設のぞみの園法第11条第１項
・障害者の日常生活及び社会生活を総合的に支援するための法律第５条第11項</td></tr>
<tr><td>事業所等</td><td colspan="2">・事業所
・寄宿舎
・矯正施設
・自衛隊　など</td></tr>
<tr><td rowspan="3">二号施設とみなされる施設</td><td colspan="2">１つの特定給食施設が，
①一号施設および二号施設，②複数の二号施設に食事を供給する場合，供給する食事数の合計が１回500食以上，または１日1,500食以上である場合（一号施設の②の場合を除く）。
③一号施設および二号施設以外にも食事を供給する場合，一号施設および二号施設に供給する食事数が１回500食以上または１日1,500食以上である場合（一号施設の③の場合を除く）。

この場合，病院および介護老人保健施設に対して供給する食事数については，１回の食事数：許可病床数または入所定員数，１日の食事数：許可病床数または入所定員数の３倍の数，とみなす。</td></tr>
<tr><td colspan="2">１つの特定給食施設が，複数の社会福祉施設および児童福祉施設（栄養士が必置の施設に限る）に食事を供給する場合で，１つの施設に供給する食事数が，１回500食以上または１日1,500食以上であるものがある場合。</td></tr>
<tr><td colspan="2">事業所等に食事を供給する特定給食施設で，その食事が，主に事業所等に勤務または居住する者に喫食され，その際，勤務または居住する者のおおむね８割以上がその食事を喫食するものであって，１回500食以上または１日1,500食以上供給する場合。</td></tr>
</table>

資料）健康増進法施行規則第７条（平成15年４月30日厚労省令第86号），特定給食施設における栄養管理に関する指導・支援等について（厚生労働省：令和２年３月31日健健発0331第２号別添１），東京都福祉保健局作成より一部改変

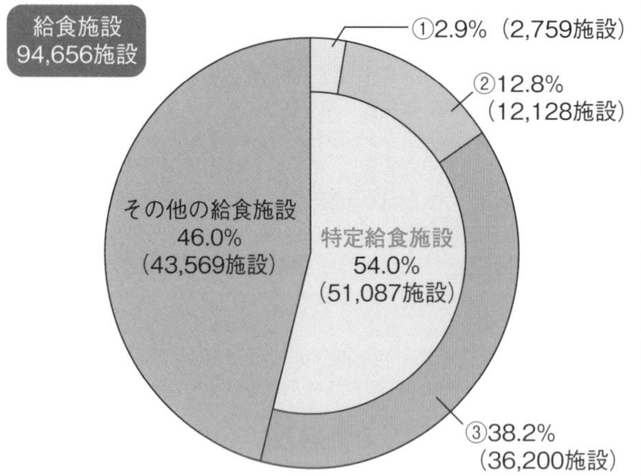

〈特定給食施設の３分類〉

①指定施設：医学的な管理を必要とする者に食事を提供する特定給食施設であって，継続的に１回300食以上または１日750食以上の食事を供給するもの，またはそれ以外の管理栄養士による特別な栄養管理を必要とする特定給食施設であって，継続的に１回500食以上または１日1,500食以上の食事を供給するもの。

②１回300食以上または１日750食以上（①を除く）

③１回100食以上または１日250食以上（①，②を除く）

図1-1　特定給食施設，その他の給食施設の種類別構成割合

令和３年度末現在

資料）厚生労働省：衛生行政報告例の概況（令和３年度）

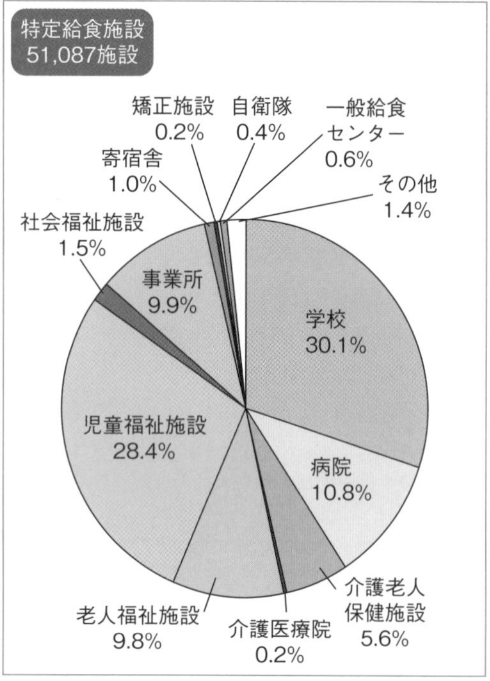

図1-2　特定給食施設の種類別構成割合

令和３年度末現在

資料）厚生労働省：衛生行政報告例の概況（令和３年度）

導を行う。特に，特定給食施設であって栄養士を置かないものには，**栄養指導員**により実地指導するよう努める（下記，Column 参照）。

②都道府県知事は，健康増進法における管理栄養士・栄養士の配置規程にもとづいた人員配置と，栄養管理基準による栄養管理の実施について，当該給食施設に対し，必要な指導および助言を栄養指導員にさせる。

③都道府県が行う給食施設に対する栄養管理・指導については，効果的な実施に資するため，栄養管理上，指導の必要性が高い給食施設に対して重点的かつ計画的に行う。

Column　行政における管理栄養士の役割

・都道府県等の栄養指導員（下記参照）として，特定給食施設に対する監督，指導を行う。

・所轄給食施設の給食管理（栄養管理），衛生管理の指導や所属管理栄養士・栄養士への助言や相互間の連携を図る。

●栄養指導員とは

特定給食施設の栄養管理の指導，助言者として，次のように位置付けられた者（「健康増進法」参照）。

①都道府県，保健所を設置する市および特別区は，特定かつ多数の者に対して継続的に食事を供給する施設に対し，栄養管理の実施について必要な指導および助言を行うこと（第18条第１項第二号）。

②都道府県知事は第18条第１項に規定する業務を行う者として医師または管理栄養士の資格を有する都道府県，保健所を設置する市または特別区の職員のうちから，栄養指導員を命ずるものとする（第19条）。

表1-4 特定給食施設，その他の給食施設数と管理栄養士・栄養士の配置状況

▼施設数，管理栄養士・栄養士数

	施設数；A		管理栄養士・栄養士総数		管理栄養士総数	
	特定給食施設	その他の給食施設	特定給食施設	その他の給食施設	特定給食施設	その他の給食施設
学校	15,369	1,995	16,016	839	8,824	392
病院	5,535	2,592	35,469	6,626	24,437	4,459
介護老人保健施設	2,858	963	7,895	1,867	4,946	1,203
介護医療院	92	217	294	423	205	280
老人福祉施設	4,991	9,089	11,804	10,640	7,224	5,555
児童福祉施設	14,500	15,348	16,489	13,780	4,461	3,910
社会福祉施設	790	3,438	1,451	3,363	734	1,463
事業所	5,051	3,108	3,306	657	1,700	262
寄宿舎	526	1,176	391	326	153	130
矯正施設	105	39	73	9	57	5
自衛隊	200	51	233	34	174	15
一般給食センター	330	21	823	12	310	6
その他	740	5,532	868	3,341	330	1,369
総　数	51,087	43,569	95,112	41,917	53,555	19,049

▼管理栄養士・栄養士充足率

充足率（%）

	管理栄養士・栄養士のいる施設数；B		管理栄養士・栄養士充足率（B/A）		管理栄養士のいる施設数；C		管理栄養士充足率（C/A）	
	特定給食施設	その他の給食施設	特定給食施設	その他の給食施設	特定給食施設	その他の給食施設	特定給食施設	その他の給食施設
学校	10,943	695	71.2	34.8	7,217	371	47.0	18.6
病院	5,535	2,534	100.0	97.8	5,529	2,479	99.9	95.6
介護老人保健施設	2,851	905	99.8	94.0	2,792	839	97.7	87.1
介護医療院	84	186	91.3	85.7	84	175	91.3	80.6
老人福祉施設	4,924	6,500	98.7	71.5	4,516	4,415	90.5	48.6
児童福祉施設	9,917	9,302	68.4	60.6	3,691	3,297	25.5	21.5
社会福祉施設	714	2,340	90.4	68.1	486	1,247	61.5	36.3
事業所	2,394	464	47.4	14.9	1,422	174	28.2	5.6
寄宿舎	297	266	56.5	22.6	131	117	24.9	9.9
矯正施設	53	7	50.5	17.9	51	5	48.6	12.8
自衛隊	189	34	94.5	66.7	165	15	82.5	29.4
一般給食センター	254	9	77.0	42.9	163	6	49.4	28.6
その他	486	2,392	65.7	43.2	232	1,102	31.4	19.9
総　数	38,641	25,634	75.6	58.8	26,479	14,242	51.8	32.7

資料）厚生労働省：令和３年度衛生行政報告例

●計画的な指導・記録

①都道府県が行う特定給食施設等に対する指導は，年間を通じて計画的に行う個別指導（巡回指導等）とともに，必要に応じて集団指導を併せて行う。

②個別指導の実施に当たっては，特定給食施設**栄養管理報告書**等の記録を十分活用する。また，指導後には，特定給食施設栄養指導票等を発行するとともに，事後の指導の資料として活用を図る。

③特定給食施設等には，直営方式・委託方式等運営形態の違うものや多種の給食施設があるが，指導に当たってはこれらを十分考慮して行う。

栄養管理報告書
都道府県，政令市，特別区が保健所を通じて，特定給食施設における栄養管理の実施状況を把握する目的で，給食施設に提出を求める報告書（p. 20, Column，**表** a）。
各自治体の条例や細則等で，より細かく定められている場合が多い。提出回数，書式，報告を求める内容も同様に異なる。
施設では，この作成・提出により，栄養管理の実施水準や改善点を確認する機会とする。

5 栄養管理に対する指導・助言，勧告・命令，立入検査

都道府県知事は，特定給食施設の設置者に対し，管理栄養士の配置，栄養管理の実施に関して必要な指導・助言を行い，これに従わない場合は，勧告を行うこととされており，その勧告に従わない場合は措置命令を行い，さらにこの命令に違反した場合，罰則（50万円以下の罰金）が定められている。また，都道府県知事は，必要に応じ，特定給食施設の設置者または管理者に対し，業務に関する報告をさせ，または栄養指導員に立入検査をさせることができ，これに対して虚偽報告，検査妨害等を行った場合，罰則（30万円以下の罰金）が設けられている。

◀37-153
35-153
33-161

2 栄養管理基準

特定給食施設における栄養管理の基準については，「健康増進法施行規則」第９条および「特定給食施設における栄養管理に関する指導・支援等について」（令和２年３月31日健健発0331第２号）において規定されている。

1 身体の状況，栄養状態等の把握，食事の提供，品質管理および評価について

①利用者の性，年齢，身体の状況，食事の摂取状況，生活状況等を定期的に把握する。

②①で把握した情報に基づき給与栄養量の目標を設定し，食事の提供に関する計画を作成する。

③②で作成した計画に基づき，食材料の調達，調理および提供を行う。

④③で提供した食事の摂取状況を定期的に把握するとともに，身体状況の変化を把握するなどし，これらの総合的な評価を行い，その結果に基づき，食事計画の改善を図る。

2 提供する食事（給食）の献立について

①給食の献立は，利用者の身体の状況，日常の食事の摂取量に占める給食の割合，嗜好等に配慮するとともに，料理や食品の組み合わせにも配慮して作成するよう努める。

②複数献立や選択食（カフェテリア方式）のように，利用者の自主性により料理が選択される場合は，モデル的な料理の組み合わせを提示するよう努める。

3 栄養に関する情報の提供について

①利用者に対し献立表の掲示や，エネルギー量，たんぱく質，脂質および食塩相当量等の主要栄養成分の表示を行うなど，健康や栄養に関する情報提供を行う。

②給食は，利用者が正しい食習慣を身につけ，より健康的な生活を送るために必要な知識を習得する良い機会であるため，各々の施設の実情に応じ利用者等に各種の媒体を活用するなどにより，知識の普及に努める。

4 書類の整備について

①献立表など食事計画に関する書類とともに，利用者の身体状況など栄養管理の評価に必要な情報について適正に管理する。

②委託契約を交わしている場合は，委託契約の内容が確認できるよう委託契約書等を備える。

5 衛生管理について

給食の運営は，「食品衛生法」，「大規模食中毒対策等について」の別添「大量調理施設衛生管理マニュアル」（p. 204，**参考資料**），そのほか関係法令等に基づき，衛生的かつ安全に行う。

6 災害等の備えについて

災害等に備え，食料の備蓄や対応方法の整理など，体制の整備に努める。

B 給食施設の特徴と管理栄養士の役割・関連法規

1 給食施設の特徴と意義[1]

[1] 35-155

給食施設の特徴，特性に応じて施設の目的，給食の目的がある（**表1－5**）。

2 給食施設における管理栄養士の役割[2]

[2] 34-156 33-164

●栄養士法における管理栄養士の定義

栄養士法において管理栄養士は，次の業務を行う者と定義されている。

①傷病者に対する療養のため必要な栄養の指導。

②傷病者に対する個人の身体の状況，栄養状態等に応じた高度の専門知識および技術を要する健康の保持増進のための栄養の指導。

③特定多数人に対して継続的に食事を供給する施設における利用者の身体の状況，栄養状態，利用の状況等に応じた特別の配慮を必要とする給食管理およびこれらの施設に対する栄養改善上必要な指導を行うことを業とする者。

給食における管理栄養士の定義は③に相当するが，①，②も関係する。すなわち，いずれの給食施設であっても，給食に携わる管理栄養士は，喫食者の健康・栄養状態の保持・改善を目的に，施設の特性に応じた栄養・食事計画に基づいて食事をつくり，食事やサービスの品質管理を行い，それを維持できるシステムを構築し，効率的な運営・管理を行う専門職であるといえる。

●健康増進法が求める管理栄養士の役割

健康増進法および施行規則によると，“特別の栄養管理が必要な”施設とは，次の２つの場合である。

①医学的な管理を必要とする者に食事を提供する特定給食施設（病院・介護老人保健施設）であって，継続的に１回300食以上または１日750食以上の食事を供給する施設。

②上記①以外の施設であって，管理栄養士による特別な栄養管理を必要とする特定給食施設（学校・児童福祉施設・社会福祉施設・事業所など，事業所等で勤務または居住する者のおおむね８割以上が当該給食施設で供給する食事を喫食するもの）であって，継続的に１回500食以上または１日1,500食以上の食事を供給する施設。

上記①の業務については，医学的・高度な栄養学的専門知識や技術が求められ

表1-5　各種施設における給食の意義と関連法規

	主な施設	給食の意義	給食関連法規等[*1]
医療施設	病院 診療所（入院19床以下） 介護療養型医療施設[*2]（療養病床を有する病院・診療所） 介護医療院	患者の栄養状態の改善 治療 疾病予防 食習慣の形成	健康保険法 医療法 介護保険法 入院時食事療養費に係る食事療養及び入院時生活療養費に係る生活療養の実施上の留意事項について 病院，診療所等の業務委託について
高齢者・介護福祉施設	介護老人福祉施設（特別養護老人ホーム） 介護老人保健施設 老人デイサービスセンター 老人短期入所施設 養護老人ホーム 軽費老人ホーム	介護と介護予防 生活支援 栄養改善	老人福祉法 介護保険法 医療法
児童福祉施設	助産施設（第１種，第２種） 乳児院 母子生活支援施設 児童養護施設 児童自立支援施設 福祉型障害児入所施設 医療型障害児入所施設 児童心理治療施設 保育所 福祉型児童発達支援センター 医療型児童発達支援センター	心身の健全な成長 生活支援 望ましい食習慣の形成 自立支援	児童福祉法 児童福祉施設最低基準 児童福祉施設における食事の提供ガイド 保育所における食事の提供ガイドライン 授乳・離乳の支援ガイド
障害者福祉施設	障害者支援施設 救護施設 更生施設 授産施設 宿所提供施設	生活支援 健康の保持増進	障害者の日常生活及び社会生活を総合的に支援するための法律 救護施設，更生施設，授産施設及び宿所提供施設の設備及び運営に関する基準
学校	幼稚園 小学校 中学校 特別支援学校（幼稚部～高等部）	健康の保持増進と体位の向上 望ましい食習慣の形成 ふれあいの場 集団生活を通し共同，協調の精神を身につける	学校給食法 学校給食実施基準 学校給食摂取基準 学校給食衛生管理基準 調理場における衛生管理＆調理技術マニュアル
事業所	社員食堂 事業附属寄宿舎	従業員の健康の保持増進 望ましい食習慣の形成 生活習慣病の予防	労働安全衛生法 健康増進法 事業附属寄宿舎規程

注）[*1] 法律，省令，告知，規則，ガイドラインほか。
[*2] 平成29年度末に廃止予定であったが，廃止期限が６年間延長された（2024年３月まで）。期限内に介護医療院に順次転換される。（平成30年３月22日医政発0322第13号）

るとともに，他部門（医師・薬剤師・看護師，総務部・人事部など）との連携や情報の共有化が必要である。また，施設の規模に応じて，栄養部門の従事者数も多くなり，組織全体を統制する能力が求められる。

②の業務については，施設の特性や経営方針，規模に伴って，食事の種類やサービス方法が多様化し，経営効果の高い運営が求められる。したがって，経営的な視点から給食部門の業務全般をマネジメントできる能力が求められる。

すなわち，①，②の業務を行う管理栄養士には，“特別の栄養管理”を行うのに必要な高度な栄養学的専門知識や技術のほか，リーダーシップやマネジメント力，コミュニケーション力が必要とされる（p. 11，Column 参照）。

給食施設における管理栄養士の充足率（p. 7，**表1－4**）は，病院，高齢者施設のほうがほかの分野の施設よりも高く，また，小規模なそのほかの給食施設に比べ，食数の多い特定給食施設で高くなっている。

●管理栄養士に求められる役割

上述より，給食における管理栄養士には，次の2つの目的を同時に実現する能力が要求される。

①喫食者・対象集団の特性を的確に把握し，健康の保持増進あるいは栄養リスク回避のための栄養ケア（栄養補給および栄養教育）を提供する食事サービスを行う。これにはさらに，できる限りの個人対応が求められている。

②栄養・食事管理サービスを効率的かつ安全に運営するためのシステム構築とそのマネジメントを行うために，生産管理や品質管理，経営管理の理論や手法を給食に応用展開する。

次に，給食施設の種類ごとの特徴と管理栄養士に求められる役割を述べる。

a 医療施設◀

◀37-157 34-156 33-168

医療施設（病院）における入院患者に対する食事の提供は，医療の一環として行われ，「健康保険法」の入院時食事療養制度により運営されている。なお，療養病床に入院する65歳以上の人に対しては，介護保険制度との関係から入院時生活療養制度により運営されている。

病院給食のスタートは，昭和23（1948）年7月公布の「医療法」により，病院による患者給食の提供が定められたことによる。同年11月，「医療法施行規則」において，病院に配置する栄養士数は100床以上の病院で1と定められた。

1 給食の位置付け

●給食の目的

①医学的管理のもと，食事の提供により，患者の病態の改善・治癒を図る。

> **Column　リーダーシップとマネジメント**
>
> 管理栄養士は，給食部門（あるいは栄養部門）でのトップとなることが多い。業務を円滑に遂行し，マネジメントするために良い人間関係を構築するには，リーダーシップが必要となる。給食施設における給食部門のトップとしては，総合職としてのマネジメントと，専門職としての栄養管理業務の能力が求められる。
>
> **●リーダーシップとは**
>
> リーダーシップとは，組織において目標や課題を達成するために，コミュニケーションを通じていかに動機付け，メンバーの力を最大限に発揮させるかというプロセスであり，メンバーの行動に影響を与えるリーダーの諸行動をいう。なお，給食部門におけるメンバーとは，栄養士のほかに調理師，調理員，パートタイマーなどである。これからのリーダーは「人を使う」マニュアルによる画一的な管理より，一人ひとりの長所や職能を生かし，個別に働きかけて「仕事をしやすく」するタイプが望まれる。
>
> **●メンバーへの働きかけのポイント**
>
> ①組織の管理者としてのリーダーシップ観をもち，それを言葉で具体的にメンバーに伝える。
> ②その持論に基づいて行動の見本を示す。
> ③実践的に指導する。まず「手本を示し」，次に「同時に実践」し，最後に「一人で行動」させる。

②食事の提供により，患者の栄養状態を改善し，治療に直接あるいは間接的に寄与する。

③食事を媒体として，患者の栄養関連の知識の習得，正しい食習慣の形成，生活習慣病予防や健康の維持・増進を図る。

●病院給食の特徴

①主に，疾病に応じた特別食（治療食）と一般食からなり，「約束食事箋」により食事の種類が明確になっている。

②１日３食を，毎日提供する。間食は提供しない。

2 管理栄養士・栄養士の配置規定

●管理栄養士の配置　「健康増進法」第21条第１項の規定により，医学的な管理を必要とする者に食事を供給する特定給食施設で，継続的に１回300食以上，または１日750食以上を提供する病院（介護老人保健施設との併設を含む），許可病床数300床以上の病院等では，管理栄養士を配置しなければならない（一号施設。p. 5，**表 1 - 3** 参照）。

●栄養士の配置　「医療法施行規則」第19条第２項により，病床数100以上の病院では，栄養士を配置しなければならない。

3 管理栄養士の役割

・患者・入所者の疾病の早期回復・重症化予防を目的として，個々人の状態に合わせた栄養・食事管理を行う。

・関連職種（医師，看護師，薬剤師，理学療法士，臨床検査技師，介護福祉士などの医療スタッフ，栄養部門の調理師，事務職）との連携を図る。

・栄養サポートチーム（NST，p. 16参照）への取り組みを行う。

・栄養（給食）部門の経営計画，統制，マネジメントを行う。

4 給食の費用

入院患者の食事の提供にかかわる費用〔人件費（労務費），居住費（水光熱費相当），厨房設備の経費など〕は，入院時食事療養費，入院時生活療養費からまかなわれる（**図 1 - 3**）。その内容は，基準額である**入院時食事療養（Ⅰ）・（Ⅱ）**あるいは**入院時生活療養（Ⅰ）・（Ⅱ）**（保険負担および自己負担），加算額である特別食加算・食堂加算（保険負担），および特別メニュー（自己負担）となっている。

●入院時食事療養費（p.191～194，**参考資料**）　入院時食事療養（Ⅰ）の概要を**表 1 - 6** に示す。食事療養が栄養士または管理栄養士によって行われ，患者の年齢，病状によって適切な栄養量および内容の食事療養が，適時適温で行われているなどの基準が満たされた場合，入院時食事療養（Ⅰ）として１食につき640円を算定できる（流動食のみを経管栄養法で提供する場合は575円）。また，（Ⅰ）以外の医療施設での食事療養は，入院時食事療養（Ⅱ）として１食につき506円の算定が認められる（同，460円）。なお，（Ⅰ）においては，特別食加算，食堂加算が認められている。（Ⅰ）における留意事項を**表 1 - 8** に示す。

入院時食事療養（Ⅰ）
入院時生活療養（Ⅰ）
管理栄養士・栄養士による食事療養が行われている等，一定の要件を満たす届出をしている医療機関に入院した際に算定される。「入院時食事療養及び入院時生活療養の食事の提供たる療養の基準等」（平成６年８月５日厚生省告示第238号，最終改正：平成28年３月４日厚生労働省告示第63号）参照。

入院時食事療養（Ⅱ）
入院時生活療養（Ⅱ）
入院時食事療養（Ⅰ）・入院時生活療養（Ⅰ）に該当しない医療機関に入院した際に算定される。

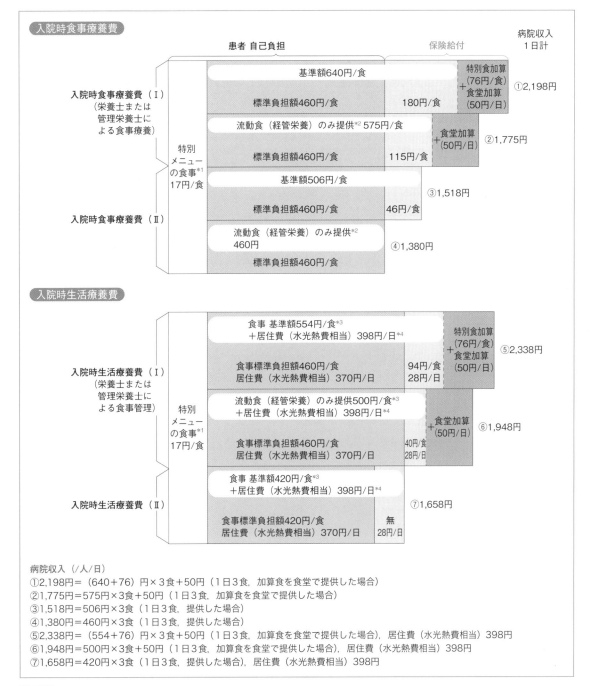

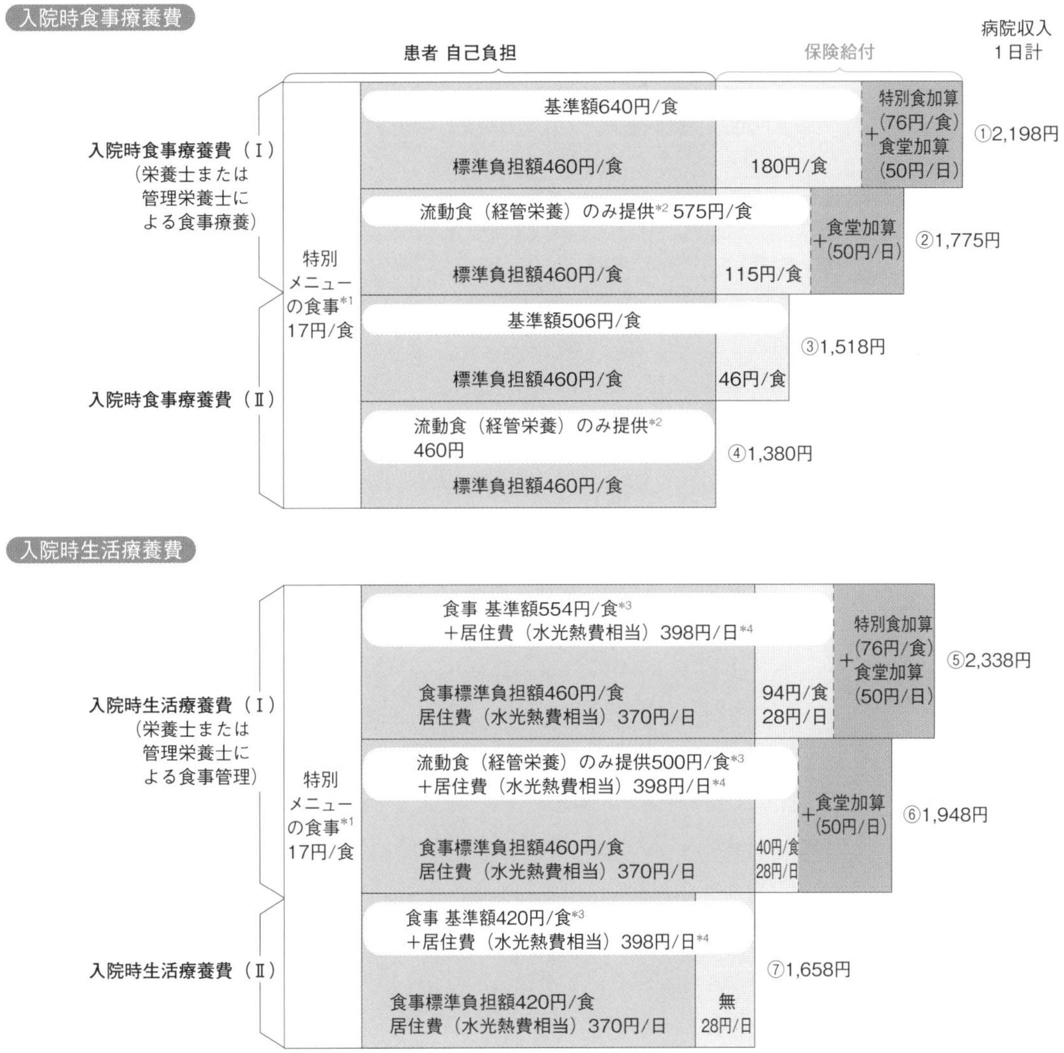

病院収入（/人/日）
①2,198円＝（640＋76）円×３食＋50円（１日３食，加算食を食堂で提供した場合）
②1,775円＝575円×3食＋50円（１日３食，加算食を食堂で提供した場合）
③1,518円＝506円×3食（１日３食，提供した場合）
④1,380円＝460円×3食（１日３食，提供した場合）
⑤2,338円＝（554＋76）円×３食＋50円（１日３食，加算食を食堂で提供した場合），居住費（水光熱費相当）398円
⑥1,948円＝500円×3食＋50円（１日３食，加算食を食堂で提供した場合），居住費（水光熱費相当）398円
⑦1,658円＝420円×3食（１日３食，提供した場合），居住費（水光熱費相当）398円

図1-3 入院時食事療養費・入院時生活療養費の額の基本構造（令和４年４月１日現在）

注）＊1 特別メニューの食事：通常の食事療養費用では提供が困難な高価な食材料や異なる材料を使用して調理する行事食メニューや，標準メニューではない複数のメニューを選択した場合の選択メニューなど，特別のメニューを提供した場合。
＊2 当該食事療養または当該食事の提供たる療養として食事の大半を経管栄養法による流動食（市販されているものに限る）により提供した場合を指す。栄養管理が概ね経管栄養法による流動食によって行われている患者に対し，流動食とは別に，または流動食と混合して，少量の食品または飲料を提供した場合（経口摂取か経管栄養の別を問わない）を含む。
＊3 食事の提供たる療養。
＊4 温度，照明および給水に関する適切な療養環境の形成たる療養。

資料）入院時食事療養費に係る食事療養及び入院時生活療養費に係る生活療養の費用の額の算定に関する基準，厚生労働省告示第99号（平成18年３月６日，平成18年９月８日厚労告485・全改，平成20年３月５日厚労告64，平成20年９月30日厚労告474・平成28年３月４日厚労告62，平成29年６月30日厚労告239，平成30年３月５日厚労告51・一部改正）

●**入院時食事療養費の算定に必要な帳票類**　必要な帳票は，①提供食数（日報，月報），②食事箋，③献立表，④患者入退院簿，⑤食料品消費日計表，⑥その他，である。

●**入院時生活療養費**　介護保険との均衡の観点から，療養病棟に入院する65歳以上の人の生活療養（食事療養ならびに温度，照明および給水に関する適切な療養環境の形成である療養）に要した費用について支給される。入院時生活療養(Ⅰ)の概要を**表1－6**に，留意事項を**表1－7**に示す。

●**特別食加算**　入院時食事療養(Ⅰ)，入院時生活療養(Ⅰ)で算定できる。加算対象となる特別食（**表1－8**）は，厚生労働大臣が指定した特別食を，疾病治療の直接手段として医師の発行する食事箋に基づいて提供した場合，1食単位（1食につき76円）で1日3食を限度として算定できる。ただし，流動食（市販されているものに限る）のみを経管栄養法により提供した場合は，算定しない。なお，特別食の献立表が作成されていなければならない。

●**食堂加算**　入院時食事療養(Ⅰ)，入院時生活療養(Ⅰ)で算定できる。食堂を備える病棟・診療所に入院している患者に，食堂において食事を提供した場合，1日につき50円を算定できる。算定の条件は，食堂の床面積が病床1床当たり$0.5m^2$以上で，ほかの病棟の入院患者との共用，談話室等との兼用は差し支えない。また，食堂での食事が可能な患者は，食堂において食事を提供するように努める。

●**特別メニューの食事（特別料金の支払いを受けることによる食事の提供）**

入院患者の食事に対する多様なニーズがあることに対応して，療養上支障のないことについて主治医の確認を得た上で，患者への十分な**情報提供**を行い同意が得られた場合に，患者より料金を徴収し，特別メニューの食事の提供を行うことができる。

・複数メニューの選択：あらかじめ決められた基本となるメニューのほか，患者の選択により代替可能なメニューを提供した場合に，基本メニュー以外のメニューを準備するためにかかる追加的な費用として，1食当たり17円を標準として追加徴収できる。

情報提供
各病棟内等の見やすい場所に特別メニューの食事のメニューおよび料金を掲示する，文書を交付し，わかりやすく説明するなど，患者が自己の選択に基づき，特定の日にあらかじめ特別なメニューの食事を選択できるようにする。あらかじめ提示した金額以上に患者から徴収してはならない。

5　栄養・食事管理

●**食事の種類**（p. 16，**表1－8**）

①一般食：治療上栄養的な制約がないもので，形態別により，常食，軟食，流動食に分類される。

②特別食（治療食）：疾病治療の直接手段として，医師の発行する食事箋に基づき提供される適切な栄養量・内容の治療食や，無菌食，特別な場合の検査食がある。（診療報酬の特別食加算有）

・疾病・病態別：糖尿病，腎臓病，肝臓病などの疾病別につくられる食事。

・栄養成分別：エネルギーコントロール食，たんぱく質コントロール食，脂質コントロール食など，病態・症状から必要な栄養成分の特徴によって分

表1-6 入院時食事療養(Ⅰ)・入院時生活療養(Ⅰ)

入院時食事療養の趣旨	食事は医療の一環として提供されるべきものであり，それぞれ患者の病状に応じて必要とする栄養量が与えられ，食事の質の向上と患者サービスの改善を目指して行われる。
食事療養部門・食事療養担当者	患者への食事提供について，病棟関連部門と食事療養部門は十分連絡をとる必要がある。
食事提供業務の委託	保険医療機関の管理者が業務遂行上必要な注意を行える体制であることと，契約内容により，食事療養の質が確保される場合，保険医療機関の最終的責任のもとで第三者に委託することができる。
食事療養業務	●一般食における栄養補給量：入院患者の栄養補給量は，性，年齢，体位，身体活動レベル，病状等によって個々に適正量が算定されるべきであるため，一般食においても患者個々に算定された医師の食事箋または栄養管理計画による栄養補給量を用いることを原則とする。これによらない場合は，患者の体位，病状，身体活動レベル等を考慮して，食事摂取基準を適切に用いる（p. 102，Column 参照）。 ●特別食：医師の発行する食事箋に基づき適切な特別食を提供する。 ●食事療養の内容：当該保険医療機関の医師を含む会議において検討を加える。 ●調理方法・味付け・盛り付け・配膳・補食等：患者の嗜好に配慮した食事を提供し，嗜好品以外の飲食物の摂取（補食）は原則として認めない。なお，果物類，菓子類等病状に影響しない程度の嗜好品の適当量の摂取は差し支えない。
適時適温	●療養の実態，日常の生活サイクル，患者の希望等を総合的に勘案し，適時の食事提供を行う。 ●適温の食事の提供を行う。
食品衛生	医療法，医療法施行規則，食品衛生法に定める基準以上のものとする。
算　定	●１食単位で算定するため，食事提供数は，入院患者ごとに記録する。 ●実際に食事を提供した場合，１食単位で，１日につき３食を限度として算定する。
特別料金の支払いを受けることによる食事の提供	●特別メニュー*の提供：患者に十分な情報提供をし，患者の自由選択と同意を得て行う。また，あらかじめ提示した金額以上に患者から徴収してはいけない。

注）＊入院時食事療養(Ⅱ)，入院時生活療養(Ⅱ)にも該当する。
資料）厚生労働省保険局医療課：入院時食事療養費に係る食事療養及び入院時生活療養費に係る生活療養の実施上の留意事項について，保医発第0306009号（平成18年３月６日，平成24年３月26日保医発0326第６号，平成28年３月４日保医発0304第５号，令和２年３月５日保医発0305第13・14号・一部改正）

表1-7 入院時食事療養(Ⅰ)・入院時生活療養(Ⅰ)の実施上の留意点

検　食	●医師，管理栄養士または栄養士による検食を毎食行い，その所見を検食簿に記入する。
帳　簿	●食事の提供に当たっては，喫食調査等を踏まえて，また必要に応じて食事箋，献立表，患者入退院簿および食料品消費日計表等の食事療養関係帳簿を使用して食事の質の向上に努める。
普通食，特別食	●普通食（常食）患者年齢構成表および給与栄養目標量については，必要に応じて見直しを行う。 ●患者の病状等により，特別食を必要とする患者については，医師の発行する食事箋に基づき，適切な特別食を提供する。
適時適温	●適時の食事の提供に関しては，実際に病棟で患者に夕食が配膳される時間を，原則として午後６時以降とする。ただし，病床数がおおむね500床以上であって，かつ，当該保険医療機関の構造上，厨房から病棟への配膳車の移動にかなりの時間を要するなどの当該保険医療機関の構造上等の特別な理由により，やむを得ず午後６時以降の病棟配膳を厳守すると不都合が生じると認められる場合には，午後６時を中心として各病棟で若干のばらつきを生じることはやむを得ない。この場合においても，最初に病棟において患者に夕食が配膳される時間は午後５時30分より後である必要がある。また，すべての病棟で速やかに午後６時以降に配膳できる体制を整備するよう指導に努める。 ●保温食器等を用いた適温の食事の提供については，中央配膳に限らず，病棟において盛り付けを行っている場合であっても差し支えない。
栄養指導	●医師の指示のもと，医療の一環として，患者に十分な栄養指導を行う。

資料）厚生労働省保険局医療課：入院時食事療養費に係る食事療養及び入院時生活療養費に係る生活療養の実施上の留意事項について，保医発第0306009号（平成18年３月６日，平成24年３月26日保医発0326第６号・平成28年３月４日保医発0304第５号，令和２年３月５日保医発0305第13・14号・一部改正）

表1-8　病院における食事の分類

区分	食種名	特別食加算（適応症，食種など）
一般食	常　食	—
	軟　食	—
	流動食	—
加算対象の特別食（治療食）	腎臓食	・腎臓疾患
	肝臓食	・肝庇護食，肝炎食，肝硬変食，閉鎖性黄疸食（胆石症と胆嚢炎による閉鎖性黄疸を含む）
	糖尿食	・糖尿病
	胃潰瘍食	・十二指腸潰瘍も含む ・侵襲の大きな消化管手術の術後食 ・クローン病，潰瘍性大腸炎等により腸管の機能が低下している患者に対する低残渣食
	貧血食	・血中ヘモグロビン濃度10g/dL 以下（鉄欠乏に由来）の患者が対象
	膵臓食	・急性・慢性膵炎
	脂質異常症食	・空腹時定常状態における血清 LDL コレステロール値が140mg/dL 以上，または HDL コレステロール値が40mg/dL 未満，もしくは中性脂肪値が150mg/dL 以上の患者に対する脂質異常症食 ・高度肥満症（肥満度が＋70％以上または BMI が35以上）に対する食事療法は，脂質異常症食に準ずる
	痛風食＊1	・痛風
	てんかん食	・難治性てんかん（外傷性のものを含む）の患者に対し，炭水化物類の制限および脂質量の増加が的確に行われた治療食 ・グルコーストランスポーター１欠損症またはミトコンドリア脳筋症の患者に対する治療食として提供した場合
	フェニールケトン尿症食	・フェニルアラニン制限食
	楓糖尿症食	・分岐鎖アミノ酸（ロイシン・イソロイシン・バリン）制限食
	ホモシスチン尿症食	・メチオニン制限食
	ガラクトース血症食	・ラクトース・ガラクトース制限食
	治療乳	・乳児栄養障害に対する直接調製する治療乳
	無菌食	・無菌治療室管理加算の算定患者が対象
	検査食	・潜血食，大腸 X 線検査，大腸内視鏡検査のための低残渣食＊2
	減塩食	・心臓疾患，妊娠高血圧症候群等に対して減塩食療法（食塩相当量６g/日未満）を行う場合は，日本高血圧学会，日本妊娠高血圧学会等の基準に準ずる
	流動食	・特別食加算の対象となる食事（市販されている流動食のみ提供） ・胃瘻より流動食を点滴注入した場合は，鼻腔栄養に準ずる

注）＊1 医師が「痛風」と診断し，食事箋を発行した場合。血清尿酸値に基づかない（高尿酸血症：UA ＞7.0mg/dL）。
　　＊2 検査のために特に残渣の少ない調理済食品を使用した場合。ただし，外来患者への提供は，保険給付の対象外。
資料）厚生労働省保険医療課：入院時食事療養費に係る食事療養及び入院時生活療養費に係る生活療養の実施上の留意事項について（令和２年３月５日保医発0305第14号）より作成

NST（栄養サポートチーム）
nutrition support team。栄養管理が必要な患者に対し，医師・管理栄養士・薬剤師・臨床検査技師・看護師・言語聴覚士などの専門スタッフが共同して，適切な栄養管理を実施する医療チーム。

＊解説は p. 17

類される食事。

入院医療における栄養管理業務

①チーム医療として，NST（栄養サポートチーム）やクリニカルパス＊などを活用して行う。

②栄養管理は経口摂取だけでなく，経腸栄養や静脈栄養においても行われる。

●栄養管理体制　平成24（2012）年４月の診療報酬改定で，栄養管理体制の

表1-9 栄養管理体制の基準

❶常勤の管理栄養士を1名以上配置する。
❷管理栄養士をはじめとして，医師，看護職員，その他医療従事者が共同して栄養管理を行う体制を整備し，あらかじめ栄養管理手順（栄養スクリーニングを含む栄養状態の評価，栄養管理計画，定期的な評価等）を作成する。
❸入院時に患者の栄養状態を医師，看護職員，管理栄養士が共同して確認し，特別な栄養管理の必要性の有無について入院診療計画書に記載する。
❹③において，特別な栄養管理が必要と医学的に判断される患者について，栄養状態の評価を行い，医師，管理栄養士，看護師その他の医療従事者が共同して，個別に栄養状態，摂食機能および食形態を考慮した栄養管理計画（p. 22，Column，**表b** に準じた様式）を作成する。入院日に策定できない場合（救急患者，休日に入院した患者等）は，入院後7日以内に策定する。
❺栄養管理計画には，栄養補給に関する事項（栄養補給量，補給方法，特別食の有無等），栄養食事相談に関する事項（入院時栄養食事指導，退院時の指導の計画等），その他栄養管理上の課題に関する事項，栄養状態の評価の間隔等を記載する。また，当該計画書またはその写しを診療録等に添付する。
❻栄養管理計画に基づいた栄養管理を行い，栄養状態を定期的に評価し，必要に応じて栄養管理計画を見直す。
❼特別入院基本料等を算定する場合は，①～⑥の体制を満たすことが望ましい。
❽①に規定する管理栄養士は，1か月以内の欠勤については，欠勤期間中も①に規定する管理栄養士に算入することができる。なお，管理栄養士が欠勤している間も栄養管理のための適切な体制を確保する。
❾当該保険医療機関（診療所を除く）において，管理栄養士の離職または長期欠勤のため，①に係る基準が満たせなくなった場合，地方厚生（支）局長に届け出た場合に限り，当該届出を行った日の属する月を含む3か月間に限り，従前の入院基本料等を算定できる。

資料）基本診療料の施設基準等及びその届出に関する手続きの取扱いについて 別添2入院基本料等の施設基準等，保医発0304第2号（令和4年3月4日）

基準（**表1-9**）を定めており，常勤の管理栄養士1名以上の配置を規定している。非常勤管理栄養士または常勤栄養士の場合は，入院基本料から1日につき40点減算。

*用語出現は p. 16
クリニカルパス
診療スケジュール表で，パスには治療内容，検査内容やケアなどが示されている。主に入院時に患者に手渡される。

●**入院栄養管理体制加算**（270点/回，入院初日・退院時各々）　病棟における栄養管理体制に対する評価として，2022年診療報酬改定で新設された。特定機能病院において管理栄養士が入院患者に必要な栄養管理を行った場合に算定できる。この場合，栄養サポートチーム加算および入院栄養食事指導料は，別に算定できない。

●**栄養サポートチーム加算**（週1回，200点）　栄養障害の状態にある患者や栄養管理をしなければ栄養障害の状態になることが見込まれる患者に対し，患者の生活の質の向上，原疾患の治癒促進および感染症等の合併症予防等を目的として，栄養管理にかかわる専門的知識を有した多職種からなる「栄養サポートチーム」が診療することを評価したものである。

・算定要件：
①栄養管理体制（常勤の管理栄養士1名以上の配置など，**表1-9**）がとられている。
②栄養管理計画を策定している患者のうち，次のいずれかに該当する者。
・栄養管理計画の策定にかかわる栄養スクリーニングの結果，血中アルブミン値が3.0g/dL以下であって，栄養障害を有すると判定された患者。
・経口摂取または経腸栄養への移行を目的として，現に静脈栄養法を実施している患者。

・経口摂取への移行を目的として，現に経腸栄養法を実施している患者。
・栄養サポートチームが，栄養治療により改善が見込めると判断した患者。

③対象患者に対して，週１回程度のカンファレンスと回診の開催。

④対象患者の**栄養治療実施計画**の策定と，それに基づくチーム診療の実施。

⑤カンファレンスおよび回診の結果を踏まえて，担当医，看護師等と共同の上，栄養治療実施計画を作成し（p. 21，Column，**表** c），内容を患者等に説明の上交付，写しを診療録に添付。

⑥治療終了時または退院・転院時に，治療結果の評価を行い，それを踏まえてチームで終了時指導または退院時等指導を行い，その内容を**栄養治療実施報告書**（p. 21，Column，**表** c）として記録し，その写しを患者等に交付するとともに診療録に添付する。

⑦算定患者数は，１チームにつき１日当たりおおむね30人以内。

⑧入院栄養食事指導料，集団栄養食事指導料，乳幼児育児栄養指導料は，別に算定できない。

⑨療養病棟においては栄養サポートチーム加算は入院日から起算して180日以内に限り算定可能とするが，180日を超えても定期的に栄養サポートチームによる栄養管理を行うことが望ましい。

・施設基準：栄養管理にかかわる所定の研修を修了した，専任の常勤医師，常勤看護師，常勤薬剤師，**常勤管理栄養士**で構成される栄養管理にかかわるチームが設置されていること。また，そのうちのいずれか１人は専従であること（対象患者数が１日15人以内の場合は専任でも可）。なお，歯科医師，歯科衛生士，臨床検査技師，理学療法士，作業療法士，社会福祉士，言語聴覚士が配置されていることが望ましい。

●**早期栄養介入管理加算**（400点/日）　ICU（特定集中治療室）に入室後，48時間以内に経腸栄養等の栄養管理が行われた場合，入室した日から起算して７日を限度として加算する。

●**周術期栄養管理実施加算**（270点/手術１回）　全身麻酔を実施した患者に対して専任の管理栄養士（周術期の栄養管理を行うにつき十分な経験を有する常勤管理栄養士）が医師と連携し，周術期に必要な栄養管理を適切に実施した場合に算定できる。2022年診療報酬改定で新設された。

●**摂食障害入院医療管理加算**（１日につき，30日以内：200点，31日以上60日以内：100点）　摂食障害の患者に対して，医師，看護師，認定心理師，臨床心理技術者および**管理栄養士**等による集中的かつ多面的な治療が計画的に提供されることを評価したものである。

・算定対象患者：摂食障害による著しい体重減少が認められ，BMI（body mass index）が15未満の者。

●**摂食嚥下機能回復体制加算**（200点/月１回，2022年名称変更）　摂食嚥下支援チームを設置し，チームによる摂食嚥下機能回復を図る。チームの一員に

Column　給食施設における書類と，監査書類の整備・保管

1 給食施設における監査の書類

監査とは，法令や各種規制，社内規程などに定められた規範・規準に照らし，実際の業務がそれにのっとっているかを，第三者が検証することである。特定給食施設の管理者は，監査に応じ，必要な書類を提出しなければならない。

特定給食施設は，健康増進法に沿って自治体に，栄養管理報告書（表 a）を提出する。栄養管理報告書は，栄養管理基準に沿った適切な栄養管理がなされているかを確認するものである。

●栄養管理報告書：行政へ提出　（表 a）

給食施設は実施した給食について栄養管理報告書を作成し，所轄の都道府県保健所，保健センターへ提出する。都道府県は，各給食施設の給食の運営ならびに健康増進法に基づいた栄養管理状況を把握し，保健所・保健センターに在籍する栄養指導員が必要に応じて給食施設へ指導を行う。

2 入院基本料等の診療報酬算定に必要な書類

●病院：栄養管理計画書（表 b）

管理栄養士をはじめとした，医師，看護師，その他医療従事者が共同して栄養管理を行う体制（栄養管理体制）のもと，入院時に患者ごとに栄養状態，特別な栄養管理の必要性の有無を医学的に判断し，摂食機能および食形態を考慮した栄養管理手順（栄養スクリーニングを含む栄養状態の評価，栄養管理計画，定期的な評価等）を作成する。栄養管理計画書は，この様式もしくはこれに準じた様式で作成する。栄養補給に関する事項（栄養補給量，補給方法，嚥下調整食の必要性，特別食の有無等），栄養食事相談に関する事項（入院時栄養食事指導，退院時の指導の計画等），その他栄養管理上の課題に関する事項，栄養状態の評価の間隔等を記載する。計画書の写しは診療録に添付し，計画に基づいた栄養管理を行う。定期的に栄養状態を評価し，必要に応じて栄養管理計画は見直す。

●栄養治療実施計画 兼 栄養治療実施報告書（表 c）

診療報酬，栄養サポートチーム加算（p. 17）の算定要件となっている。栄養治療実施計画を立て患者に説明し，その写しを患者等に交付するとともに診療録に添付する。治療終了時または退院・転院時に，栄養治療実施報告書として記録し，その写しを患者等に交付するとともに診療録に添付する。

3 監査の書類の整備・保管

特定給食施設の管理者は，監査の際，実施した給食について報告する必要がある。報告書は，定例で様式が決められている場合が多い。こうした書類の作成・提出には，コンピューターが非常に役立つ。監査書類の不備をなくすため，各帳票，文書類は，正確なファイリングと保管に努める。

監査の種類は，①会計監査，②文書監査等があり，監督官庁と監査の目的により，必要書類や記載項目等が異なるため，事前の確認と，書類の適切な保管・整備を定期的に行うことが必要である。健康増進法では，栄養指導員（p. 6 参照）は特定給食施設の管理者から必要な報告を求めることができることになっている。

表a 栄養管理報告書（例） 特定給食施設→保健所長へ提出

栄養管理報告書（給食施設）

＿＿＿＿保健所長　殿

施 設 名
所 在 地
管理者名
電話番号

＿＿＿＿年　＿＿＿＿月分　　（健康増進法第21条による管理栄養士必置指定　1　有　2　無）

Ⅰ　施設種類	Ⅱ　食事区分別1日平均食数及び食材料費				Ⅲ　給食従事者数				
1 学校 2 児童福祉施設（保育所以外） 3 社会福祉施設 4 事業所 5 寄宿舎 6 矯正施設 7 自衛隊 8 一般給食センター 9 その他（　　）		食数及び食材料費				施設側（人）		委託先（人）	
		定食（□単一・□選択）	カフェテリア食	その他		常勤	非常勤	常勤	非常勤
	朝　食	食（材・売）　円	食	食	管理栄養士				
	昼　食	食（材・売）　円	食	食	栄養士				
	夕　食	食（材・売）　円	食	食	調理師				
	夜　食	食（材・売）　円	食	食	調理作業員				
	合　計	食（材・売）　円	食	食	その他				
	再　掲	職員食　＿＿＿食	喫食率　＿＿＿%		合　計				

Ⅳ　対象者（利用者）の把握

【年1回以上、施設が把握しているもの】
1　対象者（利用者）数の把握　：　□有　□無
2　身長の把握　：　□有　□無
3　体重の把握　：　□有　□無
4　BMIなど体格の把握　：　□有　□無
：　□有（肥満＿＿＿%　やせ＿＿＿%）　□無
5　身体活動状況の把握　：　□有　□無
6　食物アレルギーの把握（健診結果・既往歴含む）
：　□有　□無
7　食物アレルギーへの対応
：　□有（　□除去　□代替　□その他（　　　））□無
8　疾病状況の把握（健診結果）　：　□有　□無
9　生活習慣の把握（給食以外の食事状況、運動・飲酒・喫煙習慣等）
：　□有　□無

【利用者に関する把握・調査】該当に印をつけ頻度を記入する
1　食事の摂取量把握
□実施している（□全員　□一部）
（□毎日　□＿＿回/月　□＿＿回/年）
□実施していない
2　嗜好・満足度調査　□実施している　□実施していない
3　その他（　　　　）

Ⅴ　給食の概要

1　給食の位置づけ	□ 利用者の健康づくり　□ 望ましい食習慣の確立　□ 充分な栄養素の摂取 □ 安価での提供　□ 楽しい食事　□ その他（　　）
1－2　健康づくりの一環として給食が機能しているか	□ 十分機能している　□ まだ十分ではない　□ 機能していない　□ わからない
2　給食会議	□ 有（頻度：＿＿＿回/年）　□ 無
2－2　有の場合	構成委員　□管理者　□管理栄養士・栄養士　□調理師・調理担当者　□給食利用者 □介護・看護担当者　□その他（　　）
3　衛生管理	衛生管理マニュアルの活用　□有　□無 衛生点検表の活用　□有　□無
4　非常時危機管理対策	①食中毒発生時マニュアル　□有　□無 ②災害時マニュアル　□有　□無 ③食品の備蓄　□有　□無 ④他施設との連携　□有　□無
5　健康管理部門と給食部門との連携（事業所のみ記入）	□ 有　□ 無

施設名＿＿＿＿＿＿＿＿＿＿

Ⅵ　栄養計画

1　対象別に設定した給与栄養目標量の種類	□ ＿＿＿種類　□ 作成していない
2　給与栄養目標量の設定対象の食事	□ 朝食　□ 昼食　□ 夕食　□ 夜食　□ おやつ
3　給与栄養目標量の設定日	平成　　年　　月

4　給与栄養目標量と給与栄養量（最も提供数の多い給食に関して記入）　対象：年齢＿＿歳～＿＿歳　性別：□男　□女　□男女共

	エネルギー（kcal）	たんぱく質（g）	脂質（g）	カルシウム（mg）	鉄（mg）	ビタミン A（μg RAE当量）	ビタミン B_1（mg）	ビタミン B_2（mg）	ビタミン C（mg）	食塩相当量（g）	食物繊維総量（g）	炭水化物エネルギー比（%）	脂肪エネルギー比（%）	たんぱく質エネルギー比（%）
給与栄養目標量														
給与栄養量（実際）														

5　給与栄養目標量に対する給与栄養量（実際）の内容確認及び評価　□ 実施している（□毎月　□報告月のみ）　□ 実施していない

Ⅶ　栄養・健康情報提供　□有　□無（有の場合は下記にチェック）

□栄養成分表示　□献立表の提供　□卓上メモ
□ポスターの掲示　□給食だより等の配布　□実物展示
□給食時の訪問　□健康に配慮したメニュー提示
□推奨組合せ例の提示　□その他（　　）

Ⅷ　栄養指導　□有　□無（有の場合は下記に記入）

	実施内容	実施数
個別		延　人
		延　人
		延　人
		延　人
集団		回　人
		回　人
		回　人

Ⅸ　課題と評価　□有　□無（有の場合は下記に記入）

（栄養課題）

（栄養課題に対する取組）

（施設の自己評価）

Ⅹ　東京都の栄養関連施策項目（最も提供数の多い給食に対して記入）

（Ⅵ－4の食事について記入）	目標量	提供量
野菜の一人当たりの提供量（□1食□1日）	g	g
果物の一人当たりの提供量（□1食□1日）	g	g

Ⅺ　委託　□有　□無（有の場合は下記に記入）

名称
電話　　FAX
委託内容：□献立作成　□発注　□調理　□盛付　□配膳
□食器洗浄　□その他（　　）
委託契約内容の書類整備　：　□有　□無

責任者と作成者	
施設側責任者 役職	氏名
作成者 所属	氏名
電話	FAX
職種：□管理栄養士　□栄養士　□調理師 □その他（　　）	

保健所記入欄	特定給食施設　・　その他の施設 （施設番号　　　　）

資料）東京都

表b　栄養管理計画書（例）

栄養管理計画書

計画作成日　　.　　.

フリガナ
氏 名　　　　　　　　　殿　（男・女）
　　　年　　月　　日生（　　歳）
入院日；

病　棟
担当医師名
担当管理栄養士名

入院時栄養状態に関するリスク

栄養状態の評価と課題

栄養管理計画

目標	
栄養補給に関する事項	
栄養補給量 ・エネルギー　　kcal　　・たんぱく質　　g ・水分　　・ ・　　・	栄養補給方法　□経口　□経腸栄養　□静脈栄養 嚥下調整食の必要性 □なし　□あり（学会分類コード：　　　） 食事内容 留意事項
栄養食事相談に関する事項	
入院時栄養食事指導の必要性　□なし□あり（内容　　　　実施予定日：　月　日） 栄養食事相談の必要性　□なし□あり（内容　　　　実施予定日：　月　日） 退院時の指導の必要性　□なし□あり（内容　　　　実施予定日：　月　日） 備考	
その他栄養管理上解決すべき課題に関する事項	
栄養状態の再評価の時期	実施予定日：　月　日
退院時および終了時の総合的評価	

資料）基本診療料の施設基準等及びその届出に関する手続きの取扱いについて　別紙23，保医発0305第２号（令和２年３月５日）

表c　栄養治療実施計画 兼 栄養治療実施報告書（例）

栄養治療実施計画　兼　栄養治療実施報告書

患者氏名		患者 ID		性：男・女	年齢　　・　　歳		入院日	年　月　日
病棟		主治医		NST 患者担当者			初回回診日	年　月　日
NST 回診実施者名	医師		看護師		薬剤師		管理栄養士	
NST 回診実施者名	歯科医師 歯科衛生士		臨床検査技師		PT・OT・ST MSW ほか		NST 専従者氏名	
現疾患			褥瘡	なし あり（　）	嚥下障害	なし あり（　）	前回回診日	年　月　日
その他の合併疾患[*1]			感染症	なし あり（　）	社会的問題点	なし あり（　）	回診日	年　月　日
身長	cm	現体重	浮腫 有□ 無□　kg	BMI：	標準体重（BMI =22）　kg		通常時体重	kg

栄養評価	主観的栄養評価	アルブミン（g/dL）	リンパ球数（　/mm³）	ヘモグロビン（g/dL）	中性脂肪（mg/dL）	トランスサイレチン（TTR：プレアルブミン）(mg/dL)		総合評価（栄養障害の程度）
	良・普通・悪	検査日　月　日	検査日　月　日	検査日　月　日	検査日　月　日	検査日　月　日	検査日　月　日	良・軽度・中等度・高度
前回との比較	改善・不変・増悪	改善・不変・増悪	改善・不変・増悪	改善・不変・増悪	改善・不変・増悪	改善・不変・増悪	改善・不変・増悪	改善・不変・増悪

栄養管理法

経口栄養	経腸栄養[*2]	経静脈栄養
□普通食　□該当なし □咀嚼困難食 □嚥下調整食 学会分類コード：（　） □濃厚流動食・経腸栄養剤	□該当なし □経鼻（　） □胃瘻（　） □腸瘻（　）	□末梢静脈栄養　□該当なし □中心静脈栄養 （鎖骨下・ソケイ部・PICC・リザーバー）

栄養投与法の推移（前回との比較）（例：経腸栄養→経口栄養，経口栄養→中心静脈栄養）　□無　（　　　）→（　　　）

投与組成・投与量（該当なしの場合□にチェックを入れること）

	水分量（mL/日）	エネルギー（kcal/日）	たんぱく質・アミノ酸（g/日）					
前回栄養管理プラン[*3]	□無	□無	□無	□無	□無	□無	□無	□無
実投与量	□無	□無	□無	□無	□無	□無	□無	□無
投与バランス[*4]	□無	□無	□無	□無	□無	□無	□無	□無
新規栄養管理プラン	□無	□無	□無	□無	□無	□無	□無	□無
栄養管理上の注意点・特徴[*5]								

活動状況・評価

他チームとの連携状況	嚥下障害チーム（あり　なし）	褥瘡対策チーム（あり　なし）	感染対策チーム（あり　なし）	緩和ケアチーム（あり　なし）	その他のチーム（　　チーム）
治療法の総合評価[*6] 【　】 ①改善 ②不変 ③増悪	【評価項目】[*7] 1．身体的栄養評価：　改善度　5・4・3・2・1（改善項目：　） 2．血液学的栄養評価：改善度　5・4・3・2・1（改善項目：　） 3．摂食・嚥下状態：　改善度　5・4・3・2・1 4．褥瘡：　改善度　5・4・3・2・1 5．感染・免疫力：　改善度　5・4・3・2・1 6． 7．			コメント[*8]　【入院中・転院・退院】：	

注）
*1 褥瘡・嚥下障害・感染症以外で，栄養管理に際して重要と思われる疾患を優先的に記載すること。
*2 投与速度と形状（半固形化の有無など）を含めて記載すること。
*3 初回時には記載を要しない。
*4 必要に応じ患者及び家族等に確認し，提供している食事・薬剤のみではなく，間食等の状況を把握した上で，体内へ入った栄養量を記載するよう努めること。
*5 栄養管理の上で特に注意を要する点や特徴的な点を記載すること。
*6 栄養療法による効果判定を総合的に行うこと。【　】内には，①～③のいずれかを記載すること。
*7 評価項目中変化があった項目を選択し，程度を「5：極めて改善」「4：改善」「3：不変」「2：やや悪化」「1：悪化」の５段階で記載すること。また，改善項目の詳細も記載すること。なお，必要に応じて項目を追加しても構わない。
*8 治療評価時の状況として「入院中」「転院」「退院」のうちいずれか一つを選択し，栄養治療の効果についての補足事項や詳細を記載すること。特に，「転院」又は「退院」の場合にあっては，患者及び家族に対して今後の栄養管理の留意点等（在宅での献立を含む。）について丁寧な説明を記載するとともに，転院先又は退院先で当該患者の栄養管理を担当する医師等に対し，治療継続の観点から情報提供すべき事項について記載すること。

資料）診療報酬の算定方法の一部改正に伴う実施上の留意事項について，別紙様式５，保医発0305第１号（令和２年３月５日）

管理栄養士が含まれる。

●**入院時支援加算**（入院時１回，１：230点）　自宅等から入院する入院予定の患者が，入院後どのような治療過程を経るのか，入院中の医療を安心して受けられるよう，入院中に行われる治療の説明，入院生活に関するオリエンテーション，服薬中の薬の確認，褥瘡・栄養スクリーニング等を，入院前の外来で実施し，支援を行ったことを評価したものである。１は，管理栄養士が入退院支援センターと連携を図った場合の加算である。

・算定要件：入院予定患者に対し，入院前に以下の①～⑧を行い，入院中の看護や栄養管理等に係る療養支援の計画を立て，患者及び入院予定先の病棟職員と共有すること。

①身体的・社会的・精神的背景を含めた患者情報の把握

②入院前に利用していた介護サービス・福祉サービスの把握（要介護・要支援状態の場合のみ実施）

③褥瘡に関する危険因子の評価

④栄養状態の評価

⑤服薬中の薬剤の確認

⑥退院困難な要因の有無の評価

⑦入院中に行われる治療・検査の説明

⑧入院生活の説明

患者の病態等により①～⑧について，すべて実施できない場合は，実施した内容の範囲で療養支援計画を立てても差し支えないが，この場合であっても，①，②及び⑧は必ず実施しなければならない。

・施設基準：許可病床数200床以上の場合は，専従の看護師が１名以上，または専任の看護師及び専任の社会福祉士が１名以上，許可病床数200床未満の場合は，専任の看護師が１名以上配置されていること。

●**退院時共同指導料**（退院時共同指導料２：400点）　患者が入院している医療機関において退院時カンファレンスを行い，患者が退院後に安心して家庭での療養生活を送ることができるよう，医師・看護師等，薬剤師，管理栄養士，理学療法士，作業療法士，言語聴覚士，社会福祉士が患者の同意のもと共同指導を行う。文書により関係機関へ情報提供をし，関係機関間の連携を図る。

●**緩和ケア療養加算**（個別栄養食事管理加算：１日につき70点）

・算定要件

①緩和ケア診療加算を算定している悪性腫瘍の患者について，緩和ケアチームに管理栄養士が参加し，患者の症状や希望に応じた栄養食事管理を行った場合に算定する。

②緩和ケア診療実施計画に基づき実施した栄養食事管理の内容を診療録に記載，または当該内容を記録したものを診療録に添付する。

・施設要件：緩和ケアチームに，緩和ケア病棟において悪性腫瘍患者の栄養食事管理に従事した経験または緩和ケア診療を行う医療機関において栄養食事管理（悪性腫瘍患者に対するものを含む）にかかわる３年以上の経験を有する専任の管理栄養士が参加していること。

●**糖尿病透析予防指導管理料**（月１回に限り350点）

・算定要件：HbA1cが6.5％（NGSP値）以上。または内服薬やインスリン製剤を使用している外来糖尿病患者で，糖尿病腎症第２期以上の患者（透析療法を行っている者を除く）に対し，透析予防診療チームが透析予防にかかわる指導管理を行った場合に算定される。

・施設基準：

①透析予防診療チーム：糖尿病指導の経験を有する専任の医師，看護師または保健師，管理栄養士からなる。このうち少なくとも１名以上は常勤とする。

②糖尿病教室等を実施する。

③１年間に当該指導管理料を算定した患者の人数，状態の変化等を報告する。

6　栄養食事指導

管理栄養士の行う栄養指導が，別に厚生労働大臣が定める特別食を必要とする者に対して，医師の指示に基づき加算要件（栄養指導の時間や回数など）を満たすものであった場合，栄養食事指導料を算定できる（**表１-10**）。

管理栄養士の人件費（労務費）は，これらの栄養食事指導料やチーム医療などの管理・指導料や加算でまかなわれている。

●**栄養食事指導料の種類**　入院栄養食事指導料，集団栄養食事指導料のほか，外来栄養食事指導料，在宅患者訪問栄養食事指導料などがある。

●**病院における栄養食事指導の目的**

①食事療養の必要性，栄養状態改善の必要性を理解してもらい，臨床的効果を上げる。

②行動変容を通じて，食事について自己管理できるようにする。

7　生産管理

●**調理における注意点**　患者の高齢化により，刻み食やミキサー食などが増えたが，これらは二次汚染のリスクが高いため，調理や形態調整の標準化を必要とする。そのほか，適時適温の給食実施方法，食器の処理方法，受託業務を行う施設内の清潔保持方法に関する標準作業書を常備して調理従事者に周知していること，また，医療法施行規則第９条の10の第八，九号により，人員の配置，適時適温の給食の実施方法および患者がメニューを選択できる食事を提供することの可否，業務の管理体制についての業務案内書を常備していることが義務付けられている。

●**配膳・配食**

保温保冷配膳車などの普及により，適温供食が可能となり，中央配膳方式が多数を占めている。

表1-10 管理栄養士による栄養食事指導料

種類，算定額（１点10円）	算定要件
イ　入院栄養食事指導料１ （1）初回　260点/回 （2）２回目　200点/回 ※栄養情報提供加算　50点/回 ロ　入院栄養食事指導料２ （1）初回　250点/回 （2）２回目　190点/回 ※栄養情報提供加算　50点/回	週１回。入院中２回までを限度とする。初回はおおむね30分以上，２回目はおおむね20分以上の指導が必要である。 イ　医師の指示に基づき当該保険医療機関の管理栄養士が具体的な献立等によって指導を入院中に行った場合に算定できる。 ロ　有床診療所において，保険医療機関の医師の指示に基づき当該保険医療機関以外の管理栄養士が具体的な献立等によって指導を行った場合に算定できる。 管理栄養士は常勤である必要はない。 ※栄養情報提供加算：入院中１回に限る。 退院後の栄養・食事管理について患者に指導し，他の医療機関・介護老人福祉施設・介護老人保健施設等の在宅担当医療機関等に対して，入院中の栄養管理に関する情報を文書で提供した場合に算定できる。
集団栄養食事指導料　80点/回	患者１人につき月１回まで，入院中２回までを限度とする。 複数の患者（15人以下）を対象に栄養食事指導を行う。１回の指導時間は，40分以上
イ　外来栄養食事指導料１ 初回　①対面　260点/回 ②情報通信機器等使用　235点/回 ２回目以降①対面　200点/回 ②情報通信機器等使用　180点/回 ロ　外来栄養食事指導料２ 初回　①対面　250点/回 ②情報通信機器等使用　225点/回 ２回目以降①対面　190点/回 ②情報通信機器等使用　170点/回 ハ　外来化学療法栄養食事指導料　250点/回	医師の指示に基づき外来患者に対して個別に行う栄養食事指導 初回月は２回/月，その他の月は１回/月までを限度に算定できる。 指導時間は，初回はおおむね30分以上、２回目以降はおおむね20分以上の指導が必要である。 ロ　診療所において，保険医療機関の医師の指示に基づき当該保険医療機関以外の管理栄養士が具体的な献立等によって指導を行った場合に算定できる。管理栄養士は常勤である必要はない。 ハ　外来化学療法を受ける悪性腫瘍患者に対して，医師の指示に基づき専門的な知識を有する管理栄養士が具体的な献立等によって指導を行った場合に月１回まで算定できる。
在宅患者訪問褥瘡管理指導料　750点/回	医師，管理栄養士または当該保険医療機関以外の管理栄養士および看護師，または連携する他の保険医療機関等の看護師が共同して行う計画的な褥瘡の管理指導。初回カンファレンスから６月以内に患者１人につき３回まで。
歯科入院における 入院栄養食事指導料１ （1）初回　260点/回 （2）２回目　200点/回 入院栄養食事指導料２ （1）初回　250点/回 （2）２回目　190点/回	入院中に実施される個別の栄養食事指導。入院中２回まで。１週間に１回まで。

資料）診療報酬の算定方法の一部改正に伴う実施上の留意事項について，保医発0305第１号（平成30年３月５日），診療報酬の算定方法の一部改正する件，厚生労働省告示第43号（平成30年３月５日），厚生労働省告示第57号（令和２年３月５日），厚生労働省告示第55号（令和４年３月４日）

①**中央配膳方式**：中央の調理室にて，トレイに盛り付ける方式。中央の調理室で集中した盛り付け作業が行われるため効率が良いが，喫食者の摂食状況を把握しにくい。

②**病棟配膳方式**：各病棟の配膳室で盛り付ける方式。喫食者の摂食状況は把握できるが，多数の作業人員や各病棟に配膳室のスペースが必要である。

8 病院給食業務の委託（p.195～196，参考資料）

病院の給食業務は，食事療養の質が確保される場合に限り委託することができるが，最終責任は病院にある。外部委託については，「医療法の一部を改正する法律

表1-11 病院が自ら実施すべき業務

区分	業務内容	備考
栄養管理	病院給食運営の総括 栄養管理委員会の開催，運営 院内関係部門との連絡・調整 献立表作成基準の作成 献立表の確認 食数の注文・管理 食事箋の管理 嗜好調査・喫食調査等の企画・実施 検食の実施・評価 関係官庁等に提出する給食関係の書類等の確認・提出・保管管理	 受託責任者等の参加を求めること。 治療食等を含む。 受託責任者等の参加を求めること。
調理管理	作業仕様書の確認 作業実施状況の確認 管理点検記録の確認	治療食の調理に対する指示を含む。
材料管理	食材の点検 食材の使用状況の確認	病院外の調理加工施設を用いて調理する場合を除く。
施設等管理	調理加工施設，主要な設備の設置・改修 使用食器の確認	病院内の施設，設備に限る。
業務管理	業務分担・従事者配置表の確認	
衛生管理	衛生面の遵守事項の作成 衛生管理簿の点検・確認 緊急対応を要する場合の指示	
労働衛生管理	健康診断実施状況等の確認	

資料） 厚生省健康政策局：医療法の一部を改正する法律の一部の施行について，健政発第98号（平成５年２月15日，最終改正平成30年10月30日医政発1030第３号）

の一部の施行について」（平成５年健政発第98号），「病院，診療所等の業務委託について」（平成５年指第14号）に明示されている。なお，患者給食業務を一つの業者に委託する必要はなく，複数の業者に委託して差し支えない。

●**病院が自ら実施すべき業務（表１-11）**　献立表の作成は，病院，受託者のどちらでもよいが，**献立表作成基準**の作成と献立表の確認は病院が必ず行う。

●**受託者と病院との連携**　受託者は，病院等との連携を図るために受託責任者を置く。受託責任者は，従事者の人事管理，研修，健康管理，業務遂行管理，衛生管理等に対して責任を負う。一方，病院は担当者を選定し，業務の円滑な運営のために受託責任者と随時協議させる必要がある。

●**備えるべき帳票**　受託責任者が業務を行う場所に，次の帳票を備え，開示できるように整えておく。

①業務の標準作業書

②受託業務従事者名簿および勤務表

③受託業務日誌

④受託している業務に関して行政による病院への立入検査の際，病院が提出を

求められる帳票

⑤調理等の機器の取り扱い要領および緊急修理案内書

⑥病院からの指示と，その指示への対応結果を示す帳票

●**受託者側の給食業務従事者の研修**　研修には次の事項を含めなければならない。

①標準作業書の記載事項：適時適温の給食の実施方法，食器の処理方法，受託業務を行う施設内の清潔保持の方法について記載する。

②患者の秘密保持

③食中毒と感染症の予防に関する基礎知識：HACCP（p. 153，5-A-a）関連の基礎知識を含める。

④給食業務従事者の日常的な健康の自己管理：最近比較的みられる食品に起因する疾病（A 型肝炎，腸管出血性大腸菌感染症等）の予防法に関する基礎知識を含める。

●**献立の作成**　献立作成を委託する場合は，病院の担当者は受託責任者に献立作成基準を明示し，作成された献立表が基準を満たしていることを確認する。

9 院外給食

院外給食とは，病院外の調理加工施設で調理を行い（院外調理），食事を提供することをいう。病院給食の調理の委託は，衛生管理上，病院内の給食施設を使用して調理を行う代行委託のみが認められていたが，調理技術や衛生管理技術，配送・保存技術などの発達から，平成８（1996）年の医療法の改正により院外調理が認められるようになった。ただし，喫食直前の**再加熱**については，病院内の給食施設において行わなければならない。

●**院外調理の目的**　患者サービスの向上・改善，医療費の抑制など。

●**調理方式**　クックチル，クックフリーズ，真空調理（p. 136，4-C-a 参照）を原則とし，病院に調理加工施設が近接している場合のみクックサーブが認められている。提供時に再加熱が必須である。

●**衛生管理**　「病院，診療所等の業務委託について」において，「院外調理における衛生管理」が示されている（**表１-12**）。内容は，衛生面での安全確保，調理方式，HACCP の概念に基づく衛生管理，食事の運搬および保管方法などについてである。

●**食品衛生法との関係**　院外で調理する場合には次の点を条件とすることが，「食品衛生法」第３条との関連で示されている。

①営業の許可の対象となること。

②食品衛生法など関係法令を遵守すること。

③「大量調理施設衛生管理マニュアル」（平成９年衛食第85号，最終改正平成29年６月16日生食発0616第１号）に留意すること。

④調理加工方式はクックチルなどを用いるが，HACCP の概念を取り入れた衛生管理を行うこと。

表1-12 院外調理における衛生管理

衛生面での安全確保	食中毒等の発生防止のために，調理時から喫食時までの衛生管理に万全を期す。食事の運搬は，冷蔵（３℃以下）または冷凍（－18℃以下）を原則とする。
調理方式	各調理方式による，調理・運搬・再加熱温度については，**図４－６**（p. 138）参照。
HACCP の概念に基づく衛生管理	HACCP については，５-A-a（p. 153）参照。
食事の運搬および保管方法	①生鮮品，解凍品および調理加工後に冷蔵した食品：中心温度３℃以下で保存する。 ②冷凍された食品：中心温度－18℃以下の均一な温度で保存する。なお，運搬途中における３℃以内の変動は差し支えない。 ③調理加工された食品：冷蔵（３℃以下）または冷凍（－18℃以下）状態での保存が原則であるが，中心温度が65℃以上に保たれている場合には，この限りではない（ただし，調理終了後から喫食までの時間が２時間を超えない場合）。 ④常温での保存が可能な食品：製造者はあらかじめ保存すべき温度を定め，その温度で保存する。

資料）病院，診療所等の業務委託について，指第14号（平成５年２月15日，最終改正平成30年10月30日医政発第1030第１号）

b 高齢者・介護福祉施設

◀ 34-156 33-165

高齢者福祉施設は「老人福祉法」（昭和38年法律第133号）により，介護保険施設は主に「介護保険法」（平成９年法律第123号）により定められている。各施設は，医学的管理等の有無により，医療系と福祉系に分類できる。施設で行う給食等のサービスには，施設サービス（入所）と居宅サービス（訪問，通所，短期入所）がある（**表１-13**）。

1 給食の位置付け

●給食の目的

①健やかな日常生活を送るための健康の維持・増進を図る。

②食事を楽しみ，QOL を高める。

③“食”を通して，心身の自立を支援する。

④低栄養や褥瘡（じょくそう）を，予防あるいは改善する。

●給食の特徴

①対象者が高齢であるため，咀嚼や嚥下が困難な場合がある。

②サービスの種類（入所，通所，訪問）により，提供する食事回数が異なる。

③心身の状況が，施設により著しく異なる。また，個人差が著しい。

2 管理栄養士・栄養士の配置規定

●管理栄養士の配置　「健康増進法施行規則」第７条で定められる特定給食施設二号施設（p. ５，**表１-３**）の規定による。

表1-13 食事提供を行う主な施設

	施設	施設の目的	栄養士配置規定	関係法令
医療系	介護医療院	長期にわたって療養が必要な者に対し，施設サービス計画に基づく療養上の管理，看護，医学的管理の下の介護と機能訓練等必要な医療と日常生活上の世話を行う。	入所定員100以上で栄養士または管理栄養士１以上	介護医療員の人員，施設及び設備並びに運営に関する基準（平成30年３月22日老老発0322第１号）
医療系	介護老人保健施設	要介護者に対し，施設サービス計画に基づいて，看護，医学的管理のもとにおける介護と機能訓練，その他必要な医療と日常生活上の世話を行う。	入所定員100以上で栄養士または管理栄養士１以上	介護老人保健施設の人員,施設及び設備並びに運営に関する基準 第２条第１項(平成11年３月31日厚生省令第40号,最終改正：令和３年１月25日厚生労働省令第９号)
医療系	短期入所療養介護施設（医療施設へのショートステイ[*1]）	居宅要介護者を短期間入所させ，看護，医学的管理の下で介護と機能訓練，その他必要な医療と日常生活上の世話を行う。	病院の規定に準ずる（病床数100以上で１以上）	指定居宅サービス等の事業の人員,設備及び運営に関する基準 第142条第１項(平成11年３月31日厚生省令第37号,最終改正：令和３年１月25日厚生労働省令第９号)
医療系	通所リハビリテーション（デイケア）	居宅要介護者を通わせ，心身の機能の維持回復を図り，日常生活の自立を助けるための理学療法，作業療法など必要なリハビリテーションを行う。	規定はない	—
福祉系	特別養護老人ホーム（介護老人福祉施設）	下記にあたる人を入所させ，養護する。 ①やむを得ない理由によって介護保険法での地域密着型介護老人福祉施設または介護老人福祉施設への入所が困難な人 ②身体上または精神上に著しい障害があるために常時の介護を必要とし，居宅においてこれを受けることが困難な人（①の条件を満たした上で）	１名以上/入所者40名以上（入所定員が40名を超えない施設で他の福祉施設などの栄養士と連携できる場合には，置かないことができる）	特別養護老人ホームの設備及び運営に関する基準 第12条第１項（平成11年３月31日厚生省令第46号，最終改正：令和３年３月19日老発0319第６号）
福祉系	養護老人ホーム[*2]	65歳以上の人であって，環境上・経済的理由により居宅において養護を受けることが困難な人を入所させ，食事や入浴など日常生活の援助を行う（介護保険適用外）。	１名以上/入所者50名以上(入所定員が50名未満の施設で併設する特別養護老人ホームの栄養士と連携できる場合には,置かないことができる)	養護老人ホームの設備及び運営に関する基準 第12条第１項（昭和41年７月１日厚生省令第19号，最終改正：令和３年３月19日老発0319第６号）
福祉系	軽費老人ホーム	無料か低額な料金で，身体機能の低下等により自立した日常生活を営むことについて不安があると認められ，家族による援助を受けることが困難な人を入所させ，食事の提供，入浴等の準備，相談と援助，社会生活上の便宜の供与，などの日常生活上必要な便宜を提供する。	１名以上/入所者41名以上(入所定員が40名以下または他の社会福祉施設などの栄養士と連携できる場合には，置かないことができる)	軽費老人ホームの設備及び運営に関する基準 第11条第４項（平成20年５月９日厚生労働省令第107号，最終改正：令和３年３月19日老発0319第６号）
福祉系	軽費老人ホームA型[*3]	無料か低額な料金で,高齢等のため独立生活に不安が認められる人を入所させ,食事の提供,入浴等の準備,相談と援助,健康管理,社会生活上の便宜の供与などの日常生活上必要な便宜を提供する。	１名以上/入所者50名以上(併設する特別養護老人ホームの栄養士と連携できる場合には，置かないことができる)	軽費老人ホームの設備及び運営に関する基準 附則抄第６条第１項，第17条
福祉系	軽費老人ホームB型[*3]	無料か低額な料金で，身体機能等の低下等が認められる人(自炊ができない程度の身体機能等の低下等が認められる人を除く)や高齢等のため独立して生活するには不安が認められる人を入所させ,入浴等の準備,相談と援助,社会生活上の便宜の供与,その他の日常生活上必要な便宜を提供する。		
福祉系	認知症対応型共同生活介護施設（グループホーム）	認知症である要介護者について,共同生活を営むべき住居において,入浴,排せつ,食事等の介護,その他の日常生活上の世話と機能訓練を行う。	規定なし（原則，食事等の家事は利用者と従業者が共同で行うように努める）	—
福祉系	老人短期入所施設（福祉施設へのショートステイ[*1]）	居宅要介護者を短期間入所させ，入浴，排せつ，食事等の介護，その他の日常生活上の世話と機能訓練を行う（介護老人福祉施設の施設内に，短期入所者用を併設して運営している場合が多い）。	１名以上/40名以上（利用定員が40名を超えない施設では他の社会福祉施設などの栄養士と連携できる場合に,置かないことができる）	指定居宅サービス等の事業の人員，設備及び運営に関する基準 第121条第１項（平成11年３月31日厚生省令第37号，最終改正：令和３年１月25日厚生労働省令第９号）
福祉系	通所施設（デイサービス）	居宅要介護者の通所施設。入浴，排せつ，食事等の介護，その他の日常生活上の介護（厚生労働省令で定めるもの）と機能訓練を行う（認知症対応型通所介護に該当するものを除く）。	規定なし	—

注）[*1]ショートステイ：短期入所療養介護，介護予防短期入所療養介護（在宅の要介護・要支援者に介護老人保健施設や介護療養型医療施設など医療系の施設に短期間入所してもらい，医学的管理のもとで看護，介護と機能訓練などを提供する介護サービス）と，短期入所生活介護，介護予防短期入所生活介護（在宅の要介護・要支援者に特別養護老人ホームなど福祉系の施設へ短期間入所してもらい，入浴，排せつ，食事など日常生活上の介護を提供する介護サービスがある）。

[*2]介護老人保健施設，病院等の本体施設と密接な連携をもちつつ，別の場所で運営される，入所定員が29名以下の養護老人ホームを，サテライト型養護老人ホームという。サテライト型養護老人ホームは，介護老人保健施設，病院（病床数100床以上の病院の場合に限る）が本体施設であり，そこの栄養士により入所者の処遇が適切に行われていると認められるときは，栄養士を置かないことができる。

[*3]経過的軽費老人ホーム。平成20年６月１日に現存する軽費老人ホームで，規定に適合するものを指す。

●**栄養士の配置**　**表1-13**に示す。

3 管理栄養士の役割

多職種共同による栄養ケア・マネジメントを実施する。

4 給食の費用

平成17（2005）年10月の「介護保険法」改正以前は，基本食事サービス費が算定されていたが，現在は廃止となり，食材料費と調理費用相当分〔人件費（労務費），水光熱費など〕が利用者負担となっている（所得に応じて自己負担額の低減措置がある）。この改正では，「介護」から，「介護＋予防」という考え方へ変換が図られた。それに伴って，栄養管理体制，栄養ケア・マネジメント，経口摂取への移行・維持，療養食など，栄養管理が評価されるようになった。栄養管理に関する費用は保険給付である。

平成21（2009）年度の介護報酬改定では，管理栄養士・栄養士の配置についての評価であった栄養管理体制加算が，基本サービス費に包括した評価に見直され，廃止された。

令和3（2021）年度の介護報酬改定では，施設系サービスにおいて栄養マネジメント加算は廃止し，栄養士に加えて管理栄養士の配置を位置づけ，基本サービスとして状態に応じた栄養管理の計画的な実施を求めた（3年の経過規定）。

施設サービスにおいては，栄養管理について**表1-14**の評価を行う。なお，短期入所サービス（予防給付：介護予防短期入所生活介護・療養介護／介護給付：短期入所生活介護・療養介護）では⑥を算定できる。さらに，通所サービス（予防給付：介護予防通所介護・リハビリテーション，介護予防認知症対応型通所介護／介護給付：通所介護・リハビリテーション，認知症対応型通所介護）においては，栄養改善に対する評価として**表1-15**の①，②が算定できる。

5 栄養・食事管理

●**栄養マネジメント加算**

❶**栄養ケア・マネジメントの体制**

①ヘルスケアサービスの一環として，個々人に最適な栄養ケアを行い，その実務遂行上の機能や方法手順を効率的に行うための体制である。

②施設長は，医師，看護師，介護職員，管理栄養士など関連職種が共同して栄養ケア・マネジメントを行う体制を整備し，その手順（栄養スクリーニング，栄養アセスメント，栄養ケア計画，モニタリング，評価等）をあらかじめ定める。また，評価から改善すべき課題を設定し，継続的な品質改善に努める。

③管理栄養士は，入所者に適切な栄養ケアを効率的に提供できるよう，関連職種との連絡調整を行う。

❷**栄養ケア・マネジメントの実務**

①入所時の栄養スクリーニング：介護支援専門員は，管理栄養士と連携し，関連職種と共同して入所1週間以内に低栄養のリスクを把握する。

表1-14 施設サービス（介護老人福祉施設，介護老人保健施設，介護医療院）における栄養管理の評価（一例）

①再入所時栄養連携加算（400単位/回）	●入所者が退所し，病院等に入院したのち，再度入所する際，必要となる栄養管理が以前の入所時と大きく異なるために，施設の管理栄養士と病院等の管理栄養士が連携して栄養ケア計画を作成した場合に対象となる。 ●入所者１人につき１回を限度として所定単位数を加算する。 ●栄養ケア・マネジメント加算を算定していない場合は算定できない。
②栄養マネジメント ・栄養ケア・マネジメントの未実施（14単位/日減算） ・栄養マネジメント強化加算（11単位/日）	●３年の経過措置期間を設ける。 ●管理栄養士を常勤換算方式で入所者の数を50（施設に常勤栄養士を１人以上配置し，給食管理を行っている場合は70）で除して得た数以上配置すること。 ●低栄養状態のリスクが高い入所者に対し，①医師，管理栄養士，看護師等が共同して作成した栄養ケア計画に従い，食事の観察（ミールラウンド）を週３回以上行い，入所者ごとの栄養状態，嗜好等を踏まえた食事の調整等を実施すること。②入所者が，退所する場合において，管理栄養士が退所後の食事に関する相談支援を行うこと。 ●低栄養状態のリスクが低い入所者にも，食事の際に変化を把握し，問題がある場合は，早期に対応すること。 ●入所者ごとの栄養状態等の情報を厚生労働省に提出し，継続的な栄養管理の実施に当たって，当該情報その他継続的な栄養管理の適切かつ有効な実施のために必要な情報を活用していること。(LIFE＊1へのデータ提出とフィードバックの活用) ●褥瘡マネジメント加算の併算定を可能とする。
③低栄養リスク改善加算（300単位/月）	●３年の経過措置期間を設けて廃止。
④経口移行加算（28単位/日）	●医師の指示に基づき，医師，歯科医師，管理栄養士，看護師，介護支援専門員その他の職種が共同して，現に経管により食事を摂取している入所者ごとに，経口による食事の摂取を進めるための経口移行計画を作成する。 ●経口移行計画に基づき，医師の指示を受けた管理栄養士または栄養士による栄養管理および言語聴覚士または看護職員による支援を行う。 ●経口移行計画が作成された日から180日以内に限り，１日につき所定単位数を加算する。 ●栄養マネジメント加算を算定していない場合は算定できない。 ●180日を超えても，経口による食事の摂取が一部可能であり，医師が経口移行のための栄養管理および支援の必要性を認めた場合には引き続き算定できる。
⑤経口維持加算〔経口維持加算（Ⅰ）400単位/月，（Ⅱ）100単位/月〕	●（Ⅰ）は，現に経口により食事を摂取する者であって，摂食機能障害を有し，誤嚥が認められる入所者に対して，医師または歯科医師の指示に基づき，医師，歯科医師，管理栄養士，看護師，介護支援専門員その他の職種が共同して，入所者の栄養管理をするための食事の観察および会議等を行い，入所者ごとに，経口による継続的な食事の摂取を進めるための経口維持計画を作成する。 ●（Ⅰ）は，経口維持計画に基づき，医師または歯科医師（管理栄養士等が医師の指導を受けている場合に限る）の指示を受けた管理栄養士または栄養士が栄養管理を行う。 ●（Ⅰ）は，経口移行加算を算定している場合，または栄養マネジメント加算を算定していない場合は算定できない。 ●（Ⅱ）は，協力歯科医療機関を定めている指定介護老人福祉施設が，経口維持加算（Ⅰ）を算定している場合であって，入所者の経口による継続的な食事の摂取を支援するための食事の観察および会議等に，医師（指定介護老人福祉施設の人員，設備及び運営に関する基準第２条第１項第１号に規定する医師を除く），歯科医師，歯科衛生士または言語聴覚士が加わった場合は，１月につき所定単位数を加算する。 （令和３年厚生労働省令第９号において算定期限を撤廃）
⑥療養食加算（６単位/回）	●疾病治療の直接手段として医師の発行する食事箋に基づいて，食事の提供が管理栄養士または栄養士によって管理され，入所者の年齢，心身の状況によって適切な栄養量および内容の食事の提供が行われたときは，１日３回を限度として所定単位数を加算する。 〈療養食〉 　糖尿病食，腎臓病食，肝臓病食，胃潰瘍食（流動食は除く），貧血食，膵臓病食，脂質異常症食，痛風食，特別な場合の検査食（潜血食など）。（経口，経管の別を問わない） 　減塩食を心臓疾患等に対して行う場合は，腎臓病食に準じて取り扱う（総量6.0g未満の減塩食）。高血圧症に対して行う場合は，加算対象にならない。高度肥満症（肥満度が＋70％以上またはBMIが35以上）に対しての食事療法は，脂質異常症食に準じて取り扱う。

注）介護福祉施設サービスによる場合。厚生労働大臣が定める基準に適合する指定介護老人福祉施設に限る。

＊1 LIFE：Long-term care Information system For Evidence。科学的介護情報システム。令和３年４月１日より，通所・訪問リハビリテーションデータ収集システム（VISIT）と高齢者の状態やケアの内容等データ収集システム（CHASE＊2）の一体的な運用を開始し，LIFEに名称変更された。

＊2 CHASE：Care Health Status Events。令和２年５月より厚生労働省が運用している，介護サービス・ケア内容や高齢者の状態などの情報データ収集システム。

資料）指定施設サービス等に要する費用の額の算定に関する基準，厚生省告示第21号（平成12年２月10日，最終改正：令和３年１月18日厚生労働省令第９号）

表1-15 居宅サービス（居宅，通所施設，短期入所施設）における栄養管理の評価（一例）

①栄養改善加算 （介護給付： 150単位/回[*1]， 予防給付： 150単位/月[*2]）	●低栄養状態にある利用者またはそのおそれのある利用者に対して，低栄養状態の改善等を目的として，個別に実施される栄養食事相談等の栄養管理であって，利用者の心身の状態の維持または向上に資すると認められるもの（栄養改善サービス）を行った場合，所定単位数を加算する。 ●事業所の従事者として，または外部との連携により管理栄養士を1名以上配置する。 ●利用者の栄養状態を利用開始時に把握し，管理栄養士，看護職員，介護職員，生活相談員その他の職種が共同して，利用者ごとの摂食・嚥下機能および食形態にも配慮した栄養ケア計画を作成する。 ●利用者ごとの栄養ケア計画に基づき，管理栄養士等が栄養改善サービスを行っているとともに，利用者の栄養状態を定期的に記録する。 ●利用者ごとの栄養ケア計画の進捗状況を定期的に評価する。
②療養食加算[*3] （8単位/回）	●疾病治療の直接手段として医師の発行する食事箋に基づいて，食事の提供が管理栄養士または栄養士によって管理され，利用者の年齢，心身の状況によって適切な栄養量および内容の食事の提供が行われたときは，1日につき3回を限度として所定単位数を加算する。 〈療養食〉 糖尿病食，腎臓病食，肝臓病食，胃潰瘍食（流動食は除く），貧血食，膵臓病食，脂質異常症食，痛風食，特別な場合の検査食（潜血食など）。（経口，経管の別を問わない） 減塩食を心臓疾患等に対して行う場合は，腎臓病食に準じて取り扱う（総量6.0g未満の減塩食）。高血圧症に対して行う場合は，加算対象にならない。高度肥満症（肥満度が+70%以上またはBMIが35以上）に対しての食事療法は，脂質異常症食に準じて取り扱う。
③口腔・栄養スクリーニング加算 Ⅰ 20単位/回 Ⅱ 5単位/回	●Ⅰは介護サービス事業者の従事者が利用開始時および利用中6月ごとに利用者の口腔の健康状態および栄養状態を確認し，担当の介護支援専門員に情報を提供していること。 ●Ⅱは利用者が栄養改善加算や口腔機能向上加算を算定している場合，口腔の健康状態と栄養状態のいずれかの確認を行い，担当の介護支援専門員に情報を提供していること（栄養アセスメント加算，栄養改善加算または口腔機能向上加算を算定しており，（Ⅰ）を算定できない場合）。
④栄養アセスメント加算 （50単位/月）	●口腔・栄養スクリーニング加算Ⅰおよび栄養改善加算との併算定は不可。 ●事業所の職員または外部※との連携により管理栄養士を1名以上配置していること。 ●利用者ごとに，管理栄養士，看護職員，介護職員，生活相談員その他の職種の者が共同して栄養アセスメントを実施し，利用者またはその家族に対してその結果を説明し，相談等に必要に応じて対応すること。 ●利用者ごとの栄養状態等の情報を厚生労働省に提出し，栄養管理の実施に当たって，情報その他栄養管理の適切かつ有効な実施のために必要な情報を活用していること（CHASEへのデータ提出とフィードバックの活用）。
⑤栄養改善加算 （200単位/月）	●栄養改善サービスの提供に当たり，必要に応じて居宅を訪問することを求める（1か月に2回算定可）。
⑥栄養管理体制加算 （30単位/月）	●認知症グループホームにおいて栄養改善の取り組みを進める観点から，管理栄養士（外部※との連携を含む）が介護職員等へ利用者の栄養・食生活に関する助言や指導を行う体制づくりを進めることを評価する。

※他の介護事業所，医療機関，介護保険施設，日本栄養士会や都道府県栄養士会が設置・運営する「栄養ケア・ステーション」。ただし，介護保険施設については，常勤で1以上または栄養ケア・マネジメント強化加算の算定要件を超えて管理栄養士を配置している施設に限る。

注） [*1] 3か月以内の期間に限り，1月に2回を限度として算定する。
[*2] 指定介護予防通所リハビリテーション，指定介護予防認知症対応型通所介護など，一部で135単位/月。
[*3] 短期入所のみ

資料） 指定居宅サービスに要する費用の額の算定に関する基準，厚生省告示第19号（平成12年2月10日，最終改正：令和3年3月15日厚労告第73号），指定地域密着型サービスに要する費用の額の算定に関する基準，厚生労働省告示第126号（平成18年3月14日，最終改正：令和3年3月31日老老発第0331018号），指定介護予防サービスに要する費用の額の算定に関する基準，厚生労働省告示第127号（平成18年3月14日，最終改正：令和3年3月17日老老発第0317001号），指定地域密着型介護予防サービスに要する費用の額の算定に関する基準，厚生労働省告示第128号（平成18年3月14日，最終改正：令和3年3月31日老老発第0331018号），厚生労働大臣が定める外部サービス利用型特定施設入居者生活介護費及び外部サービス利用型介護予防特定施設入居者生活介護費に係るサービスの種類及び当該サービスの単位数並びに限度単位数，厚生労働省告示第165号（平成18年3月28日，最終改正：平成31年3月28日厚労告101），指定居宅サービスに要する費用の額の算定に関する基準，厚生省告示第19号（平成12年2月10日，最終改正：令和3年3月15日厚労告73），指定居宅サービスに要する費用の額の算定に関する基準等（短期入所サービス及び特定施設入居者生活介護に係る部分）及び指定施設サービス等に要する費用の額の算定に関する基準の制定に伴う実施上の留意事項について（平成12年3月8日老企第40号，最終改正：令和3年3月15日厚生労働省告示第73号）

②栄養アセスメント：管理栄養士は，栄養スクリーニングを踏まえ，年齢，性別，身長，体重や入居者の日常的な食事の摂取量，誤嚥の有無など栄養状態の把握に必要な情報や身体の状況について，家族構成や入居までの生活環境・背景などをもとに，入所者ごとに解決すべき課題を把握する。

③栄養ケア計画の作成：管理栄養士は栄養アセスメントに基づいて，栄養補給〔補給方法（経口・経管），エネルギー・たんぱく質・水分の補給量，療養食の適用，誤嚥防止のための食事の形態など〕，経管栄養の場合，経口摂取を進めるための食事計画や栄養食事相談等について，栄養ケア計画書を作成する。

④入所者，家族への説明：介護支援専門員は，施設サービス計画と併せて栄養ケア計画を説明し，同意を得る。

⑤栄養ケア・食事提供管理の実施：栄養ケア計画に基づいて個別対応の食事提供，栄養食事相談を実施する。栄養ケアを実施し，食事摂取状況，身体の状況など，経過を記録する。

⑥実施上の問題点の把握

⑦モニタリングの実施：定期的に，長期目標の達成度，体重等の栄養状態の改善状況，栄養補給量等をモニタリングし，総合的な評価判定を行う。

⑧再栄養スクリーニングの実施（３か月ごと）

⑨栄養ケア計画の変更および退所時の説明等

◀37-162
35-156
34-156

C 児童福祉施設

児童福祉施設は，「児童福祉法」（昭和22年法律第164号）に定める社会福祉施設の総称で，その対象者は18歳未満の者である。**表１-16**に，児童福祉法に規定されている児童福祉施設のうち，給食を行っている施設を示す。

1 給食の位置付け

●**給食の目的**　「児童福祉施設における食事の提供ガイド」（平成22年，厚生労働省）によると，「栄養管理は，子どもの健やかな発育・発達，健康状態・栄養状態の維持・向上及びQOLの向上を目的として，食事提供と栄養教育の手法を用いて子ども及び保護者を支援していくことである」とされている。

●**給食の特徴**

①対象者が18歳未満であるため，心身の健やかな成長を考慮する。

②通所，入所により，提供する食事回数が異なる。

③児童の心身の状況，生活状況が，施設により著しく異なる。

2 管理栄養士・栄養士の配置規定

●**管理栄養士の配置**　「健康増進法施行規則」第７条で定められる特定給食施設二号施設（p. 5，**表１-３**）の規定による。

●**栄養士の配置**　「児童福祉施設最低基準」の規定による（**表１-16**）。

表1-16 給食を行う主な児童福祉施設

施設		施設の目的	栄養士配置規定
第１種助産施設（病院） 第２種助産施設（助産所）		保健上必要があるにもかかわらず，経済的理由により入院助産を受けることができない妊産婦を入所させ，助産を受けさせる。	医療法の配置に準じる（病床数100以上で１名以上必置）
乳児院		乳児（保健上，安定した生活環境の確保その他の理由により特に必要のある場合には，幼児を含む）を入院させて，これを養育する。あわせて退院した者について相談その他の援助を行う。	必置（10名未満の施設を除く）
母子生活支援施設		配偶者のない女子（またはこれに準ずる女子）および児童を入所させ，保護するとともに自立の促進のためにその生活を支援する。あわせて退所した者について相談その他の援助を行う。	規定なし
児童養護施設		保護者のない児童（乳児を除く。ただし，安定した生活環境の確保その他の理由により特に必要のある場合には，乳児を含む），虐待されている児童，その他環境上養護を要する児童を入所させて養護する。あわせて退所した者に対して相談その他の自立のための援助を行う。	必置（入所40名以下の施設では置かないことができる）
児童自立支援施設		不良行為をなし，またはそのおそれのある児童および家庭環境その他の環境上の理由により生活指導等を要する児童を入所させ，または保護者のもとから通わせて，個々の児童の状況に応じて必要な指導を行い，その自立を支援する。あわせて退所した者について相談その他の援助を行う。	必置（入所40名以下の施設では置かないことができる）
障害児入所支援	福祉型障害児入所施設＊1	障害児（知的障害，自閉症，盲ろうあ，肢体不自由など）を入所させて，保護，日常生活の指導および独立自活に必要な知識技能の付与を行う。	必置（入所40名以下の施設では置かないことができる）
	医療型障害児入所施設＊2	障害児（自閉症，肢体不自由，重症心身障害など）を入所させて，保護，日常生活の指導，独立自活に必要な知識技能の付与および治療を行う。	医療法の配置に準じる（病床数100以上で１名以上必置）
障害児通所支援	福祉型児童発達支援センター＊3	障害児を日々保護者のもとから通わせて，日常生活における基本的動作の指導，独立自活に必要な知識技能の付与または集団生活への適応のための訓練を提供する。	必置（児童40名以下を通わせる施設では置かないことができる）
	医療型児童発達支援センター＊4	障害児を日々保護者のもとから通わせて，日常生活における基本的動作の指導，独立自活に必要な知識技能の付与または集団生活への適応のための訓練および治療を提供する。	医療法の配置に準じる（病床数100以上で１名以上必置）
児童心理治療施設		軽度の情緒障害を有する児童を短期間入所させ，または保護者のもとから通わせて情緒障害を治す。あわせて退所した者について相談その他の援助を行う。	必置
保育所		保育を必要とする乳児・幼児を日々保護者のもとから通わせて保育を行う。	規定なし
学校かつ児童福祉施設 幼保連携型認定こども園＊5		義務教育およびその後の教育基礎を培うものとして満３歳以上の幼児に対する教育・保育を必要とする乳児・幼児への保育を一体的に行い，これらの健やかな成長が図られるよう適当な環境を考え，心身の発達を助長する。	規定なし

注）平成24年の児童福祉法改正により，施設の区分が障害種別から，さまざまな障害に対応するものに一元化された。
＊1：改正前は，知的障害児施設，第２種自閉症児施設，盲ろうあ児施設，肢体不自由児療護施設。
＊2：改正前は，第１種自閉症児施設，肢体不自由児施設，重症心身障害児施設。
＊3：改正前は，知的障害児通園施設，難聴幼児通園施設。
＊4：改正前は，肢体不自由児通園施設，重症心身障害児通園施設。
＊5：認定こども園法に基づく単一認可。

資料）児童福祉法（昭和22年法律第164号，最終改正：令和２年６月10日法律第41号），児童福祉施設の設備及び運営に関する基準（児童福祉施設最低基準）（昭和23年12月29日厚生省令第63号，最終改正：令和元年７月31日号外厚生労働省令第32号），就学前の子どもに関する教育，保育等の総合的な提供の推進に関する法律（認定こども園法；平成18年６月15日法律第77号，最終改正：平成30年６月27日法律第66号）

3 管理栄養士の役割

・多職種協働による栄養ケア・マネジメントを実施する。

・食育の推進を行う。

4 給食の費用

児童福祉施設の給食の運営費は，国や地方自治体がその費用を負担している。利用者が給食費（食材料費分）を負担する場合もある。

5 栄養・食事管理

●**食事の提供**　児童福祉施設における食事の提供に関する支援においては，「児童福祉施設における食事の提供ガイド」を参考にする。食事の提供については，「児童福祉施設における食事の提供に関する援助及び指導について」（平成27年雇児発0331第1号・障発0331第16号）が通知されている。

①入所施設における給与栄養量：「日本人の食事摂取基準」を参考にする。「児童福祉施設における食事の提供ガイド」に活用方法が示されている（**表1-17**）。なお，通所施設において昼食など1日のうち特定の食事を提供する場合には，対象となる子どもの生活状況や，1日全体の食事に占める特定の食事から摂取されることが適当とされる給与栄養量の割合を勘案する。

②食事計画：施設や子どもの特性に応じた適切な活用を図る。特別な配慮を含めた一人ひとりの子どもの心身の状態に応じた対応が重要であるため，身体状況や生活状況等が個人によって著しく異なる場合には，個々人の発育・発達状況，栄養状態，生活状況，嗜好等に基づき給与栄養量の目標を設定し，食事計画を立てる。また，体調不良時や，食物アレルギー，障害のある子どもについては，適宜，医師等の指導・指示に基づき食事を提供する。

③食事計画の実施：子どもの発育・発達状況，栄養状態，生活状況等について把握・評価を行うとともに，計画通りに調理および提供が行われたか評価を行い，これらの評価に基づき，食事計画の改善を図る。

④日々提供される食事：食事内容や食事環境に十分配慮するとともに，子どもや保護者等に対する献立の提示等，食に関する情報提供や，食事づくり等の食に関する体験の機会の提供等，「食育」の実践に努める。

⑤食事の提供にかかわる業務：衛生的かつ安全に行われるよう，食中毒や感染症の発生防止に努める。

●**児童福祉施設最低基準**（昭和23年厚生省令第63号）　食事について，次のように示されている。

①献立はできる限り変化に富み，入所者の健全な発育に必要な栄養量を含有するものでなければならない。

②食品の種類および調理方法については，栄養ならびに入所者の身体状況，および嗜好を考慮したものでなければならない。

③調理は，あらかじめ作成された献立に従って行わなければならない。

④助産施設を除く児童福祉施設での食事の提供は，その施設内で調理しなけれ

表1-17　児童福祉施設における「食事摂取基準」を活用した食事計画

基本的考え方	①必要栄養素：子どもの健康状態および栄養状態に応じて考慮する。子どもの健康状態および栄養状態に特に問題がないと判断される場合でも，基本的にエネルギー，たんぱく質，脂質，ビタミンA・B_1・B_2・C，カルシウム，鉄，ナトリウム（食塩），カリウムおよび食物繊維について考慮するのが望ましい。 ②食事計画を目的とした「食事摂取基準」の活用：集団特性を把握し，それに見合った食事計画を決定した上で，献立の作成・品質管理した食事提供を行い，一定期間ごとに摂取量調査や対象者特性の再調査を行い，得られた情報等を活かして食事計画の見直しに努める。その際，管理栄養士等による適切な活用を図る。
留意点	①エネルギー・栄養素量（給与栄養量）の目標設定：子どもの性，年齢，発育・発達状況，栄養状態，生活状況等を把握・評価し，設定するように努める。この目標は，子どもの発育・発達状況，栄養状態等の状況を踏まえ，定期的に見直すように努める。 ②エネルギー摂取量の計画：参考として示される推定エネルギー必要量を用いても差し支えないが，健全な発育・発達を促すには必要なエネルギー量を摂取することが基本となるため，定期的に身長・体重を計測し，成長曲線に照らし合わせるなど，個々人の成長の程度を観察し，評価する。 ③エネルギー産生栄養素バランス：三大栄養素が適正な割合によって構成されることが求められるため，たんぱく質13～20%，脂質20～30%，炭水化物50～65%を目安とする。 ④特定の食事提供：例えば昼食を提供する場合，対象となる子どもの生活状況や栄養摂取状況を把握，評価した上で，１日全体の食事に占める特定の食事から摂取することが適当とされる給与栄養量の割合を勘案し，その目標を設定するよう努める。 ⑤献立作成：給与栄養量が確保できるよう作成する。季節感や地域性等を考慮し，品質が良く，幅広い種類の食品を取り入れるように努める。また，子どもの咀嚼や嚥下機能，食具使用の発達状況等を観察し，その発達を促せるよう，多様な食品や料理の組み合わせにも配慮する。特に小規模グループケアやグループホーム化を実施している児童養護施設や乳児院においては留意する。
食事計画実施上の配慮	①食事計画の改善：子どもの健全な発育・発達を促し，身体活動等を含めた生活状況や栄養状態，摂取量，残食量等の把握により，給与栄養量の目標の達成度を評価し，その後の改善に努める。 ②情報共有：献立作成，調理，盛り付け・配膳，喫食等各場面を通して関係する職員が多岐にわたるため，定期的に施設長を含む関係職員による情報共有を図り，食事の計画・評価を行う。 ③食育の実践：日々提供される食事が子どもの心身の健全育成にとって重要であることに鑑み，施設や子どもの特性に応じて，将来を見据えた食を通じた自立支援にもつなげるよう努める。 ④安全・衛生：食事の提供に係る業務が衛生的かつ安全に行われるよう，関係する職員の健康診断・定期検便，食品の衛生的取扱い並びに消毒等保健衛生に万全を期し，食中毒や感染症の発生防止に努める。

資料）厚生労働省：児童福祉施設における「食事摂取基準」を活用した食事計画について，子母発0331第１号（令和２年３月）
注）詳細な乳児・小児の食事摂取基準の数値については，厚生労働省：日本人の食事摂取基準（2020年版），厚生労働省「日本人の食事摂取基準」策定検討会報告書，p.397-404，2020を参照。

ばならない。ほかの社会福祉施設と調理室の共用化が認められている。

6 主な児童福祉施設

●保育所（通所）　保育所は，児童福祉法第39条において規定されており，その目的は，保護者の委託を受けて，保護者の労働や疾病等の事由から保育に欠ける乳児・幼児（０～６歳）を保育することである。「保育所における食育に関する指針」（平成16年）には，乳幼児期から正しい食事のとり方や望ましい食習慣の定着および食を通じた人間性の形成・家族関係づくりによる心身の健全育成を図るため，発達段階に応じた食に関する取り組みを進めることが必要である，と記されている。これに伴い，「**保育所における食事の提供ガイドライン**」が策定された（平成24年３月）。

①給食の特徴：

- 昼食とおやつが提供される。
- 献立は主に，調乳，離乳食，１～２歳児食，３～５歳児食に分けて作成する。
- 調乳，離乳食，乳児食，幼児食，食物アレルギー・アトピーや病気回復期など，児童の発育段階や健康状態に応じた配慮が必要である。近年，食物アレルギーの配慮を要する児童が増えている。

②給食の費用：地方自治体，そのほかは国と地方自治体の補助金，保護者の負担による。保護者の負担額は，所得により異なる。

③栄養・食事管理：

・１～２歳児食，３～５歳児食に分けて，給与栄養目標量を設定する。

・昼食は１日全体のおおむね１/３，おやつは１日全体の10~20%程度の量を目安とするが，地域や施設の特性を考慮して対応する。

・０歳児は，個人差が大きいので個別対応を基本とする。

・授乳・離乳食は，「**授乳・離乳の支援ガイド**」（平成19年，平成31年改訂）を参考とする。

④調理業務の委託：「保育所における調理業務の委託について」（平成10年児発第86号）により，給食の安全・衛生や栄養素の質の確保が図られていることを前提に，施設内の調理室を使用しての調理業務の委託ができるようになっている。

また，「保育所における食事の提供について」（平成22年雇児発0601第４号）の中で，「児童福祉施設最低基準等の一部を改正する省令」（平成22年厚生労働省令第75号）により，外部搬入については，満３歳以上の児童に対する食事の提供に限り，公立・私立を問わず全国展開することとし，満３歳に満たない児童に対する食事の提供については，引き続き，特区の認定を申請し，その認定を受けた場合に限り，外部搬入を認めることが示された。

●**児童養護施設（入所）**　児童養護施設は，児童福祉法第41条において規定されており，その目的は，１~18歳の保護者のいない児童，虐待されている児童，その他環境上養護を要する児童を入所させて養護することである。

・給食の目的：必要な栄養の供給だけでなく，入所前の栄養摂取状況を把握して，栄養不足や偏食を改善し，望ましい食習慣を確立する。

●**乳児院**　乳児院は，児童福祉法第37条において規定されており，目的は，家庭での養育が困難あるいは不適当な乳児（理由により幼児も）を入院させて養育することである。

①給食の目的：健全な発育に必要な栄養量の食事を提供し，家庭に代わって養育する。

②給食の特徴：

・乳児が対象であるため，特に衛生管理に留意する。

・子どもの発育・発達状況などを把握して，食事計画を作成する。身体的な発育とともに，情緒的，精神的にも良好な発達に資するように配慮する。

・授乳と離乳食が中心となる。「授乳・離乳の支援ガイド」を参考とする。

d 障害者福祉施設

障害者福祉施設とは，「身体」，「知的」，「精神」，「難病等」の障害を対象にした福祉施設を指す。

●**関連法規**　「障害者総合支援法（障害者の日常生活及び社会生活を総合的に支援するための法律）」（平成17年法律第123号）。平成24（2012）年６月27日改正により障害の範囲に難病等が加えられ，「障害者自立支援法」から改名された。

●**障害者総合支援法によるサービス**　サービスは，障害福祉サービス（介護給付，訓練等給付），地域生活支援事業に大別されている。介護給付によるものは居宅介護，療養介護，生活介護，短期入所（ショートステイ）など，訓練等給付によるものは自立訓練，就労移行支援，就労継続支援，共同生活援助（グループホーム）である。

●**管理栄養士の役割**

・多職種共同による栄養ケア・マネジメントを実施する。

・食育の推進を行う。

●**障害福祉サービス等報酬（栄養関連）**　１単位10円

❶**生活介護，短期入所，自立訓練，就労移行支援，就労継続支援**

食事提供体制加算：食事提供のための体制を整えていることに対する評価で，サービス利用者の食費負担が原材料費相当のみとなるように設けられている。

❷**施設入所支援（福祉型障害児入所）**

栄養士配置加算（Ⅰ）＊：常勤の管理栄養士または栄養士を１名以上配置

栄養士配置加算（Ⅱ）＊：管理栄養士または栄養士を１名以上配置

＊は短期入所でも設けられている。

利用者の日常生活状況，嗜好などを把握し，安全で衛生に留意し，適切な食事管理を行っていることに対する評価。

施設の定員数により加算単位が異なる。

栄養マネジメント加算　（１日につき12単位を加算）

障害児および障害者が自立して快適な日常生活を営み，尊厳ある自己実現を目指すために，障害者一人ひとりの栄養健康状態の維持や食生活の質の向上を図ることを目的とし，個別の障害（児）者の栄養健康状態に着目した栄養ケア・マネジメントの実施を栄養マネジメント加算として評価する。

算定要件は次のとおりである。

・常勤の管理栄養士１名以上の配置。

・入所者の栄養状態を施設入所時に把握し，医師，看護師その他の職種の者が共同して，入所者ごとの摂食・嚥下機能および食形態にも配慮した栄養ケア計画を作成していること。

・入所者ごとの栄養ケア計画に従い栄養管理を行っているとともに，入所者の栄養状態を定期的に記録していること。
・入所者ごとの栄養ケア計画の進捗状況を定期的に評価し，必要に応じて当該計画を見直していること。

経口移行加算　（1日につき28単位を加算）

・管理栄養士または栄養士が，医師の指示に基づき，医師，看護師その他の職種の者と共同して，現に経管により食事を摂取している入所者ごとに経口移行計画を作成し，計画に従った栄養管理および支援を行った場合に，計画作成の日から180日以内に限り，1日につき所定単位数を加算する。栄養マネジメント加算を算定していない場合は加算できない。
・計画が作成された日から起算して180日を超えた場合であっても，経口による食事の摂取が一部可能な者であり，医師の指示に基づき，継続して経口による食事の摂取を進めるための栄養管理および支援が必要とされる者に対しては，引き続き算定できる。

経口維持加算（Ⅰ）（1月につき400単位を加算）

・経口で食事を摂取していて，摂食機能障害があり，誤嚥が認められる入所者に対し，医師または歯科医師の指示に基づき医師，歯科医師，管理栄養士，看護師その他の職種が共同して栄養管理をするための食事観察および会議などを行い，入所者ごとに経口維持計画を作成している場合。ただし，栄養マネジメント加算を算定していない場合は加算できない。

経口維持加算（Ⅱ）（1月につき100単位を加算）

・協力歯科医療機関を定めていて上記（Ⅰ）を算定している場合，入所者の経口による継続的な食事摂取を支援するための食事観察および会議などに医師，歯科医師，歯科衛生士または言語聴覚士が加わった場合。
・経口維持計画に基づき管理栄養士または栄養士が行う栄養管理および支援が，計画作成日の属する月から6月を超えた期間に行われた場合でも，摂食機能障害を有し誤嚥が認められる者で医師または歯科医師の指示に基づき継続して誤嚥防止のための食事摂取を進めるための特別な管理が必要とされるものには引き続き加算できる。
・計画が作成された日から起算して180日を超えた場合であっても，摂食機能障害があり，誤嚥が認められる入所者で，医師または歯科医師の指示に基づき，継続して誤嚥防止のための食事の摂取を進めるための特別な管理が必要とされる場合には，引き続き算定できる。
・経口移行加算を算定している場合は，算定しない。また，経口維持加算（Ⅰ）を算定している場合は，経口維持加算（Ⅱ）は，算定できない。

療養食加算（1日につき23単位を加算）

・管理栄養士または栄養士が配置されていること。
・疾病治療の直接手段として，医師の発行する食事箋に基づき提供された適切な栄養量および内容を有する糖尿病食，腎臓病食，胃潰瘍食，脂質異常症食，痛風および特別な場合の検査食とする。

参考）厚生労働省：平成30年度障害福祉サービス等報酬改定の概要，障害者の日常生活及び社会生活を総合的に支援するための法律に基づく指定障害福祉サービス等及び基準該当障害福祉サービスに要する費用の額の算定に関する基準（平成18年９月29日厚生労働省告示第523号，最終改正：令和３年３月23日厚生労働省告示第87号）

e 学校

36-155
35-153
34-156
33-170

1 給食の位置付け

●**学校給食の目的**　「学校給食法」（昭和29年法律第160号）第１条に，「学校給食が児童及び生徒の心身の健全な発達に資するものであり，かつ，児童及び生徒の食に関する正しい理解と適切な判断力を養う上で重要な役割を果たすものであることにかんがみ，学校給食及び学校給食を活用した食に関する指導の実施に関し必要な事項を定め，もって学校給食の普及充実及び学校における食育の推進を図ることを目的とする。」と規定されている。

●**学校給食の目標**　「学校給食法」第２条に次のように定められている。

①適切な栄養の摂取による健康の保持増進を図ること。

②日常生活における食事について正しい理解を深め，健全な食生活を営むことができる判断力を培い，および望ましい食習慣を養うこと。

③学校生活を豊かにし，明るい社交性および協同の精神を養うこと。

④食生活が自然の恩恵の上に成り立つものであることについての理解を深め，生命および自然を尊重する精神ならびに環境の保全に寄与する態度を養うこと。

⑤食生活が食にかかわる人々のさまざまな活動に支えられていることについての理解を深め，勤労を重んずる態度を養うこと。

⑥わが国や各地域の優れた伝統的な食文化についての理解を深めること。

⑦食料の生産，流通および消費について，正しい理解に導くこと。

●**学校給食の意義**　上記を踏まえると，学校給食には次のような意義がある。

①成長期にある児童・生徒の健康の保持増進と，体位の向上および望ましい食習慣の形成を図る。

②児童・生徒同士，教職員と児童・生徒の触れ合いの場をつくる。

③児童・生徒に集団生活を体得させ，協同，協調の精神を身につけさせる。

●**学校給食の特徴**

①給食の種類には，完全給食（主食・牛乳・おかず），補食給食（牛乳・おかず），ミルク給食（牛乳のみ）がある。

②各自治体の教育委員会において，上記の学校給食の目標の達成のために，地域の実情に合わせて給食指導のねらいを定めている。各学校では，このねらいと学校の教育目標に合わせて各学校の給食の指導目標を定めているが，すべての教職員がこれらを理解している必要がある。

2　管理栄養士・栄養士の配置規定

学校給食においては，管理栄養士の配置義務は規定されていない。学校給食の運営に当たる学校給食栄養管理者の配置数が，「公立義務教育諸学校の学級編制及び教職員定数の標準に関する法律」（昭和33年法律第116号）に示されている。

●学校給食栄養管理者　「学校給食法」第７条で，義務教育諸学校または共同調理場において学校給食の栄養に関する専門的事項をつかさどる職員とされている。「教育職員免許法」（昭和24年法律第147号）に規定する栄養教諭（下記参照）の免許状を有する者，または「栄養士法」の規定による栄養士の免許を有する者で，学校給食の実施に必要な知識もしくは経験が必要とされる。「学校栄養職員」と「栄養教諭」がある。

・学校栄養職員：献立作成や調理従業員への指示など，学校給食の管理を行う。

・栄養教諭：児童の栄養の指導（食に関する指導）と管理（学校給食管理）をつかさどる。児童に対して食に関する授業を行うことができる。

3　管理栄養士の役割

学校給食に関する栄養管理や衛生管理・食育・個別指導（肥満，偏食，食物アレルギー）を，学級担任をはじめとする教職員や保護者，地域との連携をはかり，その専門性を生かして指導・助言を行う。

栄養教諭の職務については，学校給食法などで規定されている。学校給食法第10条第１項では，「栄養教諭は，児童又は生徒が健全な食生活を自ら営むことができる知識及び態度を養うため学校給食において摂取する食品と健康の保持増進との関連性についての指導，食に関して特別の配慮を必要とする児童又は生徒に対する個別的な指導その他の学校給食を活用した食に関する実践的な指導を行うものとする」とある。

●食に関する指導

①児童生徒への個別的な相談指導：偏食，痩せ，肥満，食物アレルギー，スポーツ部活動時の栄養摂取など，栄養教諭が児童生徒の個別の事情に応じた相談指導を行い，保護者に対する助言や家庭への支援や働きかけなどを行う。相談指導においては，学級担任や養護教諭，学校医や学校歯科医，他の栄養の専門家などと適切に連携を図りながら対応していくことが重要である。特に食物アレルギーや摂食障害など医学的な対応を要するものについては，主治医や専門医とも密接に連携を取りながら適切に対応することが求められる。

②児童生徒への教科・特別活動等における教育指導

③食に関する教育指導の連携・調整：給食の時間や学級活動，教科指導等の時間において食の指導を，学級担任等と連携しながら行う。

●学校給食の管理　これまで学校栄養職員が行ってきた職務で，専門性が必要とされる。栄養教諭にとっても，主要な職務となっている。

①学校給食に関する基本計画の策定への参画
②学校給食における栄養量および食品構成に配慮した献立の作成
③学校給食の調理，配食および施設設備の使用方法等に関する指導・助言
④調理従事員の衛生，施設設備の衛生および食品衛生の適正を期すための日常の点検および指導
⑤学校給食の安全と食事内容の向上を期すための検食の実施および検査用保存食の管理
⑥学校給食用物資の選定，購入および保管への参画

●**食に関する指導と学校給食の管理の一体的な展開**　学校給食の管理と，それを活用した食に関する指導を同時にその主要な職務として担うことにより，両者を一体のものとして展開することが可能である。食に関する指導によって得られた情報を給食管理にフィードバックさせていく。

4 給食の費用

「学校給食法」第11条に，以下の通りに規定されている。

・**施設設備・人件費（労務費）**：地方自治体および学校の設置者が負担する。
・**水光熱費**：地方自治体が多くの場合負担しているが，一部保護者負担の場合もある。
・**食材料費**：学校給食費として保護者が負担する。一部は国・地方自治体の補助金による。

●**給食の運営**　学校給食は，市町村などの責任によって行われる。実施は，教育委員会の管理のもと，**単独調理場方式**は学校長が，**共同調理場方式**（センター給食）では所長が責任者として運営・管理する。学校の規模，職員構成，施設設備などに則して運営組織が定められているが，運営を円滑に進めるためには，学校長は栄養教諭，学校栄養職員の位置付けや任務を明確にし，全教職員が給食の運営組織を十分に理解する必要がある。

①運営の方式：
・単独調理場方式：各学校に給食室があり，自校の児童・生徒に給食を行う，クックサーブシステムによる方法。**自校給食方式**ともいう。
・共同調理場方式：複数校の給食を1か所の給食室でつくり，各校に配送する，**カミサリーシステム**（p. 147参照）による方法。**学校給食センター方式**ともいう。
・両方を組み合わせた方式：共同調理場を**セントラルキッチン**として機能させ，各学校の調理場を**サテライトキッチン**として機能させている。

②運営の合理化：地域の実情等に応じて，パートタイム職員の活用や共同調理場方式の採用，民間への委託等により，運営の合理化を推進するよう，昭和60（1985）年，文部省の通知で示された。民間委託における留意事項を**表1-18**に示す。献立作成の委託は認められていない。

③衛生管理：平成21（2009）年に施行された改正学校給食法では，「学校給

表1-18 学校給食業務における民間委託に関する留意事項

献立作成	給食施設の設置者が直接責任をもって実施し，委託の対象としない。食に関する指導の全体計画を踏まえて作成する。
管　理	物資の購入，調理業務における衛生，安全の確保については，設置者の意向を反映できるような体制とする。
契約書	必要に応じ受託者に資料の提出を求めたり立ち入り検査をするなど，運営改善のための措置がとれるように明記する。
受託者の選定	学校給食の趣旨を理解し，円滑な実施に協力する者であることを確認する。

資料）学校給食業務の運営の合理化について，文体給第57号（昭和60年１月21日）

食衛生管理基準」（p. 201～204，**参考資料**参照）が位置付けられている。この基準に基づき，学校給食施設の衛生管理の充実とおいしさを損なわない調理技術の向上を図るため，「調理場における衛生管理＆調理技術マニュアル」（平成23年３月）が策定された。

「調理場における衛生管理＆調理技術マニュアル」には，検収室・下処理室での洗浄・皮むき作業から調理室での切裁や調味に至る作業ごとに，科学的根拠に基づく衛生管理と調理技術，食中毒事例についても掲載されている。

④学校給食用物資の供給：学校給食用の物資は，各都道府県の学校給食会により適正円滑に供給される。各学校給食会は，国レベルの日本スポーツ振興センターとともに全国学校給食会連合会を組織し，学校給食の普及充実を図っている。

5 栄養・食事管理

●**栄養管理の目的**　成長期の児童・生徒の健康の保持増進と体位の向上を目指す。地域の実状，児童・生徒の健康栄養状態，生活活動などに配慮し，適正な栄養補給がなされた献立を作成する。**表１-19**に，児童または生徒等，１人１回当たりの**学校給食摂取基準**を示す。「**学校給食実施基準**」（抜粋），「学校給食実施基準の一部改正について」（抜粋）は p. 200，201，**参考資料**参照。

●**献立内容**　定食方式が主で，児童・生徒により食缶配食が行われている。年間給食指導計画を立て，行事食，バイキング方式なども取り入れる。バイキング給食ではランチルームが必要となるが，栄養教育を進める場として活用できる。また近年では，地産地消（p. 128，**表４-６**参照）を取り入れ，食文化を継承していく郷土料理給食も行われている。

◀35-157
34-156
34-162

f 事業所

1 給食の位置付け

●**給食の目的**　事業全体の生産性や作業能率を向上させるために，従業員の福利厚生，健康の保持増進を図る。

●**給食の特徴**

①オフィスや工場など，事業所の従業員（18～60歳くらいの健康な成人）を対象に，主に昼食を提供している。

表1-19　学校給食摂取基準（児童または生徒１人１回当たり）

区　分	児童（６～７歳）	児童（８～９歳）	児童（10～11歳）	生徒（12～14歳）	夜間課程を置く高等学校の生徒	特別支援学校	
						幼児	生徒
エネルギー　(kcal)	530	650	780	830	860	490	860
たんぱく質　(%)	学校給食による摂取エネルギー全体の13～20%						
脂　質　(%)	学校給食による摂取エネルギー全体の20～30%						
ナトリウム（食塩相当量）(g)	1.5未満	2 未満	2 未満	2.5未満	2.5未満	1.5未満	2.5未満
カルシウム (mg)	300	350	400	450	360	290	360
マグネシウム (mg)	40	50	70	120	130	30	130
鉄　(mg)	2	3	3.5	4.5	4	2	4
ビタミンA (μgRAE)	160	200	240	300	310	190	310
ビタミンB_1 (mg)	0.3	0.4	0.5	0.5	0.5	0.3	0.5
ビタミンB_2 (mg)	0.4	0.4	0.5	0.6	0.6	0.3	0.6
ビタミンC (mg)	20	25	30	35	35	15	35
食物繊維　(g)	4 以上	4.5以上	5 以上	7 以上	7.5以上	3 以上	7.5以上

注）１．表に掲げるもののほか，次に掲げるものについてもそれぞれ示した摂取量について配慮すること。
　亜鉛：児童（６～７歳）２mg，児童（８～９歳）２mg，児童（10～11歳）２mg，
　　生徒（12～14歳）３mg，夜間課程を置く高等学校の生徒　３mg，
　　特別支援学校の幼児　１mg，特別支援学校の生徒　３mg
２．この摂取基準は，全国的な平均値を示したものであるから，適用に当たっては，個々の健康および生活活動等の実態ならびに地域の実情等に十分配慮し，弾力的に運用すること。
３．献立の作成に当たっては，多様な食品を適切に組み合わせるよう配慮すること。
本表は，「日本人の食事摂取基準（2020年版）」を参考に作成されたものである。

資料）文部科学省：学校給食実施基準（平成21年文部科学省告示第61号，最終改正：令和３年２月12日文部科学省告示第10号），夜間学校給食実施基準（平成21年文部科学省告示第62号，最終改正：令和２年２月12日文部科学省告示第12号），特別支援学校の幼稚部及び高等部における学校給食摂取基準（平成21年文部科学省告示第63号，最終改正：令和３年２月12日文部科学省告示第11号）

②事業附属寄宿舎（社員寮）では，朝食・夕食を提供している。

③近年では生活習慣病の罹患率が高くなっており，給食による栄養管理や栄養教育は重要なものとなっている。

2　管理栄養士・栄養士の配置規定

●管理栄養士の配置　「健康増進法施行規則」第７条で定められる特定給食施設二号施設（p. 5，**表1-3**）の規定による。事業所等で勤務または居住する者のおおむね８割以上が当該給食施設で供給する食事を喫食するものであって１回500食以上または１日1,500食以上供給する場合，二号施設とみなされる。

●栄養士の配置　「健康増進法施行規則」第８条に定められている。ただし，１回300食または１日750食以上の食事を供給する特定給食施設では，栄養士のうち少なくとも１人は管理栄養士であるように努めなければならない。また，「労働安全衛生規則」第632条に基づき，事業者は，１回100食以上または１日250食以上の給食を行う場合は栄養士を置くよう努めなければならない。

なお，１回300食以上の給食を行う事業附属寄宿舎では，栄養士を置かなければならない（p. 204，「事業附属寄宿舎規程」第26条参照）。

表1-20 特定健康診査項目

基本的な項目	●質問票（服薬歴，喫煙歴等） ●身体計測（身長，体重，BMI，腹囲） ●血圧測定 ●理学的検査（身体診察） ●検尿（尿糖，尿たんぱく） ●血液検査 ・脂質検査（中性脂肪，HDLコレステロール，LDLコレステロール） ・血糖検査（空腹時血糖またはHbA1c） ・肝機能検査（AST，ALT，γ-GTP）
詳細な健診の項目	※一定の基準のもと，医師が必要と認めた場合に実施 ●心電図 ●眼底検査 ●貧血検査（赤血球数，血色素量，ヘマトクリット値）

3 管理栄養士の役割（産業保健）

・喫食者の栄養・食事面から健康づくりを支援し，栄養情報の提供により喫食者に対する栄養教育・啓発活動を行う。

・経営資源を活用して，給食経営に関するマネジメント全般を行う。

4 給食の費用（経営形態）

直営，委託，準委託，共同組合方式があるが，経営の合理化，労務対策から，給食会社に委託する場合が多い。企業の福利厚生費は減少傾向にあり，事業主が給食受託会社に支払う管理費も減少している。給食費の増額も難しいため，社員食堂を利用してもらい売上を伸ばす工夫や，食材料費，人件費（労務費）の原価低減に努める等の経営努力が必要である（p. 57～61参照）。

5 栄養・食事管理

●**食事計画**　年齢幅の広い男女を対象とするため，給与栄養目標量については個人間変動に配慮して，食事計画を作成する必要がある。

●**献立**　①定食方式（単一定食，複数定食），②カフェテリア方式（p. 97，146参照），③弁当配食などがあり，②が増えている。②の献立は個々人に対応しやすいが，料理の選択を個人の嗜好のみに任せずに，栄養成分表示などにより適切な献立を選択できる栄養情報の提供と栄養教育が必要である。

●**調理システム**　クックサーブ方式が主流であるが，クックチル方式も大規模施設では導入されている（p. 119，4-A-d 参照）。

●**特定健康診査・特定保健指導**　平成20（2008）年度から，メタボリックシンドロームの概念を取り入れた特定健康診査・特定保健指導（**表1-20**）が実施されている。保健指導対象者はそのリスクの数により，「情報提供」，「動機付け支援」，「積極的支援」の３段階に階層化され指導を受ける。特定保健指導を行う者は，医師または管理栄養士，保健師のいずれかである。

例えば，事業所給食では，保健指導の内容と提供する食事や健康・栄養情報の内容が一致していなければならず，そのためには，栄養・給食部門は他部門（**産業医**，健康管理部門や事務部門）との連携を密にし，対象者や指導方針などの情報が共有化されている必要がある。また，これらの部門が協働して，対象者の健康増進を進める組織（プロジェクトチーム）をつくることも考えられ

産業医
「労働安全衛生法」第13条，「労働安全衛生規則」第13条において産業医の選任が義務付けられている。
事業者は，常時1,000人以上の労働者を使用する事業場においては，産業医を選任し労働者の健康管理等を行わせなければならない。

る。保健指導の効果をより高めるためには，栄養・給食部門と事業所の関連部門との連携が必須である。

例えば，健診結果でメタボリックシンドローム有所見者が多い場合にはメニューを見直すなど，情報を活用する。

Check 1 給食の概念

問題 次の記述について，○か×かを答えよ。

健康増進法における管理栄養士必置規定

管理栄養士を置かなければならない特定給食施設である。

1 許可病床数が250床の病院
2 朝食50食，昼食600食を提供する学生食堂
3 入所定員300人の介護老人保健施設
4 入所定員300人の介護老人福祉施設

特定給食施設の栄養管理

5 給食献立は，日常の献立に占める給食の割合を配慮する。
6 災害等に備え，食料の備蓄や対応方法の整理をすることは，栄養管理の基準に含まれない。
7 主な栄養成分の表示など，利用者へ栄養に関する情報の提供を行う。
8 利用者の身体の状況，食事の摂取状況，生活習慣，定期健康診断結果，摂取量，嗜好等を考慮するよう努める。
9 保健所へ提出する栄養管理報告書は，医師の指示により作成する。

病院給食

10 病院給食業務を外部に委託することで，委託側では給食従事者の労務管理が軽減できる。
11 胃潰瘍食において，流動食は特別食加算が算定できる。
12 入院患者の栄養管理は，管理栄養士が個別対応を行うことが望ましい。
13 大腸がん患者への軟菜食を医師が指示した場合，特別食加算を算定できる。

入院時食事療養費

14 入院時食事療養費（Ⅰ）は，管理栄養士による適切な食事療養が行われている場合のみ，算定できる。
15 選択食や行事食など特別メニューの食事の提供は，食材料費のことなので医師の指示は特に必要ない。
16 患者の自己負担額は，特別食加算の有無によって変動しない。
17 入院時食事療養Ⅱでは，特別食加算を算定できない。
18 食堂加算は，１食ごとに算定できる。

診療報酬

19 診療所において栄養食事指導料を算定するには，常勤の管理栄養士の配置が必要である。
20 経口摂取への移行を目的として現に経腸栄養法を実施している患者には，栄養サポートチーム加算を算定できる。
21 入院栄養食事指導料は，個別の栄養食事指導を入院中に週１回以上行った場合に算定できる。

介護報酬

22 低栄養ハイリスクの入所者に対して，医師・管理栄養士・看護師などによる栄養ケア計画に従い，ミールラウンドを毎日行い，丁寧な栄養ケアを実施した場合，栄養マネジメント強化加算11単位/日を算定できる。
23 通所サービスにおいて，管理栄養士と介護職員等の連携による栄養アセスメントを行った場合に，栄養アセスメント加算として50単位/日を算定できる。
24 経口維持加算は，経口移行加算と同時に算定できない。

学校給食

25 学校給食摂取基準では，性・年齢別の１日に必要な栄養素量のおよそ1/3を基準として設定している。
26 献立表作成基準の作成業務は委託できないが，献立作成については委託できる。
27 学校給食下処理室のシンクは，加熱調理食品，非加熱調理食品，器具の洗浄に用いるものは別々に設置するとともに，二槽式構造とする。
28 食材の原材料保存について，卵は殻付きのまま50g 以上（約１個）を－20℃以下で保存する。
29 給食業務従事者は，細菌検査（検便）を月１回行う。

解説

1 × 病院は，許可病床数300床以上。
2 ○ 事業所給食は，１回500食以上。
3 ○ 介護老人保健施設は，医学的な管理が必要な施設で，１回300食以上，１日750食以上に該当。
4 × 介護老人福祉施設は，１回500食以上，１日1,500食以上で該当。

---

5 ○
6 × 災害等に備え，食料の備蓄や対応方法の整理など，体制の整備に努めることも含まれる。
7 ○
8 ○ 疾患のある利用者では，病状や治療状況も考慮する。
9 × 栄養管理報告書の記載に医師の指示は不要。

---

10 ○
11 × 単なる流動食は，特別食加算の対象ではない。
12 × 入院患者の栄養管理は，栄養サポートチームなどチーム医療が望ましい。
13 × 軟菜食は，特別食加算の対象ではない。

---

14 × 入院時食事療養費（Ⅰ）は，栄養士・管理栄養士による適切な食事療養が行われている場合，算定できる。
15 × 特別メニューの食事の提供も，医師の指示が必要。
16 ○
17 ○
18 × 食堂加算は１日ごとに50円の算定である。

---

19 × 常勤でなくてもよい。
20 ○
21 × 入院中に２回まで，週１回に限り算定できる。

---

22 × ミールラウンドは，週３回以上行う。
23 × 栄養アセスメント加算として50単位/月を算定できる。
24 ○

---

25 × 学校給食摂取基準は，厚生労働省「日本人の食事摂取基準2020年版」の考え方を踏まえ，厚生労働省「食事摂取基準を用いた食生活改善に資するエビデンスの構築に関する研究」および「食事状況調査」結果から算出された小学３年・５年，中学２年生が学校給食において摂取することが期待される栄養量等を勘案して児童・生徒の健康の増進および食育の推進を図るために望ましい栄養量を算出している。
26 × 献立表作成基準の作成ならびに献立作成業務は，委託できない。
27 × 学校給食下処理室のシンクは，三槽式構造とする。
28 × すべての卵を割卵し，混合したものから50g 程度採取し，－20℃以下で保存する（p. 202参照）。
29 × 検便は，赤痢菌，サルモネラ属菌，腸管出血性大腸菌血清型 O157その他必要な細菌等について，毎月２回以上実施する。

2 給食経営管理の概念

A 給食システム

給食施設の種類により，喫食者（乳幼児，児童・生徒，従業員，高齢者，患者など），施設の諸条件（組織，施設・設備，生産方法，提供方法，予算など）が異なる。しかし，喫食者に対し，適切な栄養管理に基づいてつくられた食事を提供するという目標は共通である。

したがって，給食経営管理では，目標が達成可能な給食システム（栄養・食事管理，食材料管理，品質管理，生産管理，提供管理，安全・衛生管理，施設・設備管理，人事・事務管理，会計・原価管理，情報処理管理などのシステム）を構築して管理する。すなわち，給食経営においては「栄養・食事管理」（p. 85，**3** 参照）と「経営管理」（p. 52，**B** 参照）が重要な二本柱であるといえる（**図 2－1**）。

a 給食システムの概念

システムは，体系，系統，または，組織，制度，方式，方法などと訳される。つまり，個別，または，相互に関連のある要素が組み合わされたもので，それぞれの機能を果たしながら，全体としての機能を達成するものである。それは，単なるシステム構成要素の寄せ集めではなく，全体として機能する際，各要素の特性以上の働きをする。さらに，これらの構成要素は，常に相互に依存，促進，規定し合うなど，有機的に関わっている。

給食においては，喫食者の特性に応じて栄養管理された食事を提供し，健康の保持増進，QOL の向上を図るという目的の達成に向け，食事をつくるためのシステムの構成要素を，組織的に有効に組み合わせることになる。

b トータルシステムとサブシステム

◀ 37-155 35-154 34-154 34-155 33-162 33-163

トータルシステムは，システム構築において全体を網羅するもので，サブシステムより構成される。サブシステムは，全体を構成する各機能別の管理業務を指す。

給食経営管理においては，喫食者に最適な食事を提供するための一連のシステムがトータルシステムであり，実際に食事をつくってサービスを行うまでの個別の栄養・食事管理，食材料管理，品質管理，生産（調理）管理，提供管理，安全・衛生管理およびこれらの業務が円滑に行われるよう支援する施設・設備管理，人事・事務管理，会計・原価管理，情報処理管理などがサブシステムとなる（**表 2－1**）。

このように給食運営は，それぞれのサブシステムが相互に関連し，機能しながら一つのシステムとして遂行される。これをトータルシステムまたは給食システムという。したがって，トータルシステムは，これらの経営資源を組織的に組み合わせ

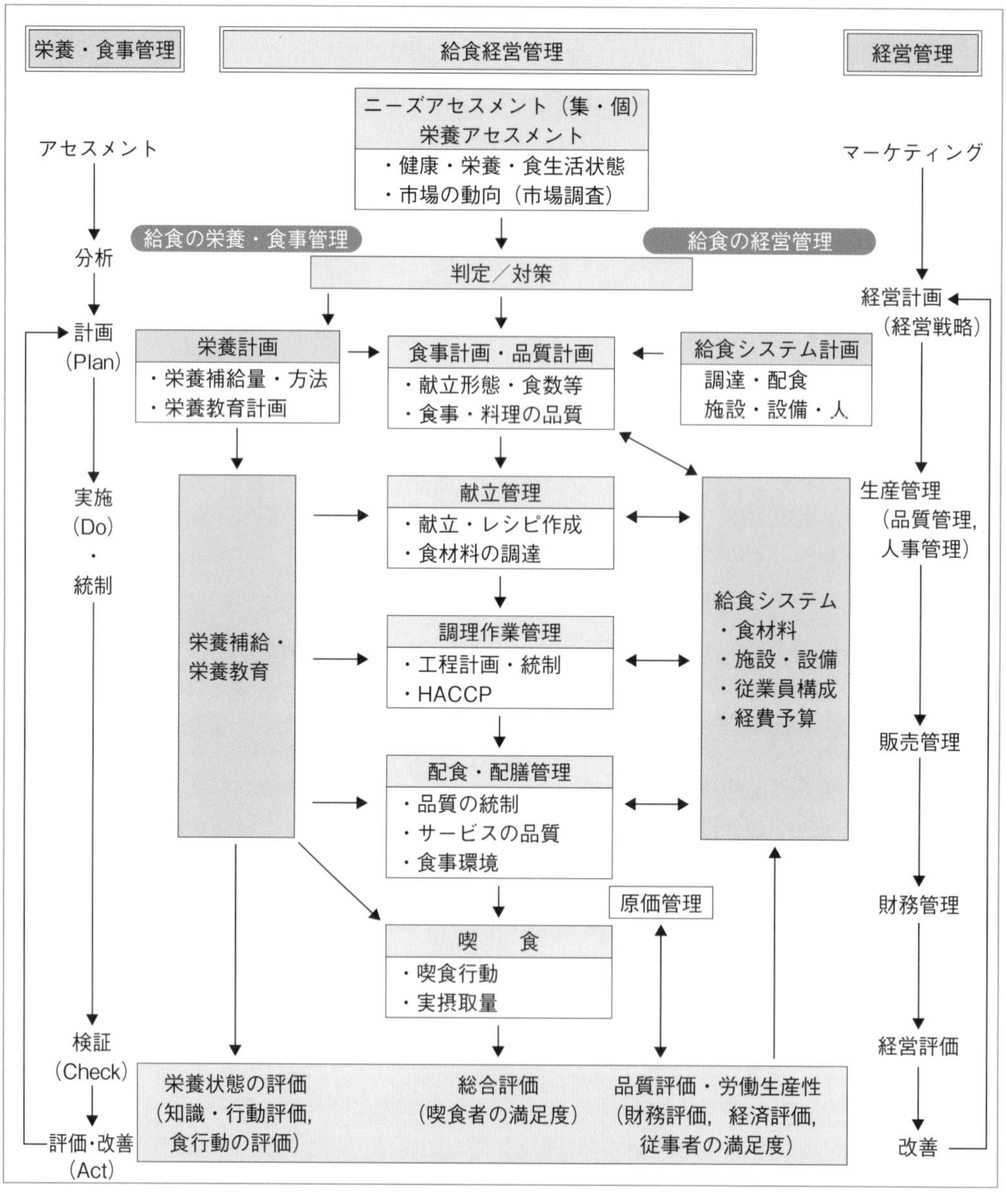

図2-1　給食経営管理における栄養・食事管理と経営管理の関係

資料）　鈴木久乃：給食マネジメント論，第８版/鈴木久乃，太田和枝，定司哲夫編，p.6（2014）第一出版を一部改変

たシステムといえる。

1　給食システムの構築

給食施設では，喫食者へ最適な食事を効率的に提供するために，栄養・食事管理に基づいて献立作成を行い，それに合わせてシステムを構築することが理想である。しかし現実には，既存のシステムに合わせて生産・サービスを行うことが要求される場合が多い。したがって，そのシステム全体を構成している要素（各管理システム＝サブシステム）を十分に理解する必要がある。全体のシステム，すなわちトータルシステムは，実際に食事をつくって提供する“実働作業システム”と，実働作業システムを合理的，効率的に機能させるための“支援システム”より構成さ

表2-1 サブシステムの例

	サブシステム名	内容
実働作業システム	①栄養・食事管理システム	喫食者の健康・栄養状態，生活習慣，食習慣などをアセスメントして，喫食者に適正な給与栄養目標量を決定し，献立を作成する。また，適正な食習慣の確立のための栄養教育を行う。
	②食材料管理システム	提供する食事をつくるのに必要な食材料を発注・購入し，保管する。食材料は，品質，価格ともに適正なものを購入し，適正な方法で保管する。
	③品質管理システム	適正な品質（質と量）の食事をつくるために献立，調理の標準化（基準の設定）を行う。大量調理では少量調理とは異なる現象が生じ，食事の品質に影響を与えるため，標準化が必要となる。
	④生産（調理）管理システム	食材料を調理して食事をつくる工程を管理する。つまり，献立に示された内容の食事を，必要な数，設定された時間に合わせてつくるために，適正な下処理，加熱調理，非加熱調理等を行う。給食は，家庭での少量調理と異なるため，大量調理の特徴を理解しておくことが必要である。
	⑤提供管理システム	できあがった食事を，喫食者に，適正な状態（量・温度・盛り付けなど）で提供（配食・配膳）する。
	⑥安全・衛生管理システム	安全で衛生的な食事をつくるための管理を行う。調理従事者等の衛生教育が重要となる。
支援システム	⑦施設・設備管理システム	適正な食事を効率的に生産・提供するために，調理室の設計や調理機械・食器などの購入・メンテナンスなどを，安全性や衛生面に配慮して行う。また，適正な食事環境の設計・整備を行う。
	⑧人事・事務管理システム	適正な食事を効率的に生産・提供するために，適正な組織をつくって人員を配置する。また，従業員の教育・訓練，評価を行う。
	⑨会計・原価管理システム	原価（食材料費，人件費（労務費），諸経費）の引き下げのために原価構成を把握・分析する。給食では，食材料費をはじめ，多くの人件費（労務費）と経費がかかるため，売上との収支バランスを考えて，計画的な原価管理を行っていく必要がある。
	⑩情報処理管理システム	IT（information technology）を活用して，効率的で正確な事務管理（帳簿や伝票の作成）を行う。また，栄養・食事管理，経営管理に，喫食者のデータ，経営データを活用する。

れる（**表2-1**，**図2-2**）。

給食システムの構築には，それぞれの給食の目的を踏まえ，給食施設設置者の経営方針や理念，さらには喫食者のニーズを反映させることが必要である。

●**オペレーションシステム**　オペレーションには，運営する，作業する，操作するなどの意味合いがあるが，広義には，給食運営業務全体をさす。給食施設の場合，生産と提供の現場で用いられることが多い。オペレーションシステムは，食事を安全につくって提供するための設備機器とサービス方式を組み合わせたもので，それぞれの管理業務であるサブシステムを効果的・効率的に行うことが前提となる。生産と提供における代表的なオペレーションシステムをp. 136，4-C-a，**図4-6**（p. 138）に示す。

2 給食システムの評価

サブシステムごとにその経過および結果について評価し，トータルとしては，喫食者の健康の保持増進への寄与度，喫食者の満足度，経済的効率性について評価する。サブシステムの主な評価としては，定期健康診断の結果による喫食者の健康状態，生活習慣病の罹患割合（栄養・食事管理），食材料の品質・安全性（食材料管理），適温供食，顧客満足度（生産管理），食中毒・異物混入等の衛生事故（安全・衛生管理，施設・設備管理），売上と経費に基づく収益性（会計・原価管理）などがあげられる。ただし，これらの評価はそれぞれのサブシステムが複合的に機能して得られるものである。

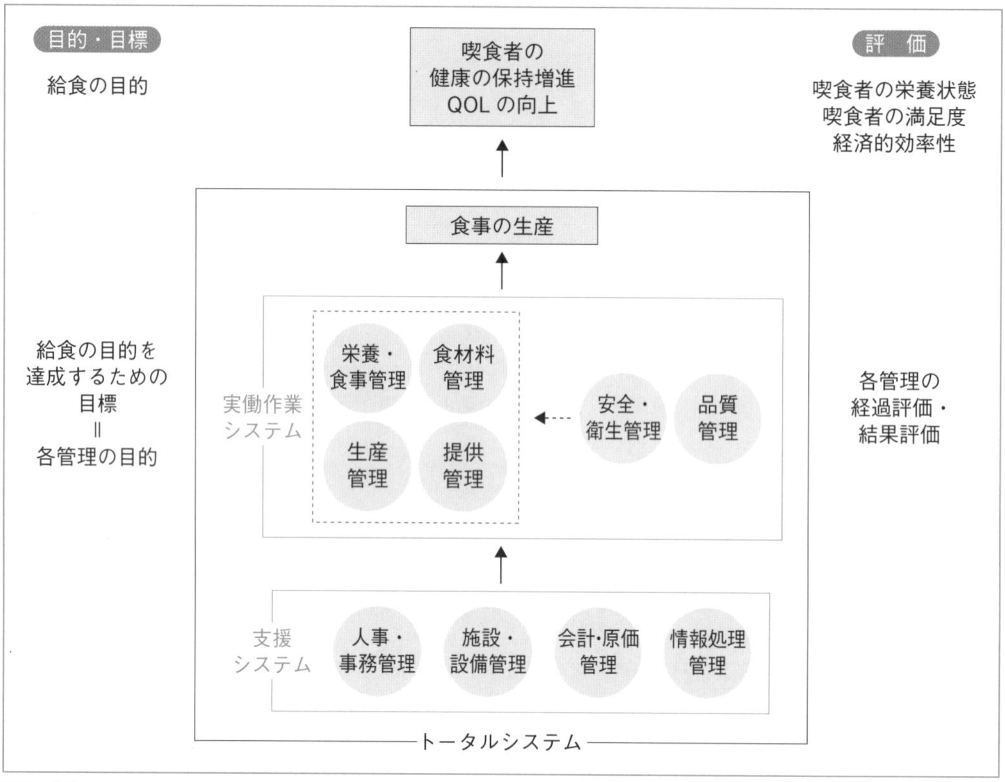

図2-2 給食システムの構築

注）●はサブシステム

B 給食経営の概要と組織

◀ 36-156
32-165

a 経営管理の機能と展開

1 経営管理の機能

経営管理における機能とは，経営方針に沿って，具体的に必要な諸活動（生産，販売，会計など）を円滑に行っていくために，計画，組織化，指揮・命令，調整，統制する活動である。

①計画：目的を達成するために，目標を設定し，データを集め，分析し，経営

Column 人件費と労務費

人件費（労務費）とは，労働力の消費に対する対価として支払われる費用であるが，単純に人件費＝労務費ではない。人件費と労務費の違いについては諸説あり，業種や会計処理の方法によっても考え方が異なる。一般に原価管理においては，人件費の一部を労務費と捉えるのが適切とされる。

人件費は，その目的によって複数の費用に区分され，製造・生産のために使われた人件費を「労務費」，営業部門の人件費は販売のために使われるため「販売費」，総務や経理など後方支援業務に携わる人の人件費は「一般管理費」に分類される。

労務費に含まれるものとして，賃金，雑給（パートタイマー・アルバイトの給与），従業員賞与手当（ボーナス，通勤手当，家族手当など），退職給付費用（退職金の支払いに備えての積立金），法定福利費（社会保険の会社負担分）などがある。

戦略などを立てる。

②組織化：業務相互の関係を合理的に編成して，業務分担，権限，責任を明確にする。

③指揮・命令：目標達成のために，活動を行わせる。

④調整：実施活動の実績について，計画に適合しているかをチェックし，必要ならば是正を行う。

⑤統制：計画の進捗状況に応じ，方針に従い，実施活動の指導・制限をする。

2 経営管理の展開

実際の業務は，“plan-do-check-act”というプロセスを管理して遂行される。さらに“act”は“plan”にフィードバックされるため，管理のサイクル（PDCAサイクル）と呼ばれている。このプロセスは，各管理で諸活動を行う際にも各々行われている（図2-3）。

目的を達成するための計画を立て（plan），計画に従って実行し（do），計画通りに実行されたかを評価・検討する（check）。さらに検討結果を修正するための行動を起こす（act）というサイクルである。

1つのサイクルを終えたら，反省点を加えて再計画のプロセスへ展開していく。計画へフィードバックさせることにより，さらに高い目標を設定することができ，1回目，2回目，3回目とステップアップしていくことが可能となる。

b 組織の構築と関連分野との連携

●組織とは　共通の目的を達成するために，複数の人が職務を分担し，相互の関係を有機的に編成したものである。つまり，仕事を円滑に行うための仕組みづくりである。

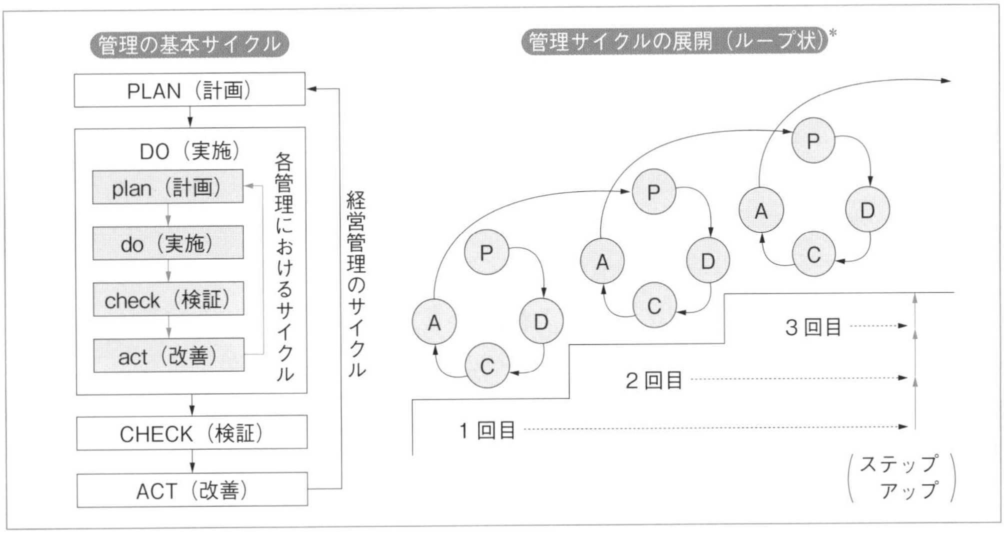

図2-3 PDCAサイクル

資料）*定司哲夫：給食マネジメント論，第8版/鈴木久乃，太田和枝，定司哲夫編，p. 25（2014）第一出版

●**組織の要素**　基本的には以下の①～③が考えられるが，経営規模が拡大し，業務が複雑化した組織では，さらに，④⑤が必要となる。

①共通の目的

②協働意欲（貢献意欲）

③コミュニケーション

④共通のルール

⑤業務の分業化・専門化と職務・責任・権限の明確化

組織を効果的に活用するには，組織の構造や原則を理解し，各々の組織に適した形態を導入することが重要である。給食における組織は，給食の規模，管理者や作業者の能力などによって決められる。

1　組織の構造

円滑に仕事を進めるには，トップの命令が作業者層まで一貫して流れるようにする。そのためには，組織の構造を，経営者層，管理者層，一般作業者層の階層に分け，各階層ごとに職務および責任と権限を明確にする。

職務の階層は人数比率からピラミッド状になる（**図２-４**）。近年では，階層をフラットにして，トップの理念が下位の管理者に直接伝わるようにしている。

2　組織編成の原則

●**命令一元化の原則**　トップからの業務上の指示・命令・報告の系統が一元化されている。

●**管理（統制）範囲の原則**　１人の管理者が直接管理する部下の人数には限界がある。一般的には８～15人が適当とされている。

●**責任と権限の原則**　各管理責任者が果たす責任と，それに対応した権限を明確にする。同時に，全体で統一されていることが必要である。

●**例外の原則（権限委譲の原則）**　日常反復的な問題や仕事（ルーチンワーク）の処理は担当者に委任し，例外事項（非定形的な仕事，あるいは臨時に発生する仕事や問題）には管理者が当たる。

3　組織の形態

規模や活動内容により組織の形態は異なるが，基本的にはライン組織，ファンクショナル組織，ラインアンドスタッフ組織に分類される。しかし，規模が拡大し，経営内容の多様化する組織では，トップの指示・命令を，下部の管理者に委任・分散して，迅速に対応する応用機能を有する形態が必要となる。

●**基本的な組織**　栄養管理業務担当部門での例を**図２-５**にあげる。

①ライン組織（直系組織）：製品の生産や販売など，収益を直接生み出す部門や人をラインという。命令系統が直線的な，単純な組織である。小規模な組織に適している。

②ファンクショナル組織（職能別組織）：人事部，営業部，経理部などの活動領域別の職能に区分した組織である。共通あるいは類似の活動をまとめているので，統制しやすい。中規模の組織に適している。

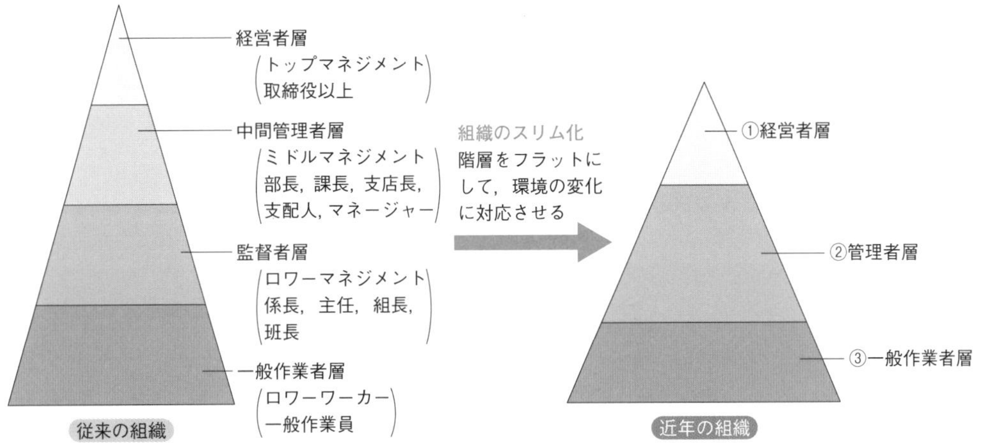

①経営者層：企業では，会長，社長，副社長，専務，常務，取締役に当たる。非営利団体では，理事長，副理事長，専務，常務，理事等に当たる。企業での取締役会や非営利団体の理事会は，経営体の最高の意思決定機関で，企業では経営戦略，経営予測，経営計画を立てる“政策システム”を担う。

・経営戦略：経営理念に基づいて，企業の進むべき方向，重点分野の決定を行う。
・経営予測：企業の将来の機会と危険を見通して経営戦略よりも具体的な内容や目標を決める。ほかの企業よりも優位に立つためのノウハウや，企業を取り巻く環境の変化を総合的に分析し，企業内の資源（人，物，金，情報，技術等）を効率良く配分して構築する。
・経営計画：経営予測を受けて，長期，中期，短期の“経営計画”を立てる。

②管理者層：中間管理者層と監督者層を一体化して，組織をスリム化する。経営者層の“政策システム”を受けて，経営管理の実務を行う管理システムを担当する。管理者は，目標達成に向けて，あらゆる方法を用いて，日常業務を円滑に運ぶための指導・管理を行う。常にレベルアップを図り，研修を重ねて，経営方針に沿った効率の良い管理が求められる。

③一般作業者層：日常の業務を各セクションにおいて，早く正確に行う実働システムを担う。

図2-4 職務の階層

③ラインアンドスタッフ組織（直系参謀組織）：規模が拡大し業務内容が複雑化して，ライン部門への助言や支援を行うスタッフ部門が必要となって形成された組織である。スタッフ部門は人事や総務，企画，調査，技術などの部門を担当し，直接的な利益産出には関与しない（米国の経営学者フレデリック・ウィンズロー・テイラー：科学的管理手法，p. 70，Column 参照）。

●**応用機能の組織**　給食会社における例を**図 2－6** に示す。

①事業部制組織（divisional organization）：事業別・製品別・地域別に事業部を組織する。本社の権限を委譲し，意思決定は事業部単位で行う自己完結型の組織である。本社は各事業部の統轄を行う。事業部制組織にすることにより，各事業部による迅速な意思決定を促し，事業を円滑化するとともに，本社の負担を減らすことができ，効率的な企業の運営につながる。

②カンパニー制組織（division company organization）：事業部制組織における事業部門よりも，自立性・独立性が高い事業部門（カンパニー）を配置する，社内分社化した組織形態。事業部制よりさらに権限委譲を進めた自己完

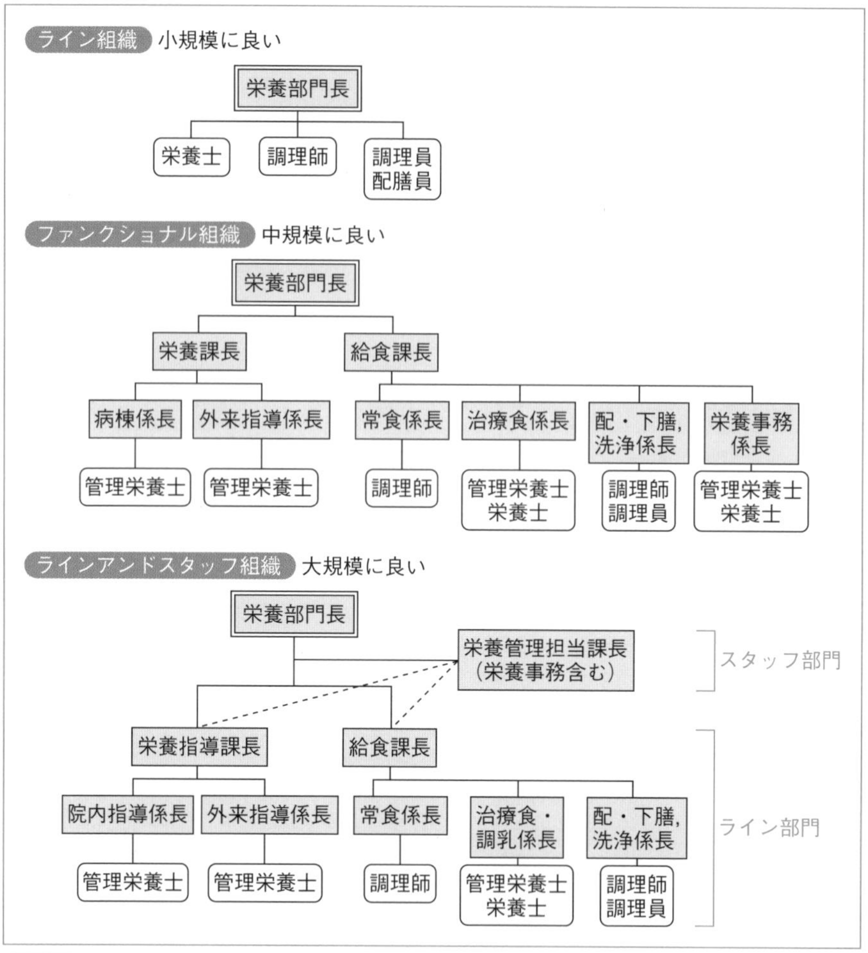

図2-5 基本的な組織例（病院給食の例）

資料） 定司哲夫：給食マネジメント論，第８版/鈴木久乃，太田和枝，定司哲夫編，p. 21（2014）第一出版

結型，独立採算制の組織である。

・長所：事業部制組織に比べて権限の委譲度が高いため，意思決定のスピードが速く，市場のニーズに即応でき，競争力を高めることが可能になる。

・短所：独立性が高いので，カンパニー間のコミュニケーションが希薄になる。複数のカンパニーがそれぞれ経営資源をもつため，人材や設備の重複が発生し，多くの資源投資が必要になる。

③マトリックス組織（matrix organization）：マトリックスとは数学の数列のことで，マトリックス組織は行と列（縦軸と横軸）を組み合わせた，井桁状の権限の組織をさす。**プロジェクトチーム**と職能別組織を組み合わせた組織で，組織のメンバーは２つの部門に同時に所属し，２人の上司からの指示・命令を受ける。

プロジェクトチーム
タスクフォース。日常業務を行う組織とは別に，新規の研究や開発のために組織された専門家によるチーム。一般に，製品開発，事業開発など，複数の部門にまたがる場合が多く，計画されたテーマの目的を達成すればチームは解散する。短期的，一時的な組織。

4 関連分野との連携

給食における組織は，前述のように，給食の規模や管理者・作業者の人数や能力等を考慮して，ふさわしい形態をとる。

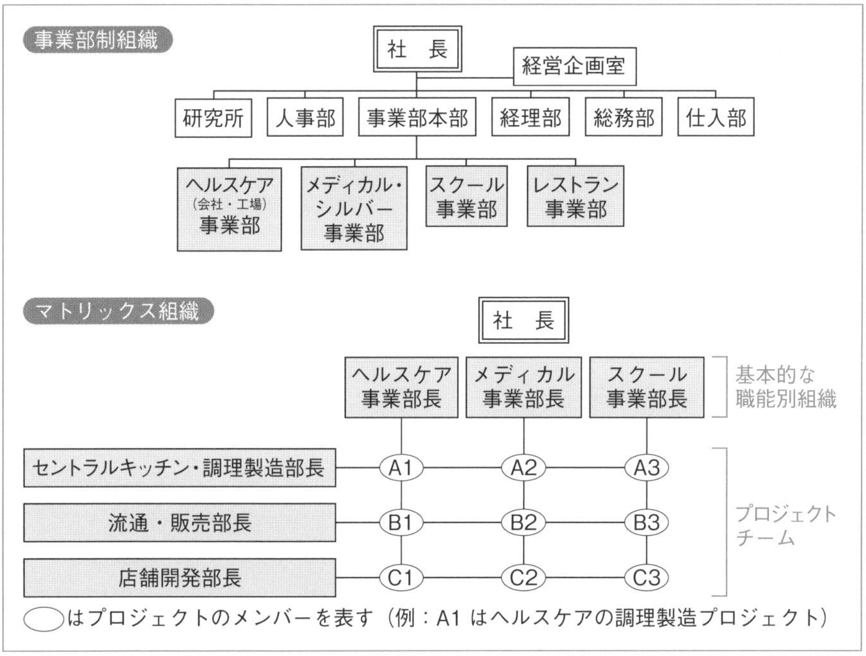

図2-6　応用機能の組織例（給食会社の例）

資料）定司哲夫：給食マネジメント論，第８版/鈴木久乃，太田和枝，定司哲夫編，p. 22（2014）第一出版を一部改変

栄養・経営管理の両面からより良い食事を提供するには，関連分野との連携が重要である。栄養・給食部門の従業員の採用には人事部との連携が，食材料の購入には経理部との連携が考えられる。病院などでは，NST（栄養サポートチーム）における連携が必要となる。給食施設の種類によって連携する部門は異なるが，どの施設においても**ほかの部門との協働**，**情報の共有化**が必要である。したがって，栄養・給食部門のトップである管理栄養士には，**コミュニケーション能力**が求められる。

C 給食運営業務の外部委託

◀ 37-157

経営の効率化のために，業務を外部委託（**アウトソーシング**）する方法がある。委託側（**クライアント**，依頼主）と受託側（**コントラクター**，受託会社）の契約により，委託業務の範囲や方法が決められる。委託内容の検討は，①新規に給食施設をつくる場合のほかに，②直営から委託に変更，③委託先の変更，④契約更新，⑤問題発生などの際に行う。どの場合でも業務が円滑に行われるように，慎重に検討する。委託側と受託側との関係の例を**図 2－7** に示す。

近年，業務のアウトソーシングが進み，給食においても，事業所給食は最も早く委託化が進んでいる。病院給食，福祉施設給食，学校給食においても徐々に給食業務の委託経営が定着しつつある。

1 委託の目的

●**委託の目的**　給食業務のアウトソーシングの目的を**表 2－2** に示す。業務のスリム化，給食経営の合理化，専門性への期待などが目的となる。したがっ

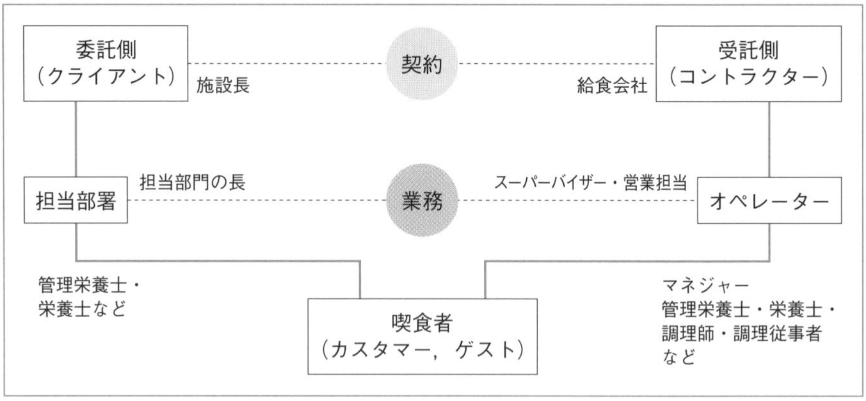

図2-7　委託側と受託側の関係

表2-2　委託（アウトソーシング）の目的

①経済的効果	人件費（労務費）・食材料費・経費の削減，生産性アップ
②人事管理の簡素化	労使関係，パート化，人事管理業務の簡素化
③給食運営の改善	運営管理，食事の品質・サービスなどの改善
④専門性への期待	専門知識，専門技術，新しい情報の収集と提案
⑤新システムの導入	クックチル，センター化，選択食，適温配膳システムなど

表2-3　委託（アウトソーシング）に適した業務

①ルーチンワーク（定型反復型）
②繁忙期変動が多い業務
③設備投資の必要な業務
④専門の知識や技術を要する業務

て，**表2-3**に示すような業務が，アウトソーシングに適している。

2　委託の範囲と委託の形態

●委託の範囲

①全面委託（経営委託）：給食部門全体を委託する方法

②部分委託：業務の一部を委託する方法

・**労務委託**：管理部分を除き，調理や清掃などの労働業務のみを委託する方法

・**管理委託**：管理部分のみを委託する方法

●委託の形態　委託には，下請け，外注，人材派遣などの形態と，専門分野をパートナーシップ（提携）の形で委託する形態がある。各々，委託の目的に応じて選択する。給食の経営資源を基に，適正な委託のあり方が求められるとともに，委託側は契約内容に基づいて業務内容を適正に評価する管理体制が必要となる。

①業務委託：給食専門会社への委託

②準委託：子会社，系列会社，関連団体への委託

③協同組合：地域や同業者により協同出資し，給食施設を経営

④そのほか：**テナント方式**（建物やスペースなどを借り，一定の契約のもとに賃借料を払い，給食サービスを行う方式），外食企業に多くみられる**フランチャイズ方式**（フランチャイズ本部にノウハウを提供してもらう方式），人材（管理栄養士・栄養士や調理師，調理従事者）を**人材派遣**会社から提供してもらう方式など

3 契約方法と契約内容

●契約方法　給食業務の委託契約の主な方法は，食単価契約，管理費契約である。いずれの場合も，予想食数，給食方法などから採算性を検討し，契約の方法や金額が決められる。

①食単価契約：1食当たりの食事の単価で委託先と契約する方法。食単価には，食材料費，人件費（労務費），経費など，給食業務運営にかかわる費用が含まれる。食数変動により収益差が出るため，人件費（労務費）管理が重要となる。事業所給食の場合，販売価格が食材料費相当分となり，利用者が負担する場合がある。

②管理費契約：委託側が受託側に，管理費（食材料費以外の経費）として一定金額（契約金額）を支払い，食材料費を販売価格として喫食者が支払う。食数の変動による収益差が少ないため，受託側は人件費（労務費）や経費など安定した収入確保となる。

なお，欧米では**表2-4**に示すような契約方法がみられる。

●契約内容　契約方法により差異はあるが，一般的な項目を**表2-5**に示す。契約内容は，委託側と受託側双方の話し合いにより決められ，「契約書」が取り交わされる（**表2-6**）。詳細は「覚書」，「打ち合わせ事項」や「確認事項」などとして文書化しておく。

Column　経営管理の評価

経営管理の評価は，評価する人の立場により評価基準が異なる。給食経営の場合，喫食者の立場からは“顧客満足度”，給食の調理・提供者としてはその“品質管理”がある。さらに管理栄養士は，経営的な立場に立ち，“経営効率”や“経営業績評価（財務会計）”などについても把握しておく必要がある。

また最近では，第三者からの“評価認定”等，情報公開システムの導入が多くなってきている。

●顧客満足度（CS；customer satisfaction）

顧客（給食では喫食者）による評価の指標で，顧客が商品（食事）に満足しているか否かをみる。顧客の商品に対する価値を，単なる“モノ”として捉えるのではなく，“商品の品質＋サービス＋環境への配慮等の社会的貢献”などで捉える。つまり，「どうすれば売れるのか」ではなく，「どうすればお客様に満足してもらえるのか」を考え，顧客の満足度を高めることを経営活動の目的とする考え方である。顧客の固定化，リピーターの増加を図る（p. 67，2-C-b 参照）。

●品質管理

顧客を満足させる商品やサービスを提供するために行われる。製造された商品（給食では食事）のみを評価するのではなく，その製造工程も管理・評価して，商品の信頼性・安全性の確立を目指す。ISO〔国際標準化機構；International Organization for Standardization。14000シリーズ（環境マネジメントシステムの規格），9000シリーズ（品質マネジメントシステムの規格）が代表的である。p. 115，Column 参照〕の認証取得などは，顧客への品質保証の一つとなる（p. 113，4-A-a-3 参照）。

●経営効率

インプット（資金や人材等の経営資源の投入）と，アウトプット（生産した物，つまり製品の量および売上高）の差で評価する。

労働生産性（投入した人材に対する生産量を測定する）や資本生産性〔付加価値額（その年に生み出した利益）/総資本。生産設備などの固定資産への投資額と生産量の割合をみる〕を指標とする（p. 78，2-D-b-2●-4 参照）。

表2-4 欧米でみられる契約方法（委託内容）

マネジメントフィー	給食（受託）会社が管理部門，専門部門を担当し，委託側の従業員を指揮・管理する。
コンサルティングフィー	給食（受託）会社がコンサルタントとして専門家を派遣し，ノウハウの提供，問題箇所の発見や改善案の提示，給食経営全体の指導・提案を行う。
フードサプライフィー	専門家を派遣し，食材料管理業務全体を管理する。
テクニカルフィー	新システム導入などを行う施設において，システム計画から実施までの指導を担当する。
メニュープランニングフィー	マスターメニューを基に治療食の展開を行うなど，特殊な献立作成の部分を担当する。

表2-5 委託の契約内容

①委託業務の内容，範囲	⑤食事の種別，内容，金額，時間
②貸与設備の内容と管理	⑥従業員の構成，管理
③経費の負担区分	⑦検査，報告業務
④衛生管理と事故責任	⑧契約の期間，解除など

4 受託業者の選定

選定に当たっては，受託業界の実情を調査し，給食方針や規模に合った委託先を選定する（図２-８）。

関係資料や実態調査，関係者との面談などから，委託先の企業理念や経営内容を分析する。管理栄養士・栄養士の配置および採用状況，従業員の経験年数，調理技術，食材料の調達能力，衛生管理体制，施設の利用状況なども考慮する。

5 給食施設の委託と関連法規

給食業務の委託に関しては，各給食施設の基本となる法規に基づいて実施されている。

- **学校給食**　「学校給食業務の運営の合理化について」（昭和60年１月21日文体給第57号）：給食運営の合理化対策の一つとして民間委託があげられた。留意事項は**表１-18**（p. 42）参照。
- **病院給食**　「医療法の一部を改正する法律の一部の施行について」（平成５年２月15日健政発第98号，最終改正平成30年10月30日医政発1030第３号）および「病院，診療所等の業務委託について」（平成５年２月15日指第14号，最終改正平成30年10月30日医政地発第1030第１号）：病院給食の業務の中で，病院自らが実施すべき業務の範囲が示されている（p. 25，**表１-11** 参照）。
- **保育所給食**　「保育所における調理業務の委託について」（平成10年２月18日児発第86号）：給食の安全・衛生や栄養などの質の確保を前提として，調理業務の委託が認められている。

6 配食サービス

配食サービスとは，高齢者や障害者世帯など，食事づくりや外出が困難な人の居宅に訪問して定期的に食事を届けるサービスである。

- **配食サービスの目的**

①栄養バランスのとれた食事を提供する。

②訪問時に利用者の安否確認をする。異常があれば，関係機関に連絡する。

●**実施主体**　介護保険外のサービスであるが，市町村では，地域支援事業の介護予防事業として配食サービス（「食」の自立支援事業）を行っている。自治体（都道府県，市町村）からの運営補助費と利用者負担により行われ，市町村により利用者負担（利用料の一部を市町村特別給付で補填しているところと，全額利用者負担のところがある），利用条件が異なっている。また，行っていない市町村もある。多くの場合，市町村から民間団体（介護保険施設，高齢者福祉施設，民間企業，NPO，ボランティア団体など）に委託している。

●**配食内容**　事業者により格差が大きい。普通食のほか，治療食や刻み食もある。また，形態も調理済みのもの，半調理のものや，食材料とレシピを届けるものなど，さまざまである。食事療法を必要とする場合は，かかりつけ医師に相談して利用する必要があるが，事業者が管理栄養士・栄養士などの専門スタッフをそろえて栄養相談を行ったり，医師や医療機関と提携して対応したりしている。

●**配送**　衛生管理され，適温で提供できるシステムが必要で，温度管理ができる配送容器が多く用いられている。配送範囲，所要時間などにより，１台の車両で配送できる食数が決まる。

C 給食とマーケティング

a マーケティングの原理

◀ 35-160 34-160

マーケティングとは，商品を売るための活動のことで，顧客のニーズ（必要性）とウォンツ（欲求）に焦点を合わせ，顧客の満足度を高めるための商品開発，料金設定，広告・販売促進，流通の改善などを総合的に行い，売上・利益を上げるための活動である。言い換えれば，より多くの利益を上げるために，どのような商品をどのように販売していくかということになる。

1 マーケティングの目的

経営体が，顧客の満足度および購買・利用の維持・拡大を図ることにより，売上・利益を上げること，つまり，売れる商品市場の仕組みを構築することである。

2 マーケティング戦略の構築

目的の実現のためには，戦略を立てることが必要である（p. 67，Column 参照）。

3 マーケティングの要素

マーケティングの要素として，４Ｐや**5F**が知られている。マーケティングは，各要素を組み合わせて展開される。マーケティングの各要素を，標的とする市場の規模や特性に合わせて構成することを，マーケティングミックスという。

5F
5つの脅威（5 forces）。新規参入者，顧客，供給業者，代替品，競争相手を指す。

●**4P**　商品，価格，流通，プロモーションを指す。1960年にマッカーシーが発表し，コトラーが具体例を示した。**表2-7**に給食経営に関する例を示す。

近年サービス業では，４Ｐに加え，顧客と直接接する従業員もマーケティ

表2-6 委託契約書の様式（例：病院）

食事業務委託契約書

A病院（以下「甲」という）と，B給食会社（以下「乙」という）との間で甲における食事業務に関し，次の通り契約を締結する。

（総則）
第1条　甲は，甲の□□□□□（×××××）の食事業務のうち，この契約に定めるところによりその一部（以下「業務委託」という）を乙に委託するものとする。
（業務協力）
第2条　この業務委託は，甲の責任において行うものであり，乙は甲の指導監督の下に病院の食事に対して趣旨を十分認識し，これを適正に行うものとする。
（業務委託内容）
第3条　甲および乙は，食事業務につき別表1の通り業務区分を分担して行うものとする。なお，食事時間は原則として，別表2の通りとする。
（遵守事項）
第4条　乙は，委託業務の実施に当たり，甲の管理者の指導の下に関係法令に基づき次の事項を遵守しなければならない。
（1）委託業務に関し，甲が行う指示に誠意をもって従うこと。
（2）献立による調理および盛り付け等について研究努力し，喫食状況の把握のもと，喫食者の食欲，嗜好，栄養価を満足させるように努めること。
（3）厨房，関係施設，備品等の清潔・整頓に努めること。
（4）施設または使用物品等を滅失または破損したときは，直ちに甲に届け出なければならない。
（5）災害防止責任者を定め，甲の指示に従い，甲が行う災害防止に協力すること。
（6）乙は，業務上知り得た甲および甲の入所者の秘密を漏らしてはならない。
（衛生管理）
第5条　乙は，衛生管理者を定め，甲の指示に従い，食中毒の防止および施設内感染の予防に努めること。
　健康診断については，定期的に年1回行い，検便については，毎月1回，ただし夏期は毎月2回行うものとする。
（責任者の選任）
第6条　乙の責任者は，専門的立場から相当の経験を有し，かつ管理能力が優れた適格者であって，甲および乙が指示した事項に誠意をもって責任を果たし得る者でなければならない。乙は，責任者を変更しようとする場合には，甲の承認を受けなければならない。
（配属従業員）
第7条　乙は，委託業務の実施に当たり，本契約を忠実に履行する必要な人員を配属しなければならない。
2　甲は，乙の従業員のうち著しく不適当と認められる者について交代を要求することができる。この場合，乙は甲の要求に従わなければならない。
第8条　乙は，配属従業員の選任にあたり，健康者を選び，常に健康診断その他により健康状態を把握し，随時甲に報告しなければならない。
2　乙は，配属従業員の健康・衛生確保に関し，自ら努めるとともに甲の指示に従わなければならない。
（従業員教育）
第9条　乙は，配属従業員に対し，甲の施設の食事に対する趣旨を十分認識させるために，定期的に衛生面および技術の再教育または訓練を実施しなければならない。
（契約の分担）
第10条　この食事業務にかかわる経費の分担は，別表3の通りとする。
2　甲より乙に貸与する物件は別表4の通りとする。
3　業務委託の月間管理費および食材料費は別表5の通りとする。
4　食材料費については，予約数・追加食数および検食数に基づくものとする。
（食事代の支払）
第11条　甲は，食事代を毎月末日締切とし，予約数・追加食数および検食数に基づき乙が甲に外税にて請求するものとする。計算式は，別表5の通りとする。
　甲は，請求書締め切り後，30日以内に乙の指定する銀行口座に振り込み支払うものとする。
（明示・確認等）
第12条　甲は，甲の食事業務（この契約に定める委託業務を含む）運営に必要な次の事項をそれぞれ実施する。
（1）乙は，予定献立を事前に甲の責任者に示して承認を受け，調理および盛り付け後に甲の確認を受けるものとする。

（2）毎回，検食を行う。
（3）甲は，乙が実施した配属従業員の健康診断および検便の実施状況とその結果を確認する。
（4）甲は，乙の実施する委託業務について契約の履行状況を確認し，必要があれば資料の提出を求める。
（5）甲は，乙が法に定めるところにより確保した保存食について確認する。

（検便等）
第13条　甲は，必要の都度，乙の関係書類・材料・作業状況・保健衛生状態・その他の管理状態を検査することができる。
　乙は，前項の検査を拒んではならない。

（報告の義務）
第14条　乙は，委託業務の遂行に伴い，日々の報告を行い甲の承認を受けなければならない。

（契約の期間）
第15条　この契約の有効期限は，令和　年　月　日より令和　年　月　日までとする。ただし，期間終了2カ月前までに，甲・乙において解除の申し出がなかったときは，さらに1年間継続するものとし，以後も同様とする。

（権利の譲渡等の禁止）
第16条　乙は，この契約によって生ずる権利等を第三者に譲渡し，もしくは請け負わせてはならない。

（再委託の禁止）
第17条　乙は，委託業務の処理を他人に委託しまたは請け負わせてはならない。

（損害賠償）
第18条　この食事業務を行うに必要な施設・物品等は，甲の管理のもとに貸与するものとし，乙はこの維持管理に細心の注意を払わなければならない。ただし，乙が故意，または乙の責に帰するべき事由により滅失，棄損したときは，その損害を弁償しなければならない。また，万一給食に起因する事故（食中毒）が乙の責に期するべき事由により発生した場合，甲および甲の喫食者に対し，その損害補償の責に任ずること。その細部については，甲乙協議をするものとする。

（業務の代行）
第19条　乙は，火災，労働争議，業務停止等の事情によりその業務の全部または一部の遂行が困難となった場合の保証のため，あらかじめ業務の代行者としてC給食会社（以下「丙」という）を指定しておくものとする。
2　乙の申し出により甲が委託業務の代行の必要性を認めた場合は，丙は乙に代わってこの契約書の規程に従い業務を代行しなければならない。ただし，この場合であっても，乙の義務は免責されない。

（解除等）
第20条　甲は，次の各号の一つに該当するときは，契約期間中であってもこの契約を解除することができる。
（1）乙がその責に帰する理由によりこの契約に違反したとき。
（2）乙の委託業務の実施が明らかに著しく不適当であると認められたとき。
（3）本契約の履行に関し，従事者等に不正行為があったと認められたとき。
（4）乙が関係法令により行政上の処分を受けたとき。

（契約の変更）
第21条　甲および乙のいずれかがこの契約の一部，または全部を変更しようとする場合は，2カ月前に相手方に申し出て協議の上，決定する。

（その他）
第22条　この契約に疑義を生じた場合，またはこの契約に定めのない事項については，甲乙協議の上，定めるものとする。
第23条　この契約を証するために本書を3通作成し，甲・乙および丙が記名捺印し，各自1通を保有するものとする。

令和　年　月　日

甲

乙

丙

原表）定司哲夫

別表1　業務区分

○＝主，△＝副

区分	業務管理	甲	乙	備　考
栄養管理	1．病院給食運営の統括	○		
	2．栄養管理委員会の開催，運営	○	△	乙従業員は必要に応じて参加
	3．院内関係部門との連絡・調整	○		
	4．献立表作成基準（治療食等を含む）の作成	○		
	5．献立表の作成		○	甲と協議の上作成
	6．献立表の確認	○		
	7．食数の指示・管理	○		

なお，表内区分で付随する業務は当該区分に含め，その区分の定めのない業務は協議の上決定し，業務に支障を来さないようにする。

別表2　食事時間

区分	食事時間
朝食	～
昼食	～
夕食	～

別表3　経費負担区分

区分	経費負担	甲	乙	備　考
設備および備品費・消耗品費	食事業務に必要な基本的設備	○		調理室・更衣室を含む
	什器・食器・器具備品およびその補充補修費	○		
	水光熱費	○		
	調理用消耗品費（洗剤・薬剤・雑巾・たわし・ブラシ・ポリ袋等）	○		

別表4　給食設備貸与物件

物件名称	数	備　考	物件名称	数	備　考

別表5　月間管理費および食材料費計算方法

1．食事代の構成

区　分	食事代（食事単価）	内　訳		備　考
		食材料費	加工費	
朝食	円	円	円	
昼食	円	円	円	
夕食	円	円	円	

※喫食数1か月分をとりまとめ，各食数に上記食事単価を乗じ，食事代の計算をする。
※上記以外の行事食・特別食等の食事代は，別途甲乙協議して単価を算出する。
※甲が乙に支払う食事代には，税法に定められた消費税を付して支払うものとする。なお，1円未満は切り捨てとする。

2．食事代の改定

毎年1回，食事代等の経費の見直し会議を開催し，改定の場合は，契約の更新とともに適用するものとする。

〔日程〕

委託化の検討

- ●委託化の意思決定 ―― 施設内関係者の意思統一，目的・時期の確認 〔　〕
- ●プロジェクトチーム結成 ―― メンバー（経営陣，事務管理課，栄養科，看護科ほか）の決定，意思統一，公表・委託開始時期の検討，作業の進行方法（役割分担，日程ほか）の確認 〔　〕
- ●関連情報収集・分析 ―― 導入状況・評価・問題点・課題・契約状況の検討 〔　〕
- ●委託化再確認，決定 ―― 委託範囲・方法・時期の検討 〔　〕
病院側管理組織や給食従業員の処遇の検討

↓

委託先の選定（一次）〈５～６社〉

- ●受託会社の資料収集 ―― 会社概要，経歴書，受託先一覧 〔　〕
- ●提出資料の分析 ―― 上記資料の分析（経営規模，設立主体，系列，運営能力，実績評価，地域性など） 〔　〕
- ●委託条件提示資料作成 ―― 委託条件の検討，説明会用資料の作成，説明会の方法の検討（時間，方法，内容，担当者） 〔　〕

↓

説明会開催〈一括または会社別，病院側説明，質疑応答，受託計画書の記載項目の説明〉

- ●受託計画書提出 ―― 分析・検討（運営内容，組織，人数，経費，献立案など） 〔　〕
- ●受託会社によるプレゼンテーション ―― プレゼンテーション，ヒヤリング 〔　〕

↓

委託先の選定（二次）〈２～３社，採否の通達〉

- ●見学会，試食会 ―― 施設の見学・試食（サービス態度，衛生状況，献立，調理技術，食材料の価格など） 〔　〕

↓

委託先の決定〈採否の通達，給食従業員への経過説明〉

- ●委託化準備開始 ―― 詳細の打ち合わせ，テストラン 〔　〕
- ●契約締結 ―― 契約書・覚書の作成，契約書の取り交わし 〔　〕

↓

委託運営開始

- ●開始後の検討，評価 ―― プロジェクトチーム解散，給食委員会の設立 〔　〕

図2-8　委託化の手順（病院の例）

資料）　太田和枝：給食マネジメント論，第８版/鈴木久乃，太田和枝，定司哲夫編，p. 84（2014）第一出版より作成

ングの重要な要素と考えられている。

● **4C**　　顧客の視点から４Ｐを考える（**表２-８**）。

4　マーケティングリサーチ

顧客や市場のニーズ・ウォンツを把握するための分析の手法である。

● **リサーチの分類**　　既存データの収集・分析と，インタビューやアンケートなどの新規データの収集・分析，**POS システム**の活用などがある。

● **リサーチの対象**　　顧客や市場のほか，自社製品や競争相手の調査。給食経営では，喫食者アンケート，ほかの給食施設や周辺の飲食店の調査など。

POS システム (point-of-sales system)
商品に関する情報（品目・価格・発注・在庫など）や，売上に関する情報（販売時刻・販売数・顧客など）を記録し，データ分析して商品管理や売上管理，マーケティングなどに活用するシステム。

Column　給食委員会と施設内の情報

給食委員会とは，施設管理者側，喫食者代表，給食担当者側（管理栄養士・栄養士・調理師など）の三者が，給食施設における給食運営を円滑に進めるために，定期，不定期（必要に応じる）に集まり，意見交換や，給食運営の改善，レベルの引き上げなどを協議する機関である。給食委員会を活用して，喫食者の要望などの情報を収集することができる。協議の内容は議事録にまとめ，帳票として保管する。

表2-7　4Pと具体例

4P	具体例	給食における具体例
商品戦略（product）	品質やサービスの向上，商品のブランド化：どのような商品やサービスを提供するか（**何を**）	選択食の導入，イベント食の開発，メニューの開発など
価格戦略（price）	価格設定，値引き，支払い条件：どのような価格で提供するか（**いくらで**）	2つの選択食は同料金，イベント食は100円プラスなど
流通戦略（place）	流通経路の合理化，販売領域の拡大，販売場所：どの流通経路でどのように提供するか（**どこで**）	食堂の整備，食堂のテーブル増設など
プロモーション*戦略（promotion）	広告・宣伝，販売促進，人的販売，パブリシティ（PR）：どのようにして顧客に知ってもらうか（**どのようにして**）	チラシ，ポスター，社内報によるイベント食の告知など

注）*広告・宣伝：不特定多数の顧客に対するマスメディアを使った認知率向上の活動（テレビなど）
販売促進：限定された専用のメディア（イントラネット：社内ネットワークなど）を使った顧客づくりの活動（ダイレクトメール，POP，デモンストレーションなど）
人的販売：人的コミュニケーションによる活動（セールス，試食販売など）
パブリシティ：PRの一つ。メディアに対する代金を支払わない活動（プレスリリースの配布，記者会見，セミナーなど）

表2-8　マーケティングミックス（4P・4C）

4P 売り手の視点	4C 買い手の視点
商品（product）	顧客からみた商品の価値（customer value）
価格（price）	顧客の負担（cost）
流通（place）	顧客の利便性，買いやすさ（convenience）
広告・宣伝（promotion）	顧客とのコミュニケーション（communication）

注）customer valueの例：健康，安心，くつろぎなど
cost の例：販売価格，顧客が負担する入手に必要な時間や手間など
convenienceの例：コンビニエンスストアの長時間営業など
communicationの例：対面販売など

●**市場に影響を与える要因**　社会・経済の変化，法規制，IT（情報技術）や技術などの発展，消費者のニーズ・ウォンツの変化，流通の変化，外資系企業や異業種の参入による競争環境の変化などが，市場を変化させる要因となる。

最近の消費者ニーズは，嗜好性・快適性・選択性などを求める傾向にある。ニーズは日々変化し，価値観の違いから多様化していることも特徴である。

5　主なマーケティング戦略

●**エリア・マーケティング戦略**　マス・マーケティング（全国一律に対応）ではなく，地域市場（エリア）の特性や構造を分析し，地域別に対応する戦略。

●**価格戦略**　価格で売上を拡大する戦略。低価格戦略は短期間で市場の拡大が図れるが，ほかにより安い価格が出てくると効力を失う。コストダウンを支えるシステムづくりが必要である。逆に，高所得者層等の獲得を狙う高価格戦略もある。短期間に開発費を回収できる。

●**非価格戦略**　高品質のもの，特定の顧客層のニーズ・ウォンツに対応したもので，ほかとの差別化を図る戦略である。ブランドの確立など。

- **PPM（プロダクト・ポートフォリオ・マネジメント）戦略**　横軸に自社のマーケットシェア（高い↔低い），縦軸に売上成長率（高い↔低い）をとり，４象限のマトリックスについて，それぞれの戦略を立てる（p. 68，Column 参照）。
- **ダイレクト・マーケティング戦略**　顧客情報をデータベース化し，インターネットなどを用いてダイレクト・コミュニケーションを図る戦略。
- **マーケティングミックス（４P・４C）**　表２-８参照。

b 給食におけるマーケティングの活用

給食においては，給食の目的（特定多数の人への継続的な食事提供を通じて，喫食者のQOLの向上，健康の維持・増進を図ること）や条件を基に，おいしく，安全な食事を経済性も考慮して生産・提供していくためには，どのようなものを，どのようにつくり，サービスしていくかの戦略を立てる。

1 顧客満足度調査（CS 調査）

顧客が，経営体やその商品に対し，どの程度信頼し評価しているかを調査し，顧客第一主義の経営を進めようとするマーケティングの手法である。顧客満足度（CS；customer satisfaction）を体系的・継続的に把握して，問題点を発掘し，顧客との継続的かつ友好的な関係を構築することを目的とする。顧客満足度の向上には，従業員満足度を高めておくことが重要であるといわれている（特に，顧客と

Column　一般企業におけるマーケティング戦略構築の流れの例

①**環境分析**：市場機会（市場において，他社にはない，自社の強みや長所を発揮する場）を発見するために，外部・内部環境を分析する。
- 外部環境分析：市場や業界，他社の動向を分析し，市場の機会と脅威を発見する。
- 内部環境分析：自社の状況（強みと弱み）を分析する。

②**課題の抽出**：市場の課題，自社の問題点を抽出し，重点課題を絞る。

③**目標の設定**：マーケティングの目標を設定する。

④**標的市場の決定**
- セグメンテーション（segmentation）：消費者をグルーピングする。市場を細区分して，各市場に適した企業活動を行う。
- ターゲティング（targeting）：各セグメント（区分）の規模，成長性，収益性などを評価して，標的とするセグメントを決定（ターゲティング）する。
- ポジショニング（positioning）：標的にとっての効用を，できるだけ大きくする（他社よりも優位に立てる位置を獲得する）。

※最近は，上記のセグメンテーション，ターゲティング，ポジショニング（STP）の考え方だけでなく，顧客の経験価値を重視して，顧客の固定化やリピーターの増加を目標とする戦略もとられている。

⑤**戦略＊・戦術＊の検討**：重点課題を克服するための戦略・戦術，ポジショニングに基づいたマーケティングミックス（マーケティングの手法を組み合わせる。例：４P，４C）を検討する。

⑥**実施計画の立案**：戦略を展開するために，具体的な計画（体制，スケジュール，予算，担当者など）を立てる。

⑦**実施**

⑧**評価**：目標達成度を評価し，反省点を次の戦略構築へフィードバックする。

補足
＊戦略（strategy）：戦術（下記）より広範囲な作戦計画。
＊戦術（tactics）：作戦計画を達成するための手段。

Column　マーケティングを活用したメニューの販売分析の例

●メニューの販売分析

事業所給食などにおいては，収益性を高めるために，メニューの売れ方を分析し，メニューの開発や改良あるいは廃止などを検討する。

メニューには，顧客の満足度を満たし売上に貢献するものと，原価率が低く利益に貢献するものがある。逆に，顧客ニーズに合わず売れないもの，コストがかかりすぎて利益が出ないものもある。なぜ売れたのか，なぜ売れなかったのかを，自施設のメニューだけではなく，周辺の外食産業・食品産業の状況も含めて，要因を分析する。

1．PPM（プロダクト・ポートフォリオ・マネジメント）

1 PPM とは

商品を，売上成長率と売上構成比（シェア）の両面から分析する経営分析，管理手法である。商品のライフサイクルを売上成長率，経験曲線効果をシェアと解釈する。

①**商品のライフサイクル**：開発された商品は，導入期→成長期→成熟期→衰退期というライフサイクルをたどる（**図 a**）。商品がどの時期にあるのかを評価して，それに合わせた戦略を立てる。

・導入期：新商品発表直後は，知名度もなく，効果も不明なので，あまり売れない。この時期は，商品の魅力の訴求が重点となる。失敗すると，売れないまま終わる。

・成長期：商品の価値が認識され，売上が伸びる。しかし，増産のための設備投資や他社の参入などにより，収益はあまり出ない。

・成熟期：売上が安定し，収益が最大になる。

・衰退期：ほかの新商品の登場により，売上が落ちる。市場からの撤退も検討する。

②**経験曲線効果**：商品の累積生産量の増大につれて，単位生産コストが低くなることを経験曲線効果という（**図 b**）。高いシェアを得ることにより，競争相手よりもコスト面で優位に立つことができる。したがって，成長期においては，シェアを高める投資が必要になる。

売上成長率を縦軸に，シェアを横軸にとり，自社の商品を 4 象限のマトリックスに位置付けて，戦略的観点から経営資源の配分を検討する（**図 c**）。

2 メニュー分析への応用

メニューの分析では，売上成長率を縦軸に，原価率を横軸にとり（**図 d**），収益を上げるためのメニューの再構成を考慮する。給食原価については，D-b-1 ●（p. 72）参照。

①**花形メニュー**：高い収益性と高い売上成長率を示すメニュー。成長期にあるので，成熟期になるまで高い売上を維持して，金のなる木メニューに育てる。

②**金のなる木メニュー**：売上成長率は低いが，安定して原価率が低いので，収益性が高いメニュー。売上の現状維持に努める。

③**問題児メニュー**：売上成長率は高いが，原価率も高いため，収益性が低いメニュー。食材料費の低減や作業の効率化を図るなど，原価率を低くする工夫をして，花形メニューにする。売上が落ちると，負け犬メニューになってしまう。

④**負け犬メニュー**：売上も収益性も低いメニュー。メニューの廃止の検討や改良が早急に必要である。

2．ABC 分析（p. 78，D-b-2 ●-4，p. 136，**図 4－5** 参照）

商品を，売上の高い順に ABC のランクに分類し，A ランクの商品を重点的に管理する方法である。

メニュー販売への応用としては，A ランクのメニューに売り切れが起こらないように管理し，C ランクのメニューの廃止または内容の大幅な検討を行う。

ABC 分析は，在庫管理にも用いられる。

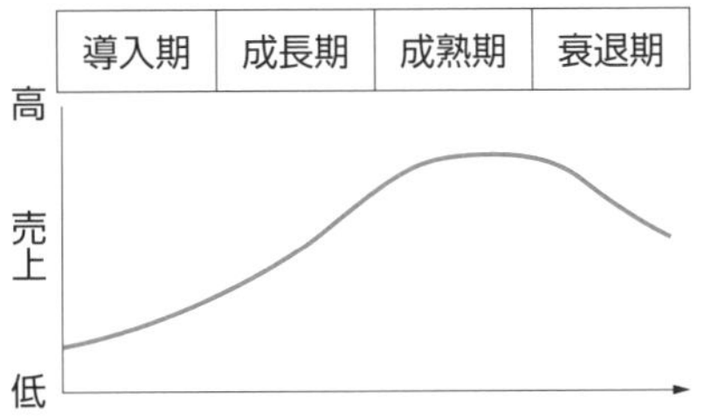

図a 商品のライフサイクル

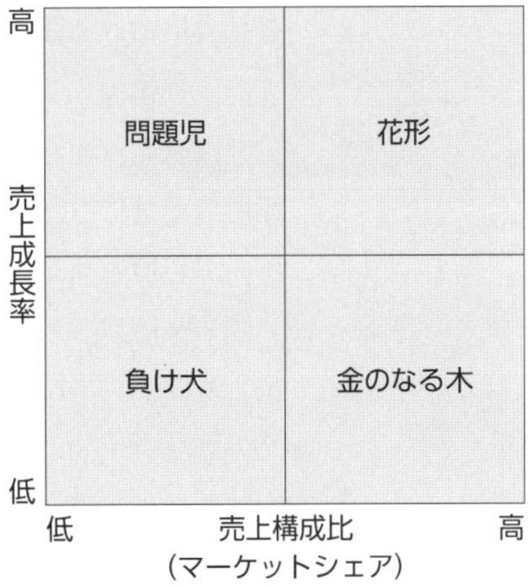

図c PPM マトリックス

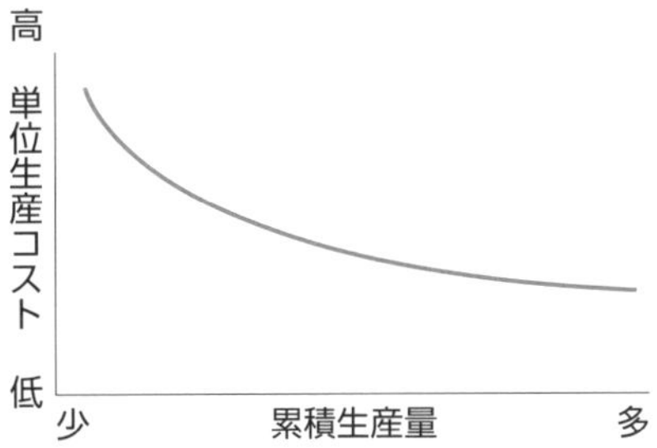

図b 経験曲線効果

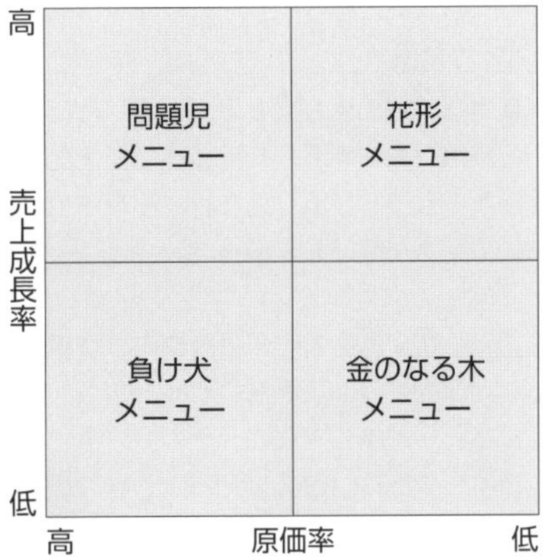

図d メニューの PPM マトリックス

●収益を上げる方法

収益を上げるには，売上を伸ばす方法，コストを低減する方法などが考えられる。社員食堂を例に考えてみるが，いずれもマーケティング戦略における標的市場の決定（セグメンテーション，ターゲティング，ポジショニング，p. 67，Column 参照）やマーケティングミックス（4P（売り手の視点）；商品戦略，価格戦略，流通戦略，プロモーション戦略，4C（買い手の視点）；商品価値，負担，利便性，顧客とのコミュニケーション）などの手法を活用する。

①売上のアップ

・新しい顧客を開拓する（社員食堂を利用しない社員をターゲットに考える）。

・既存の顧客の消費を増大させる（社員食堂を利用している社員の利用回数を増やす／単価の高いメニューを開発する）。

②原価率のダウン

・材料費を下げる（食材料を安価で購入するシステムをつくる）。

・人件費（労務費）を下げる（労働生産性の高い作業の標準化を行う）。 ◀ 37-160

じかに接する従業員には重要）。そのためには，従業員の待遇の改善や教育・訓練を行う必要がある。

●給食における顧客満足度調査　食事の品質（味付け，料理の温度，栄養的配慮）や値段，サービス，食環境などについて，アンケートやインタビューにより調査し，喫食者のニーズやウォンツ，さらにクレームを把握する。

●給食会社における顧客とは　喫食者および契約先（クライアント）で，両者の満足度を同時に高めることが必要となる。

2 食材料のマーケティング

給食施設から生産者へのマーケティングの課題は，安全で高品質のものを安定的かつ安価に購入するためのシステムづくりである。メニューや仕入れ先の見直し，食材料情報の入手，同業他社との共同仕入れなどを検討する。

Column　近代経営学の主な変遷と給食経営

19世紀末，米国企業の経営者は，目標達成のために，当初は高賃金を支払い生産量をアップさせたが，利益率が低いので，その後，目標達成のノルマを設定し，経営者の長年の経験と勘で判断した低賃金に抑えた。そのために，作業効率が低下し，適当なサボタージュ（意図的な仕事の能率の低下）が繰り返され，それが全米に蔓延していた。こうした非合理の経営形態を改革するため，科学的な管理手法が発達していった。

①生産管理部門での科学的管理手法

米国の“経営学の祖”テイラーが1903年に科学的管理手法を提唱した。労働者の単位時間内の作業量を客観的に設定して賃金（コスト）を算定し，サボタージュを改善し，効率的生産の基準をつくった。

1913年のフォードによる自動車の“大量生産”システムは，テイラー理論の実践で，その後の世界の生産システムのスタートとなった。

②経営管理全般論のマネジメントサイクル

フランスの“経営管理学の父”フィヨールが，1916年に，PDCA サイクル（マネジメントサイクル）による経営管理のプロセスの推進管理手法を提唱した。

③人間関係論

生産性重視のテイラーの理論が，人間性軽視の賃金差別と批判され，1940～50年代に向上心やリーダーシップなどモラールの評価が能率アップにつながると提唱された。従業員の成長が組織を成長させるという理論である。

④組織論から経営戦略論へ

1940年代に組織論が発表され，1960年代に，外部環境の変化（TPO：time，place，occasion）に対応するため，臨機応変に組織や権限を変更する TPO 重視の組織論が提唱された。さらにこの手法を発展させ，経営戦略の立案・実行，管理のリスクや問題，組織変更というメカニズムを考察する重要性が示された。

⑤マーケティング論

1950年ごろから，米国では売れる商品市場の仕組みづくりとして，マーケティングという造語を用いた。

1980年代になり，大量生産により市場需要が低下し，購買者（顧客）のニーズを高めるための市場づくりが課題となった。

⑥情報技術（IT）の活用

1980年代後半から，IT（information technology）を活用した経営戦略が提唱され，“第一次革命”として，生産部門の品質管理や，コストダウンに活用されるようになった。

1990年代後半からはインターネットの普及で，ビジネスの“第二次革命”が起こり，営業活動や購買方法も広域化して，双方向取引でスピードアップされ，企業内の事務処理や経理処理もコンピューター管理が主流となった。

①～⑥の理論は，今日の給食経営においてもキーワードとなっており，重要である。

（定司哲夫：給食マネジメント論，第 8 版 / 鈴木久乃，太田和枝，定司哲夫編，p. 39（2014）第一出版より作成）

リサーチ
- ●喫食者の状況：健康面，経済面，社員食堂利用率，弁当持参率など
- ●競争相手の状況：周辺のレストランやコンビニエンスストアなど
- ●自社（この場合は社員食堂）の状況：自社メニュー（売れるメニューと売れないメニュー）
自社の能力（人材，設備，予算，技術）など

↓

目　標
- ●社員食堂の喫食率の向上

↓

検　討
- ●セグメンテーション：社員は，①社員食堂利用者，②周辺レストラン・コンビニエンスストア利用者，③弁当持参者，④社員食堂・周辺レストラン・コンビニエンスストア利用者に，大別される。
- ●ターゲティング，ポジショニング：②の社員に，週のうち何回かは社員食堂を利用してもらう。周辺レストラン等よりも社員食堂が優位に立てる点は，管理栄養士によって栄養管理された食事を提供できることであるので，メタボリックシンドロームのリスクがある社員をターゲットとし，管理栄養士がヘルシーメニューを開発する。
- ●４Ｐ：商品戦略……新メニュー（ローカロリーメニュー，減塩メニュー）の開発，売れないメニューの中止など
価格戦略……新メニューの料金設定，既存メニューの値下げ（食材料の検討）など
流通戦略……食堂の模様替えなど
プロモーション戦略……新メニューを社内報やイントラネットを利用して紹介する，健康情報についての卓上メモをつくるなど

※②③の社員を分析して顧客の新規開拓を行うとともに，①④の社員を分析して顧客の固定化やリピーターの増加を図ることも重要である。

↓

実　施

↓

評　価
- ●売上の上昇，顧客満足度など

図2-9　社員食堂におけるマーケティングの例

3 メニューのマーチャンダイジング（merchandising）

マーチャンダイジング（商品化計画）は，合理的な管理手法を用いて，適正な商品を，適正な価格，時期，数量で市場に流すための計画を立てるマーケティング活動の一つである。

給食においては，栄養・安全・経済面などを総合的に判断して，例えば，ライフステージ別など喫食者の特徴を配慮した新メニューの開発や，既存メニューの販売分析を踏まえてメニューの開発・改良・廃止などの検討を行う。

4 給食におけるマーケティングの例

社員食堂における喫食率向上のためのマーケティングの例を**図２-９**に示したが，その中の検討事項，評価事項にも，メニューや食材料のマーケティング，顧客満足度調査（CS 調査）など，前述したマーケティングの活用例が含まれている。

D 給食経営の資源と管理

a 給食経営の資源◀　◀37-158 34-158 33-167

経営とは，経営資源を活用して事業を行うことである。経営体が事業目的を効果的に達成するためにも，従業員（人）の管理（p. 79，d 参照）や，食材料（物）管理（p. 132，４-B-c 参照），財務（金）管理（p. 74，b-２ 参照）など，経営資源を管理し，有効活用する必要がある。給食の経営資源は次の通りである。

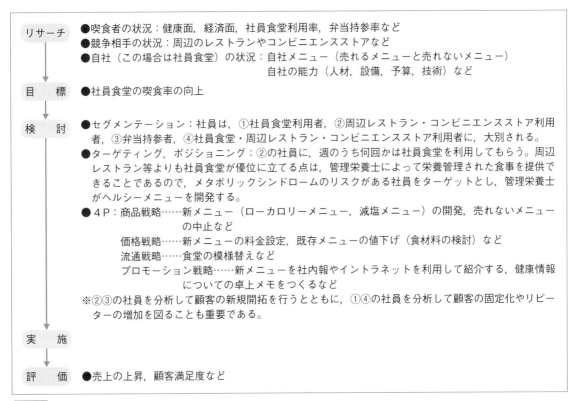

●**有形資源**　経営の三大資源である，人（①），物（②），金（③）に当たる。

①人的資源（man）：従業員，管理栄養士・栄養士，調理師，調理従事者など（例：調理従事者のトレーニングなど）

②物的資源（material）：食材料，食器，厨房，食堂，設備，調理機器（machine）

③資金的資源（money）：資金（例：給食の運営費用・診療報酬などの収入源）

●**無形資源**

①技術・ブランド資源（method）：ノウハウ，従業員の共通モラル，調理やサービスの技術

②情報資源：食材料や喫食者，顧客の情報，マーケティング情報，環境情報など（例：業者からの食材料情報の入手，利用者ニーズの把握など）

③時間的資源：生産時間，労働時間，販売時間など（例：調理従事者の能力に応じた人員配置など）

給食施設においては，これらの資源を基にトータルシステム，サブシステムを組み，栄養管理された食事を効率的に提供するための給食システムを構築する。

◀37-159
35-158
34-159
33-172

b 給食の原価構成と収支構造

1 給食の原価構成

給食の運営には，大量の食材料や多くの労働力を含め多額な経費が使用されている。管理栄養士は，常に原価意識をもって，収入と支出のバランスを考え，計画的な原価管理を進めていくことが必要である。

1 原価（cost）とは

製品の生産・販売やサービスを行う際に消費された財貨や労働力を金額で表したもの。材料費・人件費（労務費）・経費で構成される。

材料費・人件費（労務費）・経費は，「原価の三要素」といわれる。

原価＝材料費＋人件費（労務費）＋経費

2 給食における原価（図 2－10，2－11）

給食における原価とは，食事の生産，提供，販売にかかる費用である。費目割合でみると，食材料費が多くを占めている。原価を，さらに**直接費**と**間接費**に分けることがある。直接費と間接費の概念は，視点によって該当する内容が異なる。図 2－4 は「食事」を製造物として考えた場合の直接費・間接費である。

●**材料費：製造物の材料や補助材料にかかる費用**

給食の場合，主に食材料にかかる費用を指す。料理飾りのバラン，盛り付け用アルミカップなど，皿に料理の一部として盛り付けられるものを材料費として計上する場合は，帳票に記載する。製造物の主要材料にかかった費用を直接材料費といい，「食事」を製造物として考えた場合，食材料費が直接材料費に当たる。献立の栄養価計算上にない茶や使い捨て食器などの費用を間接材料費とする場合もある。前述した通り，直接費・間接費の概念は，何を視点にする

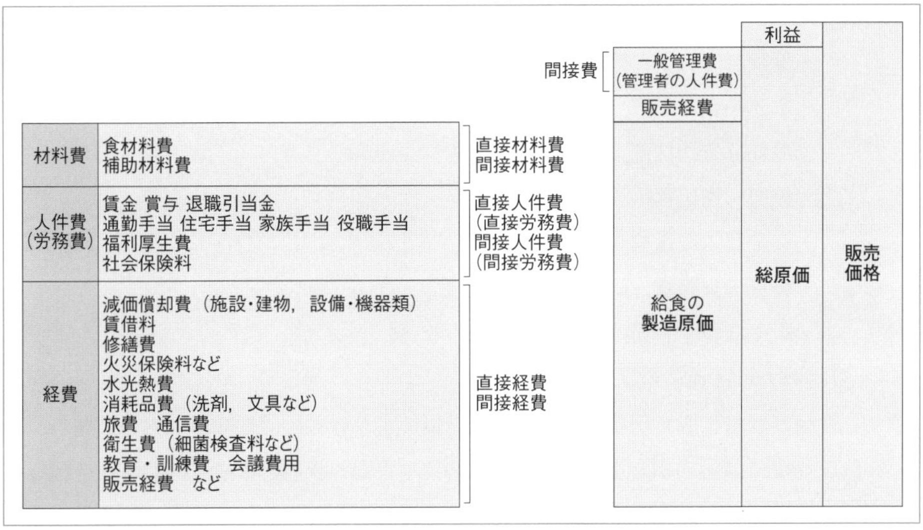

図2-10 給食の原価

注） 直接費と間接費の概念は，何を視点にするかによって異なる。図 2-10は「食事」を製造物として考えた場合の直接費・間接費である。

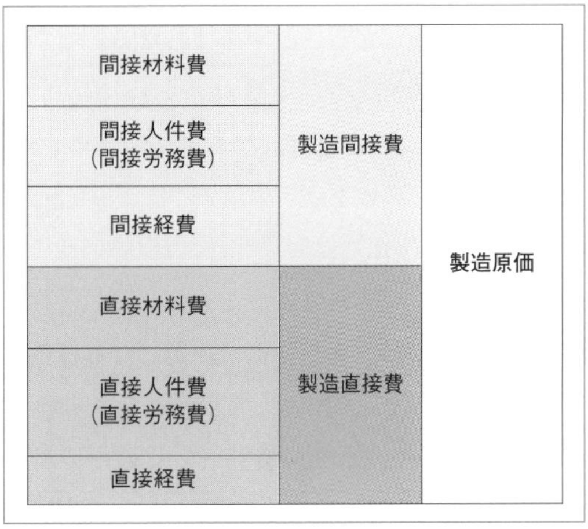

図2-11 製造原価の構造

かで異なる。

●人件費（労務費）：労働力に支払われる費用

・賃金，賞与，退職引当金

・通勤手当，住宅手当，家族手当，役職手当

・福利厚生費：従業員の昼食代など

・社会保険料

「食事」を製造物として考えた場合，給食の生産にかかわる人の人件費（労務費）は直接人件費（労務費）に当たる。

●経費：材料費・人件費（労務費）以外のすべての費用

・減価償却費：施設・建物，設備・機器類

・賃借料：土地や建物以外の機械や事務機のリース料金

・修繕費：調理機器などの修繕費
・保険料：火災保険料
・水光熱費：電気，ガス，水道
・消耗品費：洗剤，文具，雑品
・旅費，通信費
・衛生費：細菌検査（検便），健康診断，衛生検査，クリーニング代など
・教育・訓練費，研修費，会議費用
・販売経費：販売，広告宣伝費　など

3 会計・原価管理の目的

金品の取引状態を明らかにし，原価計算により原価の実態を計数的に把握し，それを基礎に原価の引き下げ（cost down），原価の統制（cost control）を図ること，経営活動を合理的に遂行させることを目的としている。会計とは，金銭の収支を帳簿などに記録することで，金銭の出納を損益計算書などの帳簿に記載することである。給食において食料品消費日計表などへの記録は会計管理に当たる。

給食内容を維持・向上させていくには，会計・原価の現状を踏まえた上で，各原価の節減を図り，コントロールすることが必要となる。

2 給食における収入と原価管理

合理的な経営活動を行うには，原価計算を基に収支のバランスを考えて計画し（予算），実施し，統制する必要がある。

1 原価計算

●原価計算とは　原価を明らかにするための一連の計算の手続き。給食の原価計算を正確に行うためには，食材料費の根拠となる資料（発注書・請求書・食品受払い簿など），人件費（労務費）の根拠となる資料（勤務簿，業務日誌など），そのほかの経費の根拠となる資料（多くの項目がある）など，把握できるすべての資料を常に整理しておく必要がある。通常 1 か月を単位として行うが，目的により半年ごとや決算期に集計することもある。

●原価計算の目的　①財務諸表の作成，②商品の価格設定，予算管理，経営の意思決定など。①は企業外の利害関係者（債権者・株主・取引先など）に対して，②は企業の経営活動のために行われる。

2 予算

●予算とは　前もって費用を見積もること。収益と費用の計算。給食では，ある一定の期間内に，給食を運営していくために消費する食材料費，人件費（労務費），そのほかの経費などについて，計画を立てる。

●予算の方法　過去の実績や類似施設などのデータを参考にし，運営に支障を来すことなく，達成可能な数値にする。予算に基づき毎日の給食業務の中で，運営全体を調整する。また，同時期の売上についても推計する。予算は，売上（収益），原価（費用）の双方について作成する。

●**給食における収入源**

①病院：診療報酬（入院時食事療養費・入院時生活療養費），一部を患者が自己負担。

②福祉施設：介護報酬，食材料費の利用者負担。

高齢者介護福祉施設：食事代（給食の運営費）は利用者負担

③学校：食材料費の自己負担。

④事業所：事業主福利厚生費，食材料費の利用者負担。

基本的に，原価計算および予算は，単価×数量＝金額で表される。給食経営において，常に収益（売上）と費用（原価）のバランスを考え，計画的に予算を立てることが重要である。

3　財務諸表

すべての企業が作成する，一定期間の経営活動の状態を利害関係者に公表するための書類で，決算書と呼ばれることが多い。損益計算書，貸借対照表，キャッシュフロー計算書などがある。

財務諸表を作成する目的は，下記の通りである。

①対外的：債権者・株主・取引先などへ正確な財務内容を開示して社会的な信用を得るとともに，融資・出資・取引拡大などにつなげることである。上場企業の場合は，法律によって開示が義務付けられている。

②社内的：財務諸表を作成することによって，自社の**経営成績**，財政状態を定量的に把握・分析し，経営改善に役立てることを目的としている。

●**損益計算書（P/L = profit and loss statement）**

損益計算書（図2-12）とは期間ごとの企業の経営成績を示すもので，商品等の販売による一定期間（決算期間）の収益（売上高）から売上にかかった費用を差し引いた，利益または損失を表している。収益と費用を対応させて示すため，利益や損失がどの段階で発生したかが明らかとなり，企業の経営状況がわかる。

①売上高：本来の営業活動（本業）での全収益の合計。その企業の事業規模を表す。

②売上総利益：売上高から売上原価を差し引いたもので，大雑把な利益（**粗利**）を表す。

③減価償却費：施設や機械設備などを購入した場合，その購入価格をいったん

Column　収益-費用，収入-支出とは

①**収益と収入**：収益とは，事業などによって利益を得ることである。収入は，収益という要因によって，実際に金銭等を得ることである。つまり，収益では，実際に金銭を得ていない。

②**費用と支出**：費用とは，事業などを行うために消費することである。支出は，費用という要因によって，実際に金銭等を支払うことである。つまり，費用では，実際に金銭を支払っていない。

③収益は費用に対する概念であり，収入は支出に対する概念である。

経常損益の部	営業損益	売上高	顧客から受け取る代金の合計
		売上原価（原材料費）	取引業者へ支払う代金
		売上総利益（粗利）	「売上高－売上原価」
		販売費・一般管理費	従業員の給料，家賃など
	営業利益		「売上総利益－販売費・一般管理費」
	営業外損益	営業外収益：受取利息・配当金など	銀行などから受け取る利息等
		営業外費用：支払利息・割引料など	銀行などへ支払う利息等
	経常利益		「営業利益＋（営業外収益－営業外費用）」
特別損益の部	特別利益	固定資産売却益・投資有価証券売却益など	資産の売買による利益など
	特別損失	固定資産処分損・投資有価証券評価損など	資産の売買による損失，災害による損失など
税引前当期純利益			「経常利益＋（特別利益－特別損失）」
当期利益（純利益）			「税引前当期純利益－税金」

は５つの利益を示している。

図2-12　損益計算書

注）経常損益は，毎期経常的に発生する損益。特別損益は，臨時に発生する損益。営業損益は，本来の営業活動（本業）により発生する損益。営業外損益と特別利益，特別損失は，本業以外によって発生する損益。

資産として計上した後，損益計算書（P/L）に購入価格を一度に計上せず，耐用年数に合わせて購入価格を毎年少しずつ配分し，計上する費用のこと。

例）平成27年１月スチームコンベクションオーブンを200万円で購入。耐用年数を５年とすると，減価償却費は年40万円である。平成27～31年の期間，毎年40万円をP/Lへ計上する。

●**貸借対照表（B/S = balance sheet）**

貸借対照表（**図２-13**）とは，企業の決算日現在の財政を示すもので，企業がどのように事業資金を調達し（負債・純資産），どのような形で保有しているのか（資産）を表しているもので，バランスシートともいう。決算日における企業の資産，負債，純資産を表し，「資産＝負債＋純資産」の関係が成り立っている。これにより，その企業の一定期間の**財政状態**がわかる。表の左側に借方（資産：運用金），右側に貸方（負債・純資産：調達金，総資本）を示している。なお，平成18（2006）年５月の「会社法」の施行に伴い，資産の部，負債の部，純資産の部に大別された。

●**キャッシュフロー計算書（C/F = cash flow statement）**

キャッシュフロー計算書（**図２-14**）は，一定期間におけるキャッシュ（現金および現金同等物）の収支を示す計算書である。「収入－支出」で計算される。営業活動・投資活動・財務活動によるキャッシュフロー（キャッシュの流れ）からなり，この３つのキャッシュフローのバランスから，企業の経営状

	資産の部		負債・純資産の部			
1年以内に現金化される資産	流動資産	当座資産(現金, 預金, 受取手形, 売掛金など) 棚卸資産	負債	流動負債	支払手形 買掛金 短期借入金	1年以内に返済する負債
長期にわたって保有する資産	固定資産	建物 機械装置 土地 投資有価証券	負債	固定負債	長期借入金 社債 退職給与引当金	長期にわたって返済する負債
その効果が将来的に期待できる支出済みの資産	繰延資産	創立費 開業費 開発費 新株発行費 社債発行費	純資産		株主資本 評価・換算差額等 新株予約権 少数株主持分	返済義務がない(自己資本)

負債：返済義務がある(他人資本)

資産の部：資金の運用　　負債・純資産の部：資金の調達

図2-13　貸借対照表

（単位：千円）

Ⅰ　営業活動によるキャッシュフロー		
1．税引前当期純利益	716,600	
2．減価償却費	17,000	
3．投資有価証券売却益	−35,000	
4．土地売却益	−150,000	
5．固定資産廃棄損	30,000	
6．売上債権の増加額	−25,000	
7．棚卸資産の減少額	30,000	
8．仕入債務の増加額	28,000	
9．そのほかの資産，負債の増減額	−25,000	
営業活動によるキャッシュフロー	586,600	合計が＋：本業が順調であることを示す 合計が－：本業が苦戦をしていて，現金不足で苦しんでいることを示す
Ⅱ　投資活動によるキャッシュフロー		
1．定期預金の払戻しによる収入	30,000	－表記：設備投資などを行っていることを示す　→3 ＋表記：会社が持っている資産を売却したことを示す　→2
2．有形固定資産売却による収入	300,000	
3．有形固定資産取得による支出	−1,500,000	
4．投資有価証券取得による支出	−800,000	
投資活動によるキャッシュフロー	−1,970,000	
Ⅲ　財務活動によるキャッシュフロー		
1．短期借入金の純減少額	−300,000	－表記：借金返済をしたり，自社株を買ったりしていることを示す　→3・4 ＋表記：借金をしたり，社債を発行していることを示す　→2
2．長期借入れによる収入	1,500,000	
3．長期借入金の返済による支出	−300,000	
4．配当金の支払額	−150,000	
財務活動によるキャッシュフロー	750,000	
Ⅳ　現金および現金等価物の減少額	−633,400	
Ⅴ　現金および現金等価物の期首残高	730,400	
Ⅵ　現金および現金等価物の期末残高	97,000	

図2-14　キャッシュフロー計算書（例）

資料）定司哲夫：給食マネジメント論，第8版/鈴木久乃，太田和枝，定司哲夫編，p. 36（2014）第一出版を一部改変

態を知ることができる。損益計算書では多額の収益（売上）があっても，実際に現金を得ているとは限らない。したがって，収益が上がっても，現金が不足していれば倒産する場合がある。キャッシュフロー計算書は企業の**現金の流れ**

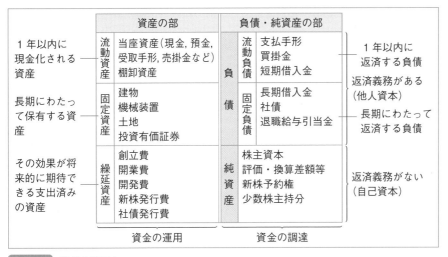

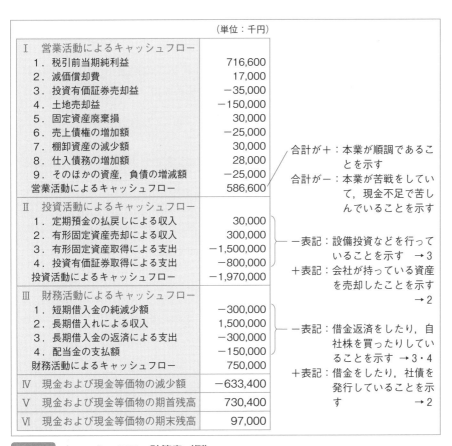

の実態を表しており，損益計算書とは別の観点（企業の現金創出能力と支払い能力）から経営状態がわかる。

4 原価計算と損益分岐点

財務諸表が外部に発表するものであるのに対して，原価計算と損益分岐点による分析は，企業内において経営戦略の資料とするものである。

●売上と原価構成の把握・分析

営業利益を上げるためには，売上を伸ばすとともに，原価を抑える合理的な経営が求められる。そのためには，売上と原価の内容を把握・分析する必要があり，原価計算やABC分析，労働生産性を指標にする方法などが用いられる。

①原価計算：原価の内容を明らかにし，計画と差異があった場合には，原因を究明して対策を講じる。さらに，次回の計画に生かす。

②ABC 分析（重点分析）

ⅰ．売上高の多い順にA・B・Cの３種類に分類し，把握・分析して，Aグループを重点的に管理する（p. 68，Column，p.136，図 4－5 参照）。

ⅱ．原価のうち食材料費の内容を把握・分析する。

③労働生産性：原価のうち人件費（労務費）の内容を把握・分析する（p. 137，4－C－b 参照）。生産量÷総労働時間数（従業員数）などから労働の生産性を分析する。

●損益分岐点分析

企業において，経営状態を把握したり，経営計画における収益性を予想するために，損益分岐点分析を行う。すなわち，「どのくらいの費用で，どのくらいの売上を上げて，どのくらいの利益を得るか」を計画的に管理するための方法である。売上高と原価の関係から固定費，変動費の内容の把握・分析を行い，損益分岐点（**図 2－15**）を低くする対策を検討する。

①**固定費**：売上高にかかわらず発生する費用。施設・設備費，減価償却費，管理費，正社員の人件費（労務費）など。

②**変動費**：売上高に応じて増減する費用。食材料費，消耗品費，アルバイトの人件費（労務費）など。

③**損益分岐点**：利益と損失がゼロになる売上高と総費用の採算点。売上高が損益分岐点より高ければ利益が出ている状態を示し，逆に低ければ損失が出ている状態を示す。したがって，損益分岐点が低いほど，利益を多く出しやすい。

売上高を増加させて総費用を抑制することが，目標利益の達成に必要である。それには，食材料を合理的に購入したり，消耗品費などの経費を削減するなど，変動費の節減が重要である。さらに，施設・設備費，人件費（労務費）などの固定費をできるだけ低く設定することを検討する。

3 給食運営業務の収支構造

給食運営費の一連の流れ，栄養・食事計画，生産工程，生産原価，安全・衛生，施設・設備，人事に関する必要な情報を正確に記録することが不可欠である。

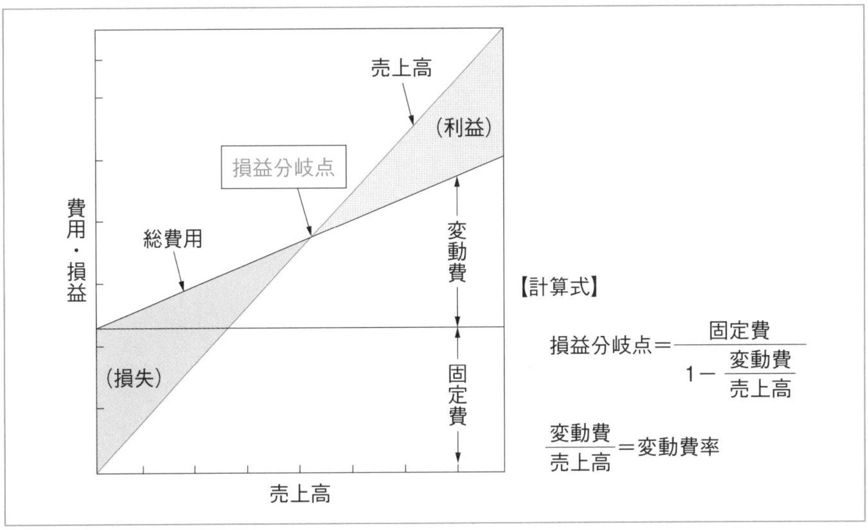

図2-15　**損益分岐点の算出**

●**給食の運営費**　各施設の「給食の運営費」(**表**2-9) で示しているが，給食の生産にかかる（厨房の）人件費（労務費）・経費・食材料費，ならびに施設・設備の購入やメンテナンスにかかる費用の収支を帳簿や帳票に正確に記録することが重要である。

医療施設，高齢者・介護福祉施設，児童福祉施設，障害者福祉施設，学校などの定数制の施設は食数管理もしやすく，予算に合わせて支出を帳簿管理する。

喫食数が変動しやすい事業所給食，社員食堂の運営は，社内外の食環境により喫食数が変動するため，人件費（労務費）などの費用管理が難しい。いずれの施設も原価の中で人件費（労務費）の占める割合が一番多く，労働生産性と品質管理バランスをとることが求められる。

c 給食運営における人的資源

給食施設には，①盛り付け・配膳作業が集中する時間帯があり，②土曜・日曜も稼働している施設がある。雇用形態は，**表**2-10に示す。①には，パートタイマーを雇用するなど合理的な管理が必要となる。②には，従業員の安定した公平な配置が求められる。

●**人事**　人の採用・配置・異動・昇進・退職などの人事，従業員の教育・訓練，人間関係管理の諸制度，および労働条件や労使関係，福利厚生についてのことである。適切な人事管理によって，労働生産性（p. 142 参照）の向上や従業員の能力向上などを図り，合理的な経営を行うことを目的とする。

d 給食業務従事者の教育・訓練

◀37-161
36-158
34-161

1 教育・訓練の目的

業務の遂行に必要な知識や技能を習得させ，さらに能力の向上を図って人材を育

表2-9 給食の運営費

	収入	支出
医療施設*	診療報酬（入院時食事療養費，入院時生活療養費），一部患者負担	・人件費（労務費。調理従事者） ・食材料費 ・経費 水光熱費 消耗品費 研修費 保健衛生費 事務費 設備修繕費
高齢者・介護福祉施設*	介護報酬，利用者負担（基準費用額1,380円/日）	
児童福祉施設	公費 保育料として利用者負担	
障害者福祉施設*	障害福祉サービス費報酬 入所の場合利用者負担 （上限58,000円/月，食材料費，水光熱費分）	
学校	公費 保護者負担（食材料費分）	
事業所	事業主福利厚生費，一部利用者負担	

注）*管理栄養士の人件費（労務費）は栄養食事指導料，栄養管理体制，栄養マネジメント加算などでまかなっている。

表2-10 雇用形態

正社員	原則として１日８時間，週40時間勤務として，長期雇用契約を結んだ社員。
パートタイマー	「短時間労働者の雇用管理の改善等に関する法律」では，短い時間勤務する労働者を“短時間労働者”という。総務省の労働力調査では“労働時間が週35時間未満の者”と定義している。
派遣労働者	「労働者派遣法」では，派遣会社に雇用される労働者であって，派遣会社との雇用関係を継続したままで，別の会社（派遣先）からの指揮命令を受けて，その別の会社（派遣先）のための労働に従事させる対象となる者としている。
契約社員	使用者（企業）と労働者との間の契約に基づいて雇用された社員。①雇用期間を定めた契約社員，②雇用期間を定めず，勤務形態や労働条件のみについて契約を交わす契約社員，③高度の専門的知識や技術・経験をもつ契約社員，④在宅勤務の契約社員など。

成する。給食業務では，栄養管理された食事を衛生的につくる，効率良く安全に仕事をするといった安全衛生教育など，教育・訓練を行う。

2 教育・訓練の方法

職場教育は，計画的に教育・訓練を行って，従業員がやる気を起こし，意欲的に職務を遂行するのに良い方法を選ぶ。また，例えば，管理職へは「部下の指導方法」についての教育など，職位や職能別に教育・訓練を行うことが必要である。

●**OJT（on-the-job training；職場内教育）**　日常業務を通じて継続的に，仕事に必要な知識や技能を重点的に指導する教育方法（例：調理作業中に厨房機器の操作を教える）。具体的，実践的な人材育成手法。基本的に「仕事の内容を説明する→その仕事のやり方を見せる→本人にその仕事をさせる→仕事を正しく行っているかチェックする（必要があればフォローする）」の順に進める。給食施設でよく活用される。

・長所：比較的，個別的・具体的に知識・技能等を伝えることができ，コストも安価である。仕事の進捗状況をみてフォローすることが可能である。
・短所：日常業務が優先され，教育が後回しにされやすい。理論的な教育が

表2-11 集団研修会の例

研修会対象者	ねらい	かかる時間	人
施設責任者 施設管理者など	健康増進法の意図，特定給食施設の役割，栄養管理に必要な事項を知る	講演90分	講師
施設管理者 管理栄養士・栄養士など	健康増進法,栄養管理の具体的な内容,栄養管理報告書の書き方	講演90分 グループワーク90分	講師 補助
管理栄養士・栄養士など	食事摂取基準の活用と給食内容の改善	講演90分 グループワーク90分	講師 補助
	給食の場での情報提供方法（食事バランスガイドの活用などを含む）	講演90分 グループワーク90分	講師 補助
健康管理・給食管理の責任者 労働安全管理者など	健康管理と，給食内容・給食の場での情報提供との連携の必要性を理解し，具体的な方法を知る	講演90分 グループワーク90分	講師 補助
給食業務受託事業者 マネジャー	施設責任者，管理者への研修内容と共通にし，内容を共有できるようにする	講演90分 グループワーク90分	講師 補助

資料） 石田裕美，村山伸子，由田克士編著：特定給食施設における栄養管理の高度化ガイド・事例集，p. 25（2007）第一出版

しにくい。指導者の能力により，教育内容に差が出る。

●OFF-JT（off-the-job training；職場外教育） 仕事場を離れ，研修所や外部施設等に集まり実施される，体系的，専門的な教育手法。主に新入社員の導入教育や専門的，体系的知識の伝達，スキルアップ，資格取得等で活用される（表2-11）。

・長所：特定領域について体系的に，高度専門的な知識を習得できる。研修に専念できる。多数人に対して効率的に研修できる。

・短所：個人の能力に合った教育が難しい。研修期間内は職場を離れなければならない。研修会等の運営コストがかかる。

●自己啓発 本人の意志で自分自身の能力向上や精神的な成長を目指すこと。また，そのための訓練（例：自らの意志で調理に関する通信教育を受講する）。

3 人材育成の基本姿勢

①計画的，継続的に，あらゆる機会を通じて育てる。

②新人は業務を通じて育てる（OJT）。

③個別指導で一人ひとりの性格，資質を見極めて育てる。

④一人ひとりの目標を決めてスキルアップを図る。

⑤信頼関係を日頃より構築しておき，部下にやる気を起こさせるようにする。

4 能力開発

教育・訓練は管理者においても行われ，OJT，OFF-JTのほかに，特に自己啓発が必要となる。

Column 人事考課

従業員の職務遂行態度，成果を評価する（人事考課）。昇給，昇進の判断材料となる。

●人事考課の基本

・業績考課（成績考課）：目標達成度やその活動過程の評価，成果や業績に対する評価。正確度，迅速度，目標達成度などを客観的に評価する（売上，利益）。

・情意考課：勤務態度や職場のモラルに関する規律性，責任性，協調性の評価。

・能力考課：知識や技能など業務を通して身につけた能力に対する評価。企画力，突発的な事象に対する判断力や指導力を評価。

●評価の方法…管理者は，部下の勤務状態，業績，教育・訓練の効果に対して評価を行い，問題があれば解決してもらう。

単に評価の結果のみを伝えるのではなく，なぜその評価になったのか，どこを改善すればより良い評価を得ることができるか，そのためにはどのような能力を身につけなくてはいけないのかという討論が必要である。また，問題点を指摘するだけでなく，良い点も評価する。

●人事評価（人事考課）のポイント

①客観的に分析し，従業員に納得させる。
②公平になるように，施設の基準をつくっておく。
③評価表を用い，評価の理由を記入しておく。
④従業員に自己評価させる。
　・問題点に自身で気付いている場合：解決法を話し合う。
　・問題点に気付いていない場合：客観的なデータを示して，気付くように促す。
⑤従業員が評価に納得できない場合は，弁明，説明の機会を与える。

●コンピテンシー（competency）…ある職務や作業において，業績をあげている人材に共通する行動特性，態度，思考パターンや判断基準などのこと。好業績者には「計数処理能力」，「良好な対人関係の構築力」，「価値観」，「使命感」，「信念の強さ」，「リーダーシップ」など，いくつかの共通の特性がみられる。コンピテンシーを分析し，人材の採用，昇格，配置などの人事評価基準に取り入れ，人事考課に活用する企業が増えている。

Check 2 給食経営管理の概念

問題 次の記述について，○か×かを答えよ。

給食システムにおけるサブシステム

1 実働作業システムには，栄養・食事管理システム，提供管理システムがある。
2 支援システムには，施設・設備管理システムがある。
3 栄養・食事管理システムの目的は，調理従事者への衛生教育を行うことである。
4 品質管理システムの目的は，安全で適正な質と量の食事をつくることである。
5 提供管理システムは，できあがった食事を，喫食者に適正に提供するためのものである。

給食運営の委託化

6 病院において，献立作成基準の作成業務は，病院管理栄養士の確認があれば委託できる。
7 病院の特別治療食献立の作成業務は，委託できる。
8 学校給食の献立作成業務は，委託できる。
9 委託契約の食単価契約には，給食の調理従事者の労務費は含まれない。

給食の資源

10 喫食者は，人的資源である。
11 食材料は，物的資源である。
12 休職の生産システムやノウハウは，情報的資源である。

給食の原価

13 給食業務従事者の細菌検査費用・健康診断費用は，労務費（人件費）に含まれる。
14 販売経費とは，直接費である。
15 設備の修繕費は，給食原価を構成する経費に含まれる。
16 食材料費，消耗品費，アルバイトの人件費などの変動費が高いと，損益分岐点は低くなる。
17 損益分岐点は経営の尺度となっており，高いほうが経営状況が良いとみることができる。

給食業務従事者の教育・訓練

18 調理従事者への初期教育として，効率的な調理方法を指導した。
19 新入社員に対し，食品衛生に関する指導を，日常の調理業務を行いながらOFF-JTで共育した。
20 給食に関するインシデントレポートを朝礼で給食従事者と共有した。

調理機器の種類と機能

21 ブラストチラーは，加熱調理後の食品に冷風を吹き付けて急速に冷却する機器で，真空調理システムに使用される。
22 ティルティングパンは，深鍋の蒸気二重釜で，煮込み料理等に使用する。
23 スチームコンベクションオーブンは，空気加熱，蒸気加熱，複合加熱の3つの基本機能をもつ機器である。

マーケティング戦略，マーケティングミックス

24 喫食者の勤務時間帯に合わせた販売を行った —— カスタマーバリュー（Customer Value）
25 減塩フェアの開催について，イントラネットで配信した —— プライス（Price）
26 ヘルシーメニューを割引にした —— プレイス（Place）
27 ヘルシーメニューにペットボトルのお茶を無料で付けた —— プロモーション（Promotion）

給食の組織

28 管理（統制）範囲の原則とは，各管理責任者の責任と，それに対応した権限を明確にすることである。
29 病院は，ファンクショナル組織である。
30 栄養サポートチーム（NST）は，マトリックス組織である。
31 食事計画は，主任栄養士が業務として担当している。
32 組織化とは，実施活動の指導・制限を行うことである。

解説

1 ○
2 ○
3 × 栄養・食事管理は，適正な給与栄養目標量を設定し，献立を作成するものである。調理従事者の衛生教育は，安全・衛生管理システムで行われる。
4 ○
5 ○

---

6 × 献立作成基準の作成業務は，委託できない。
7 ○
8 × 学校給食の献立作成業務は，委託できない。
9 × 調理従事者の労務費は，含まれる。

---

10 × 人的資源は，調理従事者である。
11 ○
12 × 技術・ブランド資源である。

---

13 × 経費に含まれる。
14 × 販売経費は，販売に要する費用のことで，販売手数料や広告費などがあり，間接費に当たる。
15 ○
16 × 変動費が高いということは，支出が多いということなので，損益分岐点は高くなる。
17 × 損益分岐点が高い場合，経営状態はあまり良くないといえる。

---

18 × まずは調理機器の安全な使用方法について指導するのが，初期教育として適切である。
19 × 日常の調理業務を行いながらの教育は，OJT である。
20 ○

---

21 × クックチルシステムや，その他一般調理における食品の急速冷却に使用される。
22 × 問題文は，スチームケトルの説明である。ティルティングパンは浅く平たい角型の回転鍋で，回転釜と同様に多目的に使用される。
23 ○

---

24 × コンビニエンス（Convenience）：顧客の利便性である。
25 × プロモーションである。
26 × プライスである。
27 ○ 販売促進のためにおまけを付けた。

---

28 × 管理（統制）範囲の原則とは，1人の管理者が直接管理する部下の人数には限界があり，一般的に 8 ～15 人が適当とされていることである。問題文は，責任と権限の原則の内容である。
29 ○ 職能別組織である。
30 ○ マトリックス組織は，ある目的を達成するために組織されたプロジェクトチームと専門家による職能別組織が組み合わせた組織で，メンバーは 2 つの部門に所属し，上司が 2 人いる。
31 ○
32 × 組織化とは，業務分担を明確化することである。

3 栄養・食事管理

給食施設における栄養・食事管理とは，個々人の状況に応じた食事の提供により，特定多数の個人や集団の栄養状態の保持・増進，疾病の予防・治療，QOL (quality of life：生活の質）向上を支援する活動である。栄養・食事管理では，以下の点について留意する。

①個々の喫食者にとって適切なエネルギー・栄養素量を提供できるよう栄養補給計画に基づいた食事を計画（献立作成）し，生産する。

②望ましい食習慣や食行動の変容につながるよう，栄養教育の視点に基づいた食事内容とする。

③喫食者の健康・栄養状態，食事内容に対する評価をし，問題がある場合は改善を行い，次の計画へフィードバックさせる。

A 食事の計画と実施

◀ 33-169

給食施設における食事の計画（図3－1）は，給食の実施に向け喫食者の性，年齢，身体活動レベルを基本に，栄養状態や食習慣などから得られる情報を基にアセスメントを行い，給与栄養目標量を設定するところから始まる（栄養計画）。

食事計画は，この栄養計画に基づいて献立作成基準を作成し，食品構成に沿ってどのような食事を提供するかを設計することである。具体的には，献立計画に基づいて献立を作成し，食事内容（料理名，食品名，１人分の純使用量，エネルギー・栄養量，栄養比率など）や提供のための生産管理（発注，調理法，調理従事者の作業分担，タイムスケジュール），栄養教育の内容などを計画する。食事計画では，施設の調理機器の種類と能力，生産方式，提供方法などの給食システムや調理従事者の人数・調理技術を踏まえて，提供する食事の内容を決定することが重要である。

食事計画の実施では，献立に基づいて食事の生産（調理）・提供を行う。実施後は，提供した食事内容と食事計画が乖離していないか，PDCA サイクルにのっとって評価・改善を行う。

a 利用者の身体状況，生活習慣，食事摂取状況の把握

特定給食施設等における栄養・食事管理は，利用者の特性を十分に把握した上で，食事摂取基準を用いた適切な栄養・食事のアセスメントに基づいて行う。その場合，集団であっても可能な限り集団を構成するすべての「個人」に対応した内容の食事を提供できるようにすることが望ましい。

給食の利用者は，それぞれの施設目的に応じて異なり，収集できる栄養アセスメント項目も異なる。医学的な管理を必要とする病院・介護老人保健施設等では，把

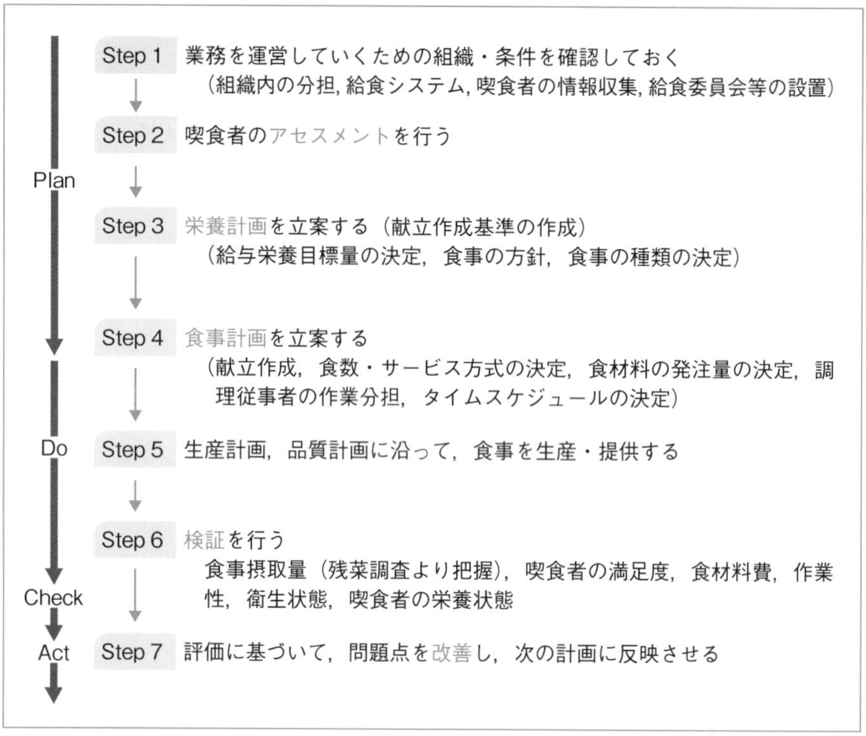
Plan
Do
Check
Act
Step 1 業務を運営していくための組織・条件を確認しておく
（組織内の分担, 給食システム, 喫食者の情報収集, 給食委員会等の設置）
Step 2 喫食者のアセスメントを行う
Step 3 栄養計画を立案する（献立作成基準の作成）
（給与栄養目標量の決定，食事の方針，食事の種類の決定）
Step 4 食事計画を立案する
（献立作成，食数・サービス方式の決定，食材料の発注量の決定，調理従事者の作業分担，タイムスケジュールの決定）
Step 5 生産計画，品質計画に沿って，食事を生産・提供する
Step 6 検証を行う
食事摂取量（残菜調査より把握），喫食者の満足度，食材料費，作業性，衛生状態，喫食者の栄養状態
Step 7 評価に基づいて，問題点を改善し，次の計画に反映させる

図3-1 **食事計画のステップ**

握できるアセスメント項目が多く，主に医師が指示する食事箋に基づいて栄養管理が行われる。学校給食は，学校給食摂取基準（文部科学省，p. 200，**参考資料**，p. 43，**表 1-19**）に基づいて実施され，高齢者施設・児童福祉施設・事業所等では，「日本人の食事摂取基準」(厚生労働省) を用いて算定される。しかし，事業所給食の場合，利用者の性・年齢構成・身体活動レベルが異なり，業種によっても差がある。また，入手できるアセスメント項目も限られていることから，すべての利用者に適切な食事を提供するには限界がある。そのため，食事調査等を行い，①給食の利用頻度，②選択する献立の内容（定食または麺・丼物の利用が多いなど），③給食以外の日常的な食事状況を把握し，アセスメントを行うことが重要である。習慣的な朝食の欠食や，夕食に外食や飲酒の機会が多い利用者には，個別の栄養教育・指導が必要である。栄養・食事のアセスメントにおいては，利用者の身体状況，栄養状態，生活習慣，食事の摂取状況（給食と給食以外の食事）等の視点からも考慮する。

1 身体状況，栄養状態の把握

事業所の場合，中年層の従業員も多く，医学的な管理や食事制限までは必要としないが，何らかの健康問題を抱えている利用者は少なくない。近年は，ストレスによるメンタルヘルスや生活習慣病の罹患率が高まっている。食事のコントロールが必要な利用者が多い場合には，栄養アセスメントの段階で複数の給与栄養目標量を設定する。また，生活習慣病予防に関連したヘルシーメニューの導入など，利用者の身体状況に合った食事の提供を行う。さらには，健康管理部門と連携を図り，定期健康診断等のデータを利用し，身体状況，栄養状態を把握する。

高齢者施設では，咀嚼・嚥下障害などによる摂食障害が問題となるため，個人の身体状況，栄養状態をよく把握した上でアセスメントを行う。

児童福祉施設では，「児童福祉施設における食事摂取基準を活用した食事計画について」（厚生労働省通知，2020年）を活用するとともに，アレルギー児への対応に万全を期す。

●アセスメント項目

①必須項目：性別，年齢，身体活動レベル，身長，体重，BMI。

②必要に応じて把握する項目：ウエスト周囲長，血圧，生活習慣病等の疾病状況，血液検査値，摂食機能（口腔内の状況，咀嚼・嚥下機能）など。

2 生活習慣の把握

食習慣（給食の利用頻度と食事内容，外食の頻度，欠食の頻度，間食の有無，食事時間，健康食品・サプリメント摂取の有無など），運動習慣，飲酒の有無（頻度・量），喫煙の有無（頻度・量）などを把握する。

3 食事摂取状況の把握

給食の摂取状況および給食以外の日常的な食事摂取状況と食嗜好などを把握する。糖質や脂質を多く含む菓子類，スナック菓子類，おつまみなどの間食や清涼飲料水などの飲み物についても内容，量，頻度を把握する。

●給食における食事摂取量の把握　摂取量の把握には，一般に，喫食量調査と残菜調査が用いられる。

①喫食量調査：喫食者個人の食べた量を計測して評価する方法。病院や高齢者施設などのように，盛り付け量に対する残菜量から個人単位で把握できる施設で実施される。

②残菜調査：総残菜量から平均的な喫食量を算出する方法。**秤量法**と**目測法**がある。主に，学校や事業所などで実施される。近頃では，食べ終わった食器（洗浄前の状態）の重量から喫食量が測れるものも開発されている。

秤量法
残菜を直接秤量する方法で，比較的正確に評価できる。

目測法
目視により残菜量を評価する方法。提供量に対する残菜の割合を推定する。

●食嗜好の把握　アセスメントにおいて，利用者の食嗜好の把握は重要な項目の一つである。利用者の嗜好が反映されていない献立は，残菜量が多くなりやすく，実際に摂取した栄養量（給与栄養量）と計画段階における栄養量（給与栄養目標量）に差異が生じる結果となる。したがって，アセスメントの段階で，あらかじめ利用者の嗜好調査を行い，献立に反映させることが大切である。

b 給与エネルギー量と給与栄養素量，食事形態の計画

◀34-162

給与栄養目標量（給与エネルギー量と給与栄養素量）の計画に当たっては，「日本人の食事摂取基準」を用いる。食事摂取基準を用いる対象は，健康な個人および健康な人を中心に構成されている集団（生活習慣病等に関する危険因子を有していたり，高齢者においては，フレイルに関する危険因子を有していても概ね自立した

日常生活を営んでいる者を含む）である。疾病を有する人は，各疾患のガイドラインに沿った栄養管理を行う。食事摂取基準を活用する場合は，PDCA サイクルに基づき行う（**図3－2**）。

まずは現状の食事評価として，①食事摂取状況のアセスメントにより，エネルギー・栄養素の摂取量が適切かどうか評価する。この食事評価に基づいて，②食事計画を立案し（Plan），目標とする給与栄養量を決定する。③立案された計画を実施し（Do），④検証する（Check）。検証を行う際は，計画した給与栄養目標量が実際に摂取されているかどうか，その妥当性を含めた食事評価を行う。さらに，④の検証結果を基に計画や実施内容について改善し（Act），次の計画にフィードバックさせる。

1　食事摂取基準活用のポイント

●栄養計画に用いる指標　エネルギーの指標には，エネルギー摂取の過不足の回避を目的としてBMIを用いる（参考値として推定エネルギー必要量（EER）が示されている）。栄養素については3つの目的からなる5つの指標を用いる。具体的には欠乏症の予防を目的とした「推定平均必要量（EAR）」，「推奨量（RDA）」，「目安量（AI）」，過剰摂取による健康障害の予防を目的とした「耐用上限量（UL）」，生活習慣病の発症予防を目的とした「目標量（DG）」である（**図3－3**，**表3－1**）。これらの指標を栄養計画に用いる際は，示された数値の基本的な考え方や科学的根拠を理解しておく必要がある。

●給与栄養量（エネルギーと栄養素）の種類と記載順　食事摂取基準では，献立表などの栄養計算に用いる給与栄養量の種類は基本的にエネルギー，たんぱ

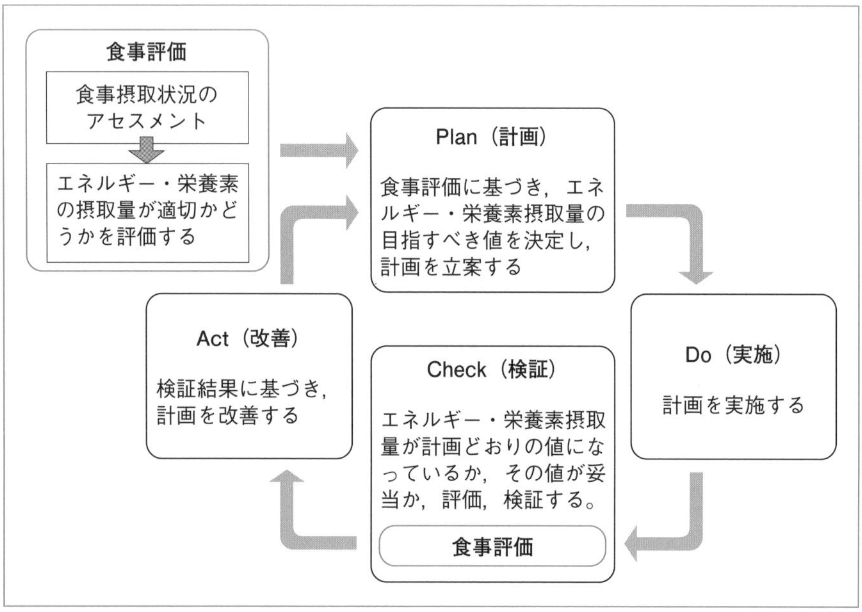

図3-2　**食事摂取基準の活用と PDCA サイクル**

資料）厚生労働省：日本人の食事摂取基準（2020年版），「日本人の食事摂取基準」策定検討会報告書（2019）

く質，脂質，ビタミンA，ビタミンB_1，ビタミンB_2，ビタミンC，カルシウム，鉄，ナトリウム（食塩），食物繊維となっているが，対象集団の特性や栄養状態，食生活状況に応じて柔軟に対応する。

補足｜エネルギー産生栄養素バランス（たんぱく質，脂質，炭水化物が総エネルギー摂取量に占めるべき割合：PFC比率）の観点から，炭水化物にも配慮する。

●給与エネルギー量および給与栄養素量の設定方法

①エネルギー：エネルギーの摂取量と消費量のバランス（エネルギー収支バランス）の維持を示す指標であるBMIや体重の変化を基に設定する。具体的には対象集団の性，年齢，身体活動レベル別人員構成表を作成し，推定エネルギー必要量の荷重平均値を求める。推定エネルギー必要量の分布が広い場合は最頻値などを用いて集約するか，複数設定する。（p. 102，Column 参照）。

給与エネルギー量は，BMIが適切な範囲（18.5以上25.0未満）にある者の割合が多くなるように計画するが，18.5未満の者，25.0以上の者に対しても対応できるよう配慮する。

推定エネルギー必要量の評価は，対象集団のBMIが適切な範囲にあれば，

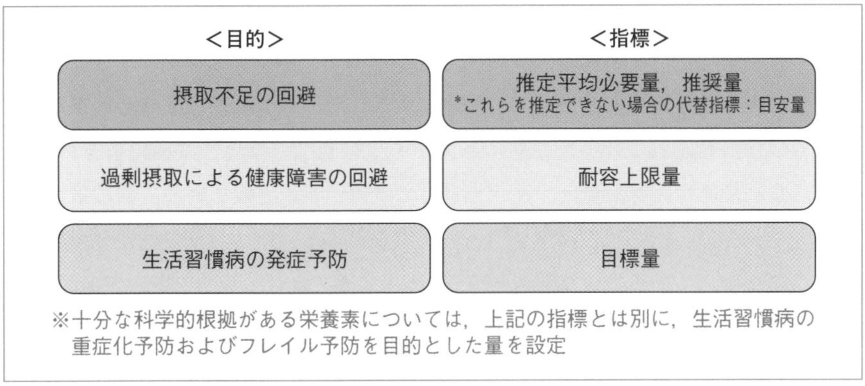

図3-3 栄養素の指標の目的と種類

資料）厚生労働省：日本人の食事摂取基準（2020年版），「日本人の食事摂取基準」策定検討会報告書（2019）

表3-1 食事摂取基準の指標

推定エネルギー必要量（EER）	個人に必要なエネルギーを正確に測定することはできないため，真のエネルギー必要量の代わりに用いる値。参考値。エネルギーの摂取量および消費量のバランス（エネルギー収支バランス）の指標としてBMIを用いる。
推定平均必要量（EAR）	対象母集団における必要量の平均値の推定値を示すもので，当該集団の50％の人が必要量を満たすと推定される摂取量。
推奨量（RDA）	対象母集団のほとんどの人（97～98％）が必要量を満たす量。
目安量（AI）	特定の集団において，ある一定の栄養状態を維持するのに十分な量。十分な科学的根拠がなく，推定平均必要量や推奨量が算定できない場合に算定される。
耐容上限量（UL）	過剰摂取による健康障害のリスクがないとみなされる習慣的な摂取量の上限。
目標量（DG）	生活習慣病の予防を目的として，特定の集団において，その生活習慣病のリスクや代理指標となる生体指標の値が低くなると考えられる値であり，現在の日本人が当面の目標とすべき摂取量。

おおむね良好であると考えられる。喫食量調査（残菜調査）や，可能であれば定期健康診断の結果から栄養状態の評価を行い，適切かどうかを判断する。

②たんぱく質（P），脂質（F），炭水化物（C）：PFC 比率は，エネルギーに対する比率で，たんぱく質13～20（16.5）%：脂質20～30（25.0）%：炭水化物50～65（57.5）%を基準とするが，一例として，15：25：60などと設定してもよい。

・たんぱく質摂取量は，少なすぎても多すぎても生活習慣病の発症予防および重症化予防に関連があることから，上記の範囲で設定し，推奨量以上，20%エネルギー未満とする。

・脂質摂取量で考慮すべきは，飽和脂肪酸の過剰摂取による生活習慣病を予防することである。このことから摂取量の上限を飽和脂肪酸の目標量の上限とし，下限は必須脂肪酸の目安量を下回らないように設定する。

・炭水化物摂取量は，炭水化物（特に糖質）は，エネルギー源としての重要な役割をもつ。総エネルギーからたんぱく質および脂質を差し引いた範囲で設定する。ただし，食物繊維が少なくならないように炭水化物の質に留意する。

③カルシウム，食物繊維，食塩相当量：カルシウムと食物繊維は，摂取量が少ないことが指摘されている。カルシウムは，成人では推定平均必要量と推奨量が設定されているが，対象集団が不足傾向にある場合は推奨量を目指す。食物繊維は，摂取量と生活習慣病との関連が報告されている。目標量が設定されているため，目標量を目指した献立とする。逆に，食塩は過剰摂取が問題となっている。目標量の男性7.5g/日未満，女性6.5g/日未満で設定する。

④ビタミンA，鉄：耐容上限量が示されているので，注意する。

⑤そのほかの栄養素：推定平均必要量，推奨量，目安量を考慮した幅の中で考える。

⑥強化したい栄養素：使用する食品の量や種類，使用頻度で調整する。

給与栄養目標量の設定においては，なぜ，その指標（値）を適用するのか，裏付けが必要である。その根拠となるのがアセスメントの結果である。

2 食事摂取基準活用の注意点

次のような場合には，各々適した対応が必要となる。

①喫食者の人員構成が複雑な場合（年齢構成が幅広い場合や，身体活動レベルの異なる人が混在する場合）：複数の給与栄養目標量を設定する（図3－4），荷重平均値でなく最頻値を用いるなどの工夫をする。

②法的根拠がある給食の場合（病院，福祉施設，学校など）：特定給食施設では，施設の種類により各々の法的根拠に基づいて給食が実施されている。また，保育所給食のように，施設別に給食の基本的な考え方が示されている場合がある。したがって，喫食者の特性に合わせて「食事摂取基準」を活用す

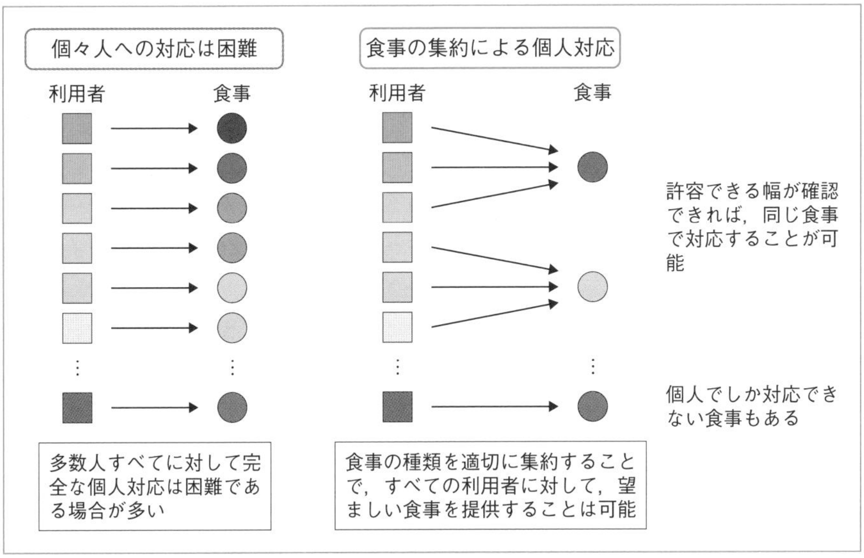

図3-4 特定給食施設等における望ましい対応

資料）国立健康・栄養研究所監修，山本茂，由田克士編：日本人の食事摂取基準（2005年版）の活用―特定給食施設等における食事計画編―（2005）第一出版を一部改変

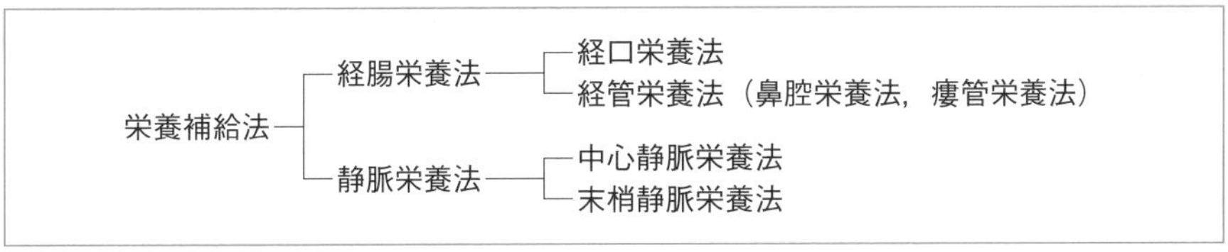

図3-5 栄養補給法の種類

る。

3 食事形態の計画

給与栄養目標量が決定したら，次にどのような食事を，どのような形態で提供するか検討する。

●**栄養補給法の種類**　栄養補給法は，喫食者の口腔内の状態，咀嚼・嚥下機能，消化管機能の状態を考慮して決定する。栄養補給法の種類を図3－5に示す。栄養補給法は，経腸栄養法と静脈栄養法の２つに大別される。さらに，経腸栄養法は口から摂取する経口栄養法と鼻，胃，小腸にチューブを挿入して流動性の食物や栄養剤を摂取する経管栄養法がある。

●**食形態の分類**　食形態とは，食事を構成している主食，主菜，副菜などの硬軟や形状の違いのことである。例えば，主食の軟らかさに対応した常食，軟食，流動食といった分類や，刻み食，とろみ食，ゼリー食，ミキサー食といった形状の違いによる分類がある。

●**栄養補給法と食形態の決定**　栄養管理された食事をすべて摂取してもらうためには，喫食者のアセスメントを行い，喫食者に最も適した栄養補給法と料理の食形態を選択することが重要である。喫食者の状況によっては，経口栄養法と経管栄養法を併用するなど，柔軟な対応が求められる。

◀35-161

C 食品構成，献立作成基準の意義

給与栄養目標量を確保し，栄養バランスの整った献立を作成するには，食品群ごとに多様な食品を使用することが必要である。食品構成表と献立作成基準は，献立作成時や評価の際に用いる基準であり，これらを活用することで，効率的な献立管理を行うことができる。

1 食品構成

食品構成とは，一定期間における1人1日または1回（食）当たりの食品群別食品の平均使用量（目安量）を示したもので，使用量に対するエネルギー・栄養素量を算出して一覧表にしたものが食品構成表である。この食品構成に基づいて献立を作成することで，食品の使用量や栄養量を適切に設定することができ，献立作成にかかる作業時間を短縮することができる。しかし，1日（1回）ごとの献立作成で，食品構成に示された量を充足することは難しく，また変化に富んだ献立内容にするためにも，ある一定期間（1～2週間程度）の平均が目標値に近づくように調整する。食品群の分類には，3群，4群，6群，14群，15群，18群などがあるが，特定給食施設では定期的に栄養管理報告書（p. 19，Column 参照）の提出が義務付けられているため，各自治体の所定様式に沿った分類を念頭に，施設の献立内容に見合ったものを採用するとよい。また，給与栄養目標量を複数設定している場合は，食種ごとに食品構成表を作成する。食品構成の作成手順については p. 104，Column を参照。

●**食品群別荷重平均成分表**　食品構成表を作成する際には，食品群別荷重平均成分値（100g 当たり）を用いて，純使用量当たりのエネルギーおよび栄養素量を算出する。食品群別荷重平均成分値とは，食品構成にある食品群ごとの荷重平均した栄養成分値をいい，この荷重平均成分値を一覧にした栄養成分表が食品群別荷重平均成分表（**表3-2**）である。給食施設によって対象者の特性や嗜好，さらには地域による食習慣，使用食品，食品流通システムなどの条件が異なるため，各給食施設で使用した過去1年間の食品使用実績（純使用量の合計）から，施設ごとに食品群別荷重平均成分表を作成することが望ましい。施設単位で作成することで，施設の実情に合った現実的な数値が得られるとともに，目標とする給与栄養量，使用食品，食材料費などが管理しやすく，評価の際にも役立つ。ただし，新規給食施設や施設で作成することが困難な場合は，行政機関などが公表している既存の食品群別荷重平均成分表を活用する。以下に，食品群別荷重平均成分表の作成手順を示す。

●**食品群別荷重平均成分表の作成手順の例**

①施設で過去1年間に使用した各食品の純使用量を合計し，食品群別に分類する。

②食品群別に過去1年間に使用した純使用量の合計を算出する。

③食品群別に過去1年間の合計量に対する各食品の純使用量構成比率を算出

表3-2 食品群別荷重平均成分表（例）

食品群		エネルギー (kcal)	たんぱく質（アミノ酸組成によるたんぱく質）(g)	脂質（トリアシルグリセロール当量）(g)	カルシウム (mg)	鉄 (mg)	ビタミン A (μgRAE)	ビタミン B_1 (mg)	ビタミン B_2 (mg)	ビタミン C (mg)	食物繊維 (g)	食塩相当量 (g)
穀類	米	342	5.3	0.8	5	0.8	0	0.08	0.02	0	0.5	0.0
	パン類	248	7.4	3.7	22	0.5	0	0.07	0.05	0	4.2	1.2
	めん類	100	2.7	0.4	7	0.3	0	0.03	0.01	0	1.5	0.3
	その他の穀類	368	10.4	3.9	24	1.1	2	0.16	0.04	0	3.9	0.4
いも類	いも	92	1.8	1.0	6	0.5	0	0.09	0.03	31	1.6	0.0
	いも加工品	94	0.1	0.0	39	0.5	0	0.00	0.00	0	1.7	0.0
砂糖および甘味類		391	—	—	1	0.0	0	0.00	0.00	0	0.0	0.0
豆類	大豆製品	76	6.2	4.7	89	1.7	0	0.15	0.05	0	0.9	0.0
	大豆・その他の豆類	297	15.0	6.5	99	4.1	0	0.27	0.10	0	9.0	0.2
種実類		544	18.0	47.5	795	7.9	4	0.62	0.19	3	11.3	0.0
野菜類	緑黄色野菜	29	1.3	0.2	49	0.9	331	0.07	0.09	28	2.4	0.0
	その他の野菜	25	1.1	0.1	28	0.3	6	0.04	0.03	16	1.7	0.0
	野菜漬物	45	1.4	0.3	51	1.7	41	0.02	0.04	4	3.3	8.6
果実類	果実	48	0.7	0.2	10	0.2	15	0.04	0.03	21	1.1	0.0
	果実加工品	80	0.4	0.1	6	0.3	7	0.04	0.02	6	0.8	0.0
きのこ類		28	2.5	0.3	2	0.6	0	0.13	0.22	1	4.6	0.0
藻類		36	1.9	0.2	121	0.9	92	0.09	0.21	18	4.0	1.6
魚介類	魚介類（生）	138	16.4	5.9	38	0.7	17	0.14	0.17	1	0.0	0.3
	干物・塩蔵・缶詰	244	18.6	17.2	12	0.8	14	0.08	0.11	0	0.0	0.9
	練製品	91	11.8	0.4	82	0.3	18	0.01	0.04	0	0.0	2.3
肉類	肉類（生）	191	16.8	12.5	4	1.0	17	0.44	0.19	2	0.0	0.1
	肉加工品	245	15.2	18.5	5	0.5	3	0.49	0.19	31	0.0	2.4
卵類		142	11.3	9.3	46	1.5	210	0.06	0.37	0	0.0	0.4
乳類	牛乳	61	3.0	3.5	110	0.0	38	0.04	0.15	1	0.0	0.1
	乳製品	471	43.4	30.7	1,280	0.4	241	0.05	0.67	0	0.0	3.8
油脂類	植物性	887	—	97.4	0	0.0	0	0.00	0.00	0	0.0	0.0
	動物性	885	—	97.0	0	0.0	0	0.00	0.00	0	0.0	0.0
調味料類	食塩	0	—	—	22	0.0	0	0.00	0.00	0	0.0	99.5
	しょうゆ	66	5.5	—	27	1.5	0	0.05	0.15	0	0.0	15.0
	みそ	195	12.2	5.5	101	4.0	0	0.03	0.10	0	4.9	11.6
	その他の調味料	134	0.7	2.1	10	0.3	9	0.02	0.01	1	0.4	1.4

資料）公益社団法人大阪府栄養士会：病院および介護保険施設における栄養管理指針ガイドブック，2022より一部改変

する。

④各食品の構成比率（%）をそれぞれの食品使用重量（g）として，日本食品標準成分表を用いてエネルギーおよび栄養素について栄養計算して，食品群別の合計を出す。

⑤エネルギーおよび栄養素量の合計値が，その食品群の荷重平均成分値となる。

2 献立作成基準

給食施設で提供する食事は，栄養計画に基づいて算出した栄養量を給与することが前提となるため，献立作成基準を作成し，献立を計画する。**献立作成基準**とは，設定した給与栄養目標量を満たす食事内容にするために，献立作成の方針を示した基準である。献立作成基準には，食事区分，食事パターン，主材料の使用頻度や使

用量などが示されており，献立作成時の目安となる。食事の回数や献立形態および種類数等は施設によって異なるため，献立作成基準については，給食施設の特性を考慮して作成する。献立作成基準には，主に以下の内容が示される。

●献立作成基準の内容

・１日当たりの給与栄養目標量，食事区分ごとのエネルギー・栄養素の配分
・主食，主菜，副菜，汁物などの料理の組み合わせ（食事パターン）
・料理区分ごとの主材料の使用頻度，使用量の目安
・食品構成
・調理法

d 献立の役割，機能

献立は，給食経営の根幹をなすもので，その良し悪しが経営状態を左右するといっても過言でない。給食を利用する喫食者にとって献立（料理）は，最も重視する評価項目の一つであり，その結果は顧客満足度に反映される。価格に見合った品質（給与栄養量，味，量，温度，外観，衛生面など）の良い給食を提供することにより，喫食者の満足度が向上すれば，当然，売上（収益）の拡大が見込まれ，給食経営は良好状態を保つことができるが，反対に満足度の低い献立を継続して提供すると喫食率が低下し，経営の悪化を招くことになる。このように，給食経営における献立の役割は極めて大きい。

したがって献立作成に当たっては，給与栄養量を確保することはいうまでもなく，マーケティングの考え方を活用して，喫食者の嗜好，要望・意見等を十分に反映させることが大切である。同時に，経営的な視点から収入と支出〔食材料費・人件費（労務費）・経費〕とのバランス，採算性，衛生面，施設・設備面，作業面等における効果・効率性，生産性，安全性などについて幅広く検討することが重要である。給食施設の管理栄養士・栄養士は，それぞれの施設目的に合った良質な献立が立てられるよう，日頃から食・栄養に関する情報収集を行い，献立作成に必要な知識と調理技術を身につけておくことが大切である。

1　献立の役割

献立は，喫食者に対し適切な栄養量を満たしていることが前提であり，栄養・食事計画に基づいて設定した給与栄養目標量を，食数規模，提供方法，施設・設備，調理従事者数，調理技術，予算等の諸条件を勘案しながら，具体的に主食，主菜，副菜という形に，食品（料理）と重量を組み合わせたものである。献立（表）は，施設によって様式，記載する情報が異なるが，給食運営・給食経営において最も基礎となる帳票であり，また，栄養管理のための設計図でもあり，管理栄養士・栄養士の献立作成能力・力量が要求される。

献立の精度が高ければムリ・ムダが抑えられ，変更・修正等に費やす時間を削減でき，生産性の向上に寄与するが，精度が低い場合には，食材料の変更や重量変更など予定外の作業が発生したり，原価上昇へも影響が及ぶ献立の立案においては，

施設によって喫食者が異なるため，以下のように各々の特性や嗜好が反映されたものでなくてはならない。なお，これらの対象は集団であっても，できる限り個人対応が求められる。

①病院給食：疾病治療・早期回復のための内容

②学校給食：児童・生徒の心身の健全な成長・発達に資する食事であり，その家族や地域の食生活の改善に寄与するものとして食育につながる内容

③事業所給食：健康保持・増進，生活習慣病の一次予防に寄与する内容

④高齢者施設給食：食べる楽しみを考慮しながら心身の自立を支援する内容

2　献立の機能

給食施設における献立（表）には，以下のような機能がある。

●給食利用者に対する献立の機能

①料理名やバランスの良い食品の組み合わせなどを示した献立は，喫食者に対する栄養教育の教材となる。給食は継続して利用することから教育的効果が大きく，中でも利用者の嗜好・自由意思で選択するカフェテリア方式の施設では，重要な役割を果たす。

②献立に記載されている栄養成分の表示は，喫食者の体調や健康状態に合わせた食事選びに役立つ。

③週間（月間）献立表の掲示により利用者は計画的で幅広い食事選択ができる。

●給食提供側における献立の機能

①献立は，栄養アセスメントに基づく給与栄養目標量を具体的に料理・食品の組み合わせと重量で表したもので，給食を生産（調理）・提供するために必要な作業指示書のもとになる（p. 92，c 参照）。

②食事計画の段階で決定した献立は予定献立とされ，その後，実際に調理し給食を提供した際に生じた食材料，調味料等の変更・修正を加えた献立が実施献立となる（p. 93参照）。

③実施献立は，食中毒等の衛生事故の際に責任の所在を明らかにする証拠資料となる。また，各種作成資料・報告資料の基礎資料となる。

3　献立作成の手順

献立作成は，施設の給食目的や給食目標を考慮し，年間のおおよその献立計画を立てるところから始まる。次に，年間計画に基づき，期間献立と１日（１食）単位の詳細な献立を立案していく。

●年間計画　施設の給食目的・給食目標に沿った，年間のおおまかなスケジュールを立てる。行事食やイベントメニューを導入したり，季節の食品を積極的に使用するなど，変化に富んだ内容にする。

●期間献立と献立作成　献立作成基準に基づき，料理区分（主食・主菜・副菜など），料理様式（和・洋・中華など），主食の種類（米・パン・麺），主材料（肉・魚・卵・豆），調理法（煮る・焼く・揚げる・炒める・蒸すなど）などから献立作成期間の料理とその組み合わせを検討する。

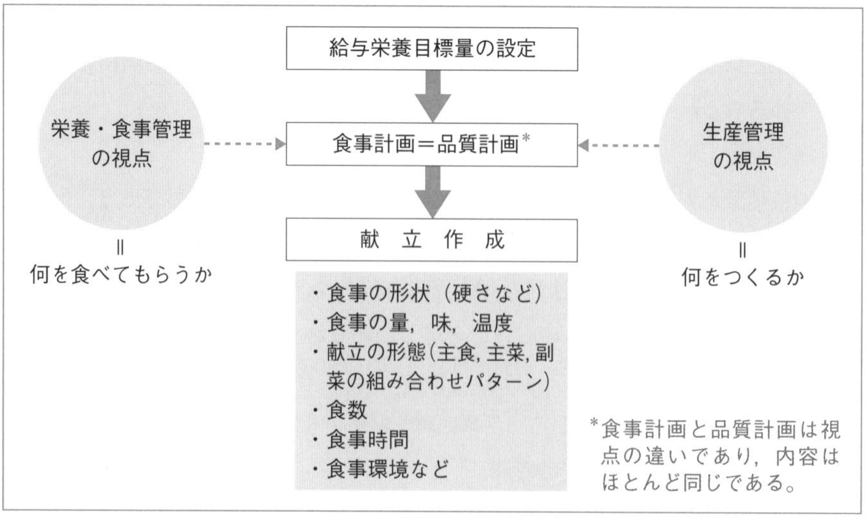

図3-6　**献立計画の内容**

献立作成の方法は，以下のとおりである。

①主食の決定：エネルギー源となる穀類（米・パン類・麺類）から設定する。

②主菜の決定：たんぱく質源となる肉類・魚類・卵類・大豆製品などを使用した料理から設定する。主食に見合った料理を選択する。

③副菜の決定：ビタミン・ミネラル源となる野菜類，いも類，きのこ類，海藻類などを使用した料理から設定する。主菜と調理法が重複しないよう注意する。

④汁物の決定：主食・主菜・副菜で不足している栄養素を補う。主菜や副菜と味付けが重複しないよう注意する。

4　献立作成の留意事項

献立を計画する際は，**図3-6**に示したように，栄養・食事管理と生産管理の両方の視点に立って行うことが重要である。

●**栄養・食事管理の視点**　　食事提供の期間や回数，献立形態，食事環境，食事の価格などを考慮した献立内容とする。

●**生産管理の視点**　　1回に提供する料理数と食数，調理機器の種類と能力，調理従事者の人数および調理技術，配食システムなどを考慮した実施可能な献立内容とする。

その上で，以下の点に留意して献立を作成する。

●**献立作成の留意点**

①一定期間内の給与栄養量の平均値が給与栄養目標量の±10%以内に収まっている。

②喫食者の嗜好や食習慣を考慮した内容である。

③食品の種類，味付け，料理の組み合わせに偏りがなく，旬の食材や行事食などを取り入れ，季節感や地域の特性を生かしている。

④予算（食材料費，人件費，経費）の範囲内である。

⑤施設の調理能力（調理従事者の人数・技能，調理機器，食器，調理時間など）や配食方法に適している。

⑥衛生面，安全面に十分配慮している。

⑦栄養教育の教材として活用できる。

5 献立形態と献立作成のポイント

献立形態には，一種類のみの献立を提供する単一定食の形態と，数種類の料理の中から喫食者自身が選んで組み合わせる選択食の形態がある。

●**単一定食**　喫食者の大多数が満足する量や嗜好に合った料理を組み合わせ，食事ごとに変化をつけ，栄養のバランスがとれるものとする。予定量を均一に盛り付けられない場合は，喫食者からのクレームや残菜につながる可能性が高い。残菜が出ると計画時の栄養量を給与することができなくなるため，事前に献立のニーズを把握し，残菜を出さない工夫が必要である。

●**選択食**　喫食者の選択は，嗜好や価格（経済性）に左右されがちである。選択食では一つの料理の仕込み食数は少ないが，料理の種類が多くなるので，調理作業も増える。したがって，調理作業が円滑に効率良く行えるように献立の内容と使用する調理機器，調理従事者数を考慮しなければならない。

・**複数定食方式**：嗜好面と栄養面に差をつけたものとする。

・**カフェテリア方式**：選択される種々の組み合わせパターンを想定して，栄養のバランスがとれるような料理の種類と量にする。

・**バイキング方式**：大皿盛りにした料理から，好みの種類・量を選択する方法。学校給食や福祉施設給食で，栄養教育を行う場として活用されている。

6 献立作成の合理化

献立作成が給食経営管理業務に占める割合は大きく，経営面や労務管理の観点からも献立作成にかかる作業量の軽減は重要な課題である。献立作成の業務を合理的に行うためには，次のような方法がある。

●**サイクルメニューの導入**　あらかじめ一定期間の献立を作成し，それを繰り返して使用する方法である。過去の実施献立などを参考に立案する。サイクルメニューを作成するに当たっては，食材料や調理法が重複しないよう配慮する必要がある。サイクルメニューを導入するメリットとしては，献立作成に要する時間の短縮，作業の軽減に加えて，食品の計画購入，調理作業の標準化，省力化が可能となるため，多くの施設で導入されている。１サイクルは２週間，４週間，３か月など施設の特性によって異なる。喫食者が飽きのこないよう，旬の食材や季節に合わせたメニューを取り入れたり，同じ曜日に同じ献立とならないよう献立に変化をつけて，喫食者の満足度を高める工夫が大切である。

●**給食管理ソフトの活用**　給食管理ソフトの導入により，献立作成業務をシステム化することができ，献立作成を迅速に適正に行うことができる。給食管理ソフトの活用に当たっては，標準化されたレシピの作成が前提となる。

7 献立の評価

献立は，栄養面，喫食者の嗜好性，衛生面，給食従事者の作業量，原価（食材料，人件費，経費）などについて総合的に評価する。予定献立表と実施献立表を比較して，実際の給与栄養量（実給与栄養量），食品群別使用量，食材料原価を算出し評価に用いる。

●**予定献立表**　使用する食品の重量に対する栄養量と食材料費を計算し，細部を検討・調整したもので，実施前の献立である。食材料の購入量は，予定献立表の1人分の使用量と予定食数から算出する。

●**実施献立表**　実際に使用した食品や使用量を記入した実施後の献立で，予定献立表に変更・追加・削除などの修正が加えられたものである。

e 個別対応の方法

特定給食施設の給食は，できる限り集団を構成する「個人」に対応した食事を提供することが原則であるが，現実には荷重平均値を採用せざるを得ない面もある。しかし，給食利用者の特性として，①男女が混在し，②年齢の幅が広く，③身体活動レベルの差が大きい場合には，適切な許容範囲の中で，できる限り個別対応ができるように給与栄養目標量（目標とするエネルギーや栄養素量）を複数設定する。具体的には，年齢区分ごとに求めた推定エネルギー必要量（EER）を基に，食事の種類を集約するが，その場合，エネルギーの幅が±200kcal/日の範囲内に納まるようにする。具体的な進め方については，p. 102，Column 参照。

f 適切な食品・料理選択のための情報提供

1 給食施設における栄養教育

給食の目的の一つに，喫食者の望ましい食習慣の形成があげられる。特定の集団に対し，継続的に食事を提供する給食は，まさに，給食を実際に食べるという体験を通して，正しい食習慣を確立するための実践的な栄養教材となる。それゆえ，給食は栄養教育の「生きた教材」といわれる。

●**給食における栄養教育の意義と目的**　給食において，喫食者の栄養状態に適した食事を提供するだけでは，栄養状態の改善や正しい食習慣の確立は難しい。したがって，給食を通して食事選択の知識を定着させ，喫食者個人の生活の中で活用できるよう，食事の提供と並行して，継続した栄養教育を行う必要がある。

●**栄養教育の目標**

①適正な食事の摂食体験を通して，望ましい食嗜好・食習慣を形成すること。

②栄養や食事に関する正しい情報を提供することによって，食生活を改善する知識と技術，望ましい食行動を実践できる自己管理能力を身につけること。

●**栄養教育の方法**　給食における栄養教育は，アセスメントを基に，栄養・食生活上の問題を分析し，知識・技術・食行動について変容すべき目標を定めて

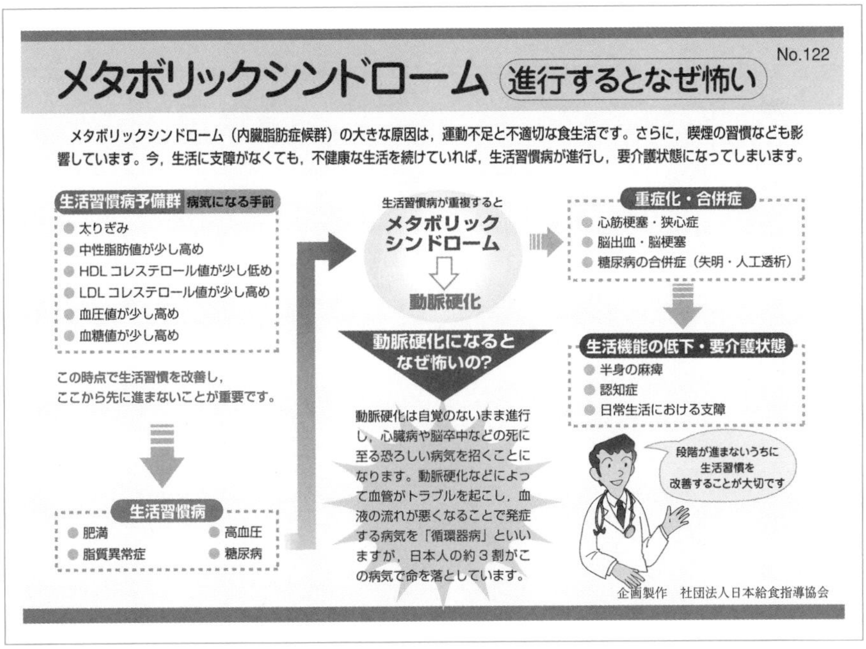

図3-7 卓上メモの例（事業所給食用）

教育計画を立て，実施，評価する。給食施設においては，施設の特性を考慮し，さまざまな機会と手段を活用して，栄養教育を行う。

2 適切な食品・料理選択のための情報提供

特定給食施設が行う栄養管理の基準の一つに，栄養に関する情報の提供を行うことが健康増進法施行規則第９条に定められている。したがって，給食施設利用者に対しては，給食はもとより日常の食事選択の場においても，多様な選択肢の中から適切な食品や料理を選択することができるよう，積極的に栄養情報の提供を行うことが大切である。以下のような情報を発信し，利用者の選択能力を養う機会にする。

- **情報の内容**　献立の栄養表示，メニューの選び方，栄養・食事・料理に関する情報，食生活や健康（疾病）に関する情報，食材料の産地，アレルギー表示，宗教上の禁忌食品など。
- **情報の提供方法**　献立の掲示，モデル献立例の提示，卓上メモ，給食だより，プライスカード，ポスター・リーフレット，デジタルサイネージ，近年はスマートフォンやタブレット端末による情報提供も増えてきている（**図３-７～３-10**）。

B 食事計画の評価，改善

栄養・食事計画に基づいて給食を提供した後は，PDCA サイクルにのっとって評価・改善を行う。栄養・食事管理システムにおける PDCA サイクルの流れを**図３-11**に示す。

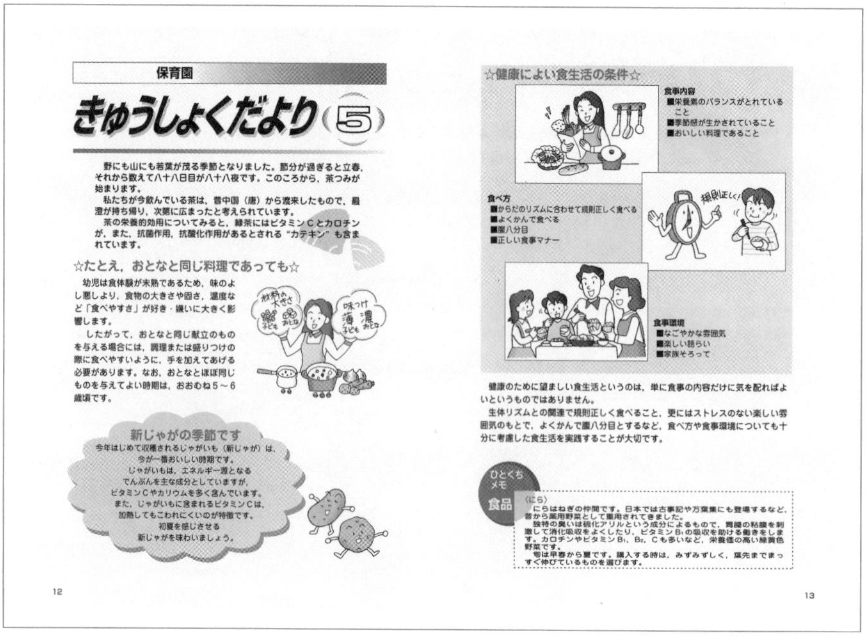

保育園

きゅうしょくだより（5）

野にも山にも若葉が茂る季節となりました。節分が過ぎると立春，それから数えて八十八日目が八十八夜です。このころから，茶つみが始まります。

私たちが今飲んでいる茶は，昔中国（唐）から渡来したもので，最澄が持ち帰り，次第に広まったと考えられています。

茶の栄養的効用についてみると，緑茶にはビタミンＣとカロチンが，また，抗菌作用，抗酸化作用があるとされる“カテキン”も含まれています。

☆たとえ，おとなと同じ料理であっても☆

幼児は食体験が未熟であるため，味のよし悪しより，食物の大きさや固さ，温度など「食べやすさ」が好き・嫌いに大きく影響します。

したがって，おとなと同じ献立のものを与える場合には，調理または盛りつけの際に食べやすいように，手を加えてあげる必要があります。なお，おとなとほぼ同じものを与えてよい時期は，おおむね５～６歳頃です。

新じゃがの季節です

今年はじめて収穫されるじゃがいも（新じゃが）は，
今が一番おいしい時期です。
じゃがいもは，エネルギー源となる
でんぷんを主な成分としていますが，
ビタミンＣやカリウムを多く含んでいます。
また，じゃがいもに含まれるビタミンＣは，
加熱してもこわれにくいのが特徴です。
初夏を感じさせる
新じゃがを味わいましょう。

12

☆健康によい食生活の条件☆

食事内容
- ■栄養素のバランスがとれていること
- ■季節感が生かされていること
- ■おいしい料理であること

食べ方
- ■からだのリズムに合わせて規則正しく食べる
- ■よくかんで食べる
- ■腹八分目
- ■正しい食事マナー

食事環境
- ■なごやかな雰囲気
- ■楽しい語らい
- ■家族そろって

健康のために望ましい食生活というのは，単に食事の内容だけに気を配ればよいというものではありません。

生体リズムとの関連で規則正しく食べること，更にはストレスのない楽しい雰囲気のもとで，よくかんで腹八分目とするなど，食べ方や食事環境についても十分に考慮した食生活を実践することが大切です。

ひとくちメモ　食品

〈にら〉

にらはねぎの仲間です。日本では古事記や万葉集にも登場するなど，昔から薬用野菜として重用されてきました。

独特の臭いは硫化アリルという成分によるもので，胃腸の粘膜を刺激して消化吸収をよくしたり，ビタミンB_1の吸収を助ける働きをします。カロチンやビタミンB_1，B_2，Ｃも多いなど，栄養価の高い緑黄色野菜です。

旬は早春から夏です。購入する時は，みずみずしく，葉先までまっすぐ伸びているものを選びます。

13

図3-8　給食だよりの例（保育所給食用）

資料）山崎文雄：こどもの食教育（3．給食だより編），p. 12-13（2006）第一出版

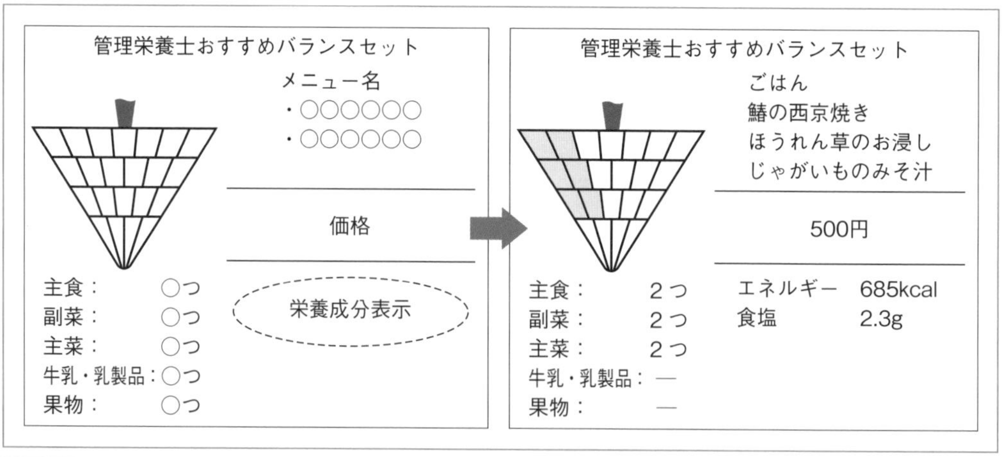

図3-9　プライスカードを活用した栄養教育の例（事業所給食用，「食事バランスガイド」を用いて）

資料）由田克士：「食事バランスガイド」を活用した栄養教育・食育実践マニュアル/(社)日本栄養士会監修，武見ゆかり，吉池信男編，p. 110（2006）第一出版より作図

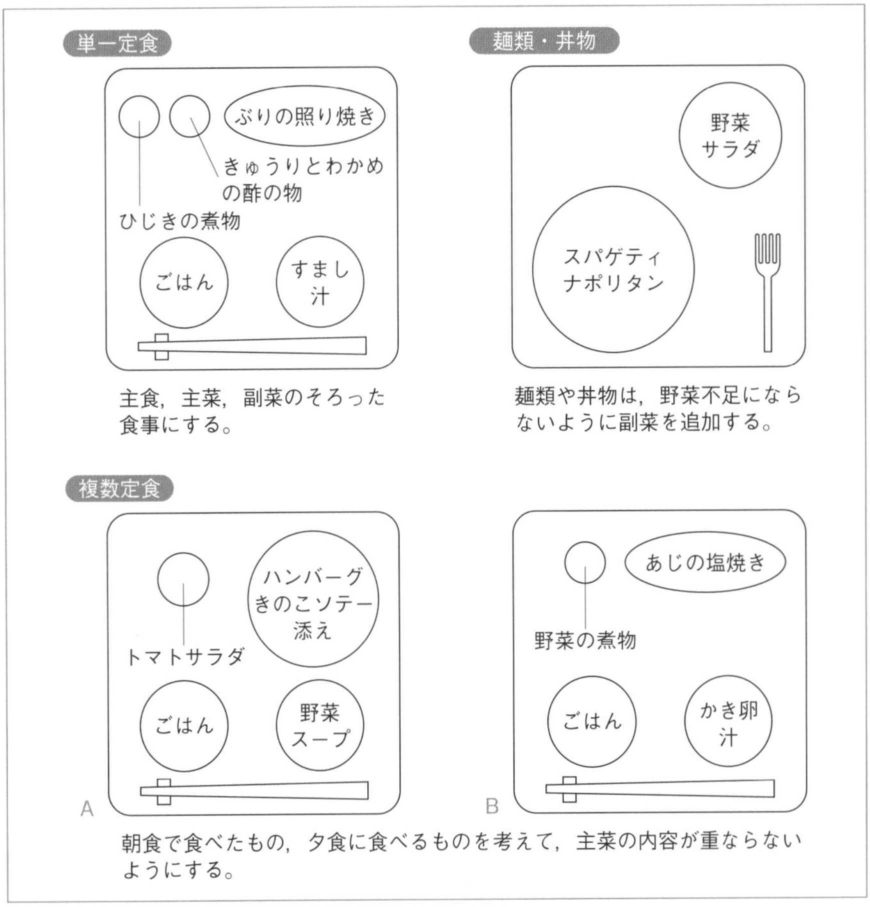
単一定食
ぶりの照り焼き
きゅうりとわかめの酢の物
ひじきの煮物
ごはん
すまし汁
主食，主菜，副菜のそろった食事にする。
麺類・丼物
野菜サラダ
スパゲティナポリタン
麺類や丼物は，野菜不足にならないように副菜を追加する。
複数定食
ハンバーグきのこソテー添え
トマトサラダ
ごはん
野菜スープ
A
あじの塩焼き
野菜の煮物
ごはん
かき卵汁
B
朝食で食べたもの，夕食に食べるものを考えて，主菜の内容が重ならないようにする。

図3-10　**モデル献立例（昼食）の提示**

Column｜給与栄養目標量の設定例（事業所給食の場合）

性，年齢，身体活動レベルのアセスメントによる給与栄養目標量の設定例のステップを示す。

Step 1 **給与栄養目標量の設定数の決定**：設定数は，食事の種類（単一定食，複数定食，カフェテリアなど），喫食者のエネルギー必要量の分布の範囲に応じて決定する。

Step 2 **人員構成表の作成**：性，年齢，身体活動レベル別の人員構成表を作成する（**表 a**）。

Step 3 **推定エネルギー必要量（EER）の分布の確認**

①性，年齢，身体活動レベル別の EER の表を作成する（**表 b**，参照体重と想定）。

②１食のエネルギー配分を決定する（例：昼食の場合，１日の35％）。

③EER の分布を表にする（**表 c**）。

④③から１食の荷重平均値を算出し，確認する。

荷重平均値＝（600kcal×260人＋700kcal×150人＋750kcal×90人＋800kcal×240人＋900kcal×70人＋950kcal×240人）÷1,050人＝773kcal

※対象者の EER の分布が広い場合には，**図 3－4**（p. 91）のように集約し，設定数を決定する。

Step 4 **給与栄養目標量の設定（エネルギー）**：食事の種類に応じて設定する。

・単一定食の場合：荷重平均値に近い800kcal を設定する。主食の量で多少の調整は可能。

・複数定食の場合：２種類であれば，対象集団の幅を考慮して，±200kcal/日の範囲の中で600kcal と800kcal，または700kcal と900kcal が設定できる。その場合，肥満者の割合など，生活習慣病予防の観点から選択する。

・カフェテリアの場合：600～950kcal の範囲で組み合わせが可能な料理の設定を行う。

＊集団の“個人”に対してできる限り対応した食事を提供するには，これまでのように全体の代表値を決めて給与栄養目標量を設定するのは避け，大まかな年齢区分ごとでのエネルギーベースで食事の種類を可能な限り集約し，すべての喫食者に対して適切な許容範囲内での食事を提供することが必要である。そのためには，個人がどの程度の栄養量を摂取すればよいのか，利用者個人ごとに目標量を設定することが望ましい。

Step 5 **給与栄養目標量の設定（栄養素）**

・たんぱく質は推奨量（RDA）から％エネルギーで13～20％，脂質は20～30％，炭水化物は50～65％。

・そのほかの栄養素の中で，主に検討するのはビタミン A・B_1・B_2・C，カルシウム，鉄，食塩，食物繊維である。不足する人の割合が低くなるような数値に設定する。昼食の場合，エネルギーと同様に１日当たりの35％を基準にする（**表 d**）。

表 a　人員構成表　（人）

身体活動レベル	低い（Ⅰ）		ふつう（Ⅱ）	
性　別	男	女	男	女
18～29歳	130	80	150	50
30～49歳	110	140	90	40
50～64歳	90	40	70	60
小　計	330	260	310	150
合　計	1,050			

表 b　推定エネルギー必要量　（kcal/日）

身体活動レベル	低い（Ⅰ）		ふつう（Ⅱ）	
性　別	男	女	男	女
18～29歳	2,295	1,665	2,668	1,943
30～49歳	2,295	1,740	2,678	2,030
50～64歳	2,220	1,665	2,590	1,943

表 c　推定エネルギー必要量の分布

１日当たりのエネルギー階級（kcal/日）	昼食（１日の約35％）（kcal/日）	丸め値（kcal/日）	対象人数（人）	対象人数（小計）（人）
1,650	578	600	120	410
1,750	613	600	140	
1,950	683	700	110	
2,050	718	700	40	
2,200	770	750	90	640
2,300	805	800	240	
2,600	910	900	70	
2,650	928	950	240	
推定エネルギー必要量の荷重平均		800*	利用者合計	1,050

*集約値

Step 6　給与栄養目標量の決定（表 e）：700kcal 定食・900kcal 定食・カフェテリアの給与栄養目標例をまとめた。

なお，最終的には健康診断の結果などを定期的に把握し，肥満ややせの人の割合や生活習慣病などの有所見者率がどのように変化しているのかを確認し，提供する食事の質の改善に役立て，給食が喫食者の健康の維持・増進に寄与しているのかを確認するよう業務を組み立てていくことが大切である。

表 d　男女が混在する18～69歳の集団に対する食事計画における食事摂取基準の設定（800kcal 定食の例示）

栄養素	推定平均必要量	推奨量	耐容上限量	目標量（下限）	目標量（上限）
たんぱく質（g）	16	20		27（26～28）	40
脂質（g）				18	27
炭水化物（g）				100	130
食物繊維（g）				8	
ビタミン A（μgRAE）	208	292	982		
ビタミン B_1（mg）	0.39	0.46			
ビタミン B_2（mg）	0.43	0.52			
ビタミン C（mg）	31	36			
カルシウム（mg）	216	263	909		
鉄（mg）	2.2	2.9	16.8		
食塩相当量（g）	0.6				2.6

表 e　提供方法（単一，複数定食，カフェテリア方式）別給与栄養目標量の設定（例示）

栄養素等	700kcal 定食	900kcal 定食	カフェテリア
エネルギー（kcal）	700	900	750（600～950）
たんぱく質（%エネルギー）	17.0（14～20）	17.0（14～20）	17.0（14～20）
たんぱく質（g）	30（25～35）	39（32～45）	32（21～48）
脂質（%エネルギー）	25（20～30）	25（20～30）	25（20～30）
脂質（g）	19（16～24）	25（20～30）	21（14～32）
炭水化物（%エネルギー）	57.5（50～65）	57.5（50～65）	57.5（50～65）
炭水化物（g）	101（88～114）	130（113～147）	108（75～155）
食物繊維（g）	6.2以上	8.0以上	6.5以上
ビタミン A（μgRAE）	182を下回らず859未満	234を下回らず1,105未満	192を下回らず920未満（155～1,179）
ビタミン B_1（mg）	0.34を下回らず0.40以上	0.44を下回らず0.52以上	0.36を下回らず0.43以上（0.29～0.55）
ビタミン B_2（mg）	0.37を下回らず0.45以上	0.48を下回らず0.58以上	0.40を下回らず0.49以上（0.32～0.62）
ビタミン C（mg）	27を下回らず32以上	35を下回らず41以上	29を下回らず34以上（24～44）
カルシウム（mg）	189を下回らず230付近	243を下回らず296付近	202を下回らず247付近（161～305）
鉄（mg）	1.9を下回らず2.6付近	2.5を下回らず3.3付近	2.1を下回らず2.7付近（2.0～3.6）
食塩相当量（g）	2.3未満	2.9未満	2.4未満

資料）食事摂取基準の実践・運用を考える会編：日本人の食事摂取基準（2020年版）の実践・運用，第２版，p. 92-95（2022）第一出版より作成

Column 食品構成の作成

食品構成は，給与栄養目標量を満たすための食品群の種類と量を示したもので，１日または１回の量で表される。食品群は栄養成分量の類似した食品を集約し，それぞれの群に分類したものである。

給食の食品構成は，栄養計画を献立に表現するステップとして，各食品群の食品の種類や量が給食施設の栄養計画に沿っているかを検討しながら作成する。エネルギー・栄養素量の算出は，各食品群の荷重平均成分値をもって行う。なお，献立作成業務がコンピューター化されている施設では，献立の栄養量を簡単に確認できるので，主に給与栄養量の計算を簡略化する目的で食品構成を作成する必要性はあまりない。しかし，食事は適切な量の確保も大切である。“食事としての量”を指定するのが不慣れな場合は，食品構成を活用するとよい。

給与栄養目標量の基準が同じでも，各施設の特性（喫食者の嗜好や食欲，食材料費）によって，例えば主食がごはんかパンか，主菜の主材料，副菜の料理数などの献立パターンが異なるので，食品構成は変わる。

１回の食事の献立は，主食，主菜，副菜の組み合わせで，それぞれを一定量そろえれば，栄養のバランスはほぼ満たすことができるので，主食，主菜（魚，肉，卵，豆，豆製品群および乳・乳製品），副菜（野菜，いも，きのこ，海藻，果物類）に分類して構成するとよい。

事業所の昼食給食を例として，作成の手順を示す。

① **主食としての穀類の量を決める。**食事摂取基準のエネルギー産生栄養素バランス（P：F：C 比）から，主食のパターンに応じて，穀類エネルギー比の基準を基に算出した穀類の量と，喫食者の平均的な主食の摂食量を勘案して決める。

② **主菜の食品群の量を決める。**主菜に用いる主要食品は魚肉類，豆・豆製品，卵類，乳・乳製品で，たんぱく質源としての適量を考える。エネルギー産生栄養素バランスを基準に設定したたんぱく質の70%前後を主菜で充当する。献立の変化は，主菜の主材料の種類と調理法によって決まる。エネルギー，脂質量を計算しながら，各食品群の配分（魚と肉料理の比率，豆製品の料理など）を検討する。

③ **副菜の食品群の量を決める。**緑黄色野菜，そのほかの野菜，海藻，きのこ，いも，果物類は，ミネラル，ビタミン，食物繊維などが多く，エネルギー，たんぱく質，脂質が少ない。１日に500～600g をとることにより，ミネラル，ビタミンが充足できる。

①～③はいずれも，１回の使用量（料理として成立する量も考慮する）とおよそ１週間当たりの使用回数から，１回当たりの平均値として量が決定する。したがって，１回の使用量と使用回数が，献立を立案する際には参考となる数値である。

④ ①～③の栄養量の総計を算出して，**微調整を行う。**

⑤ **調味料としての砂糖と油脂の量を決める。**脂質エネルギー比からの適正な油脂の使用量は，④の脂質量から計算できる。献立と脂質エネルギー比の両面から油脂量を決める。

⑥ ①～⑤の総計を算出して，**給与栄養目標量と比較する。**650kcal，850kcal の昼食の例（１日の35%を基準とする）を**表**に示す。

表 食品構成例（抜粋）

料理群	食品群	650kcal 重量（g）	850kcal 重量（g）
主食	穀類	95	125
主菜	魚介類	30	40
	肉類	25	35
	卵	15	20
	豆・豆製品	25	30
	乳・乳製品	40	40
副菜	緑黄色野菜	35	45
	そのほかの野菜	70	90
	いも類	35	40
	果物類	30	50
調味料	砂糖	5	7
	油脂類	10	13

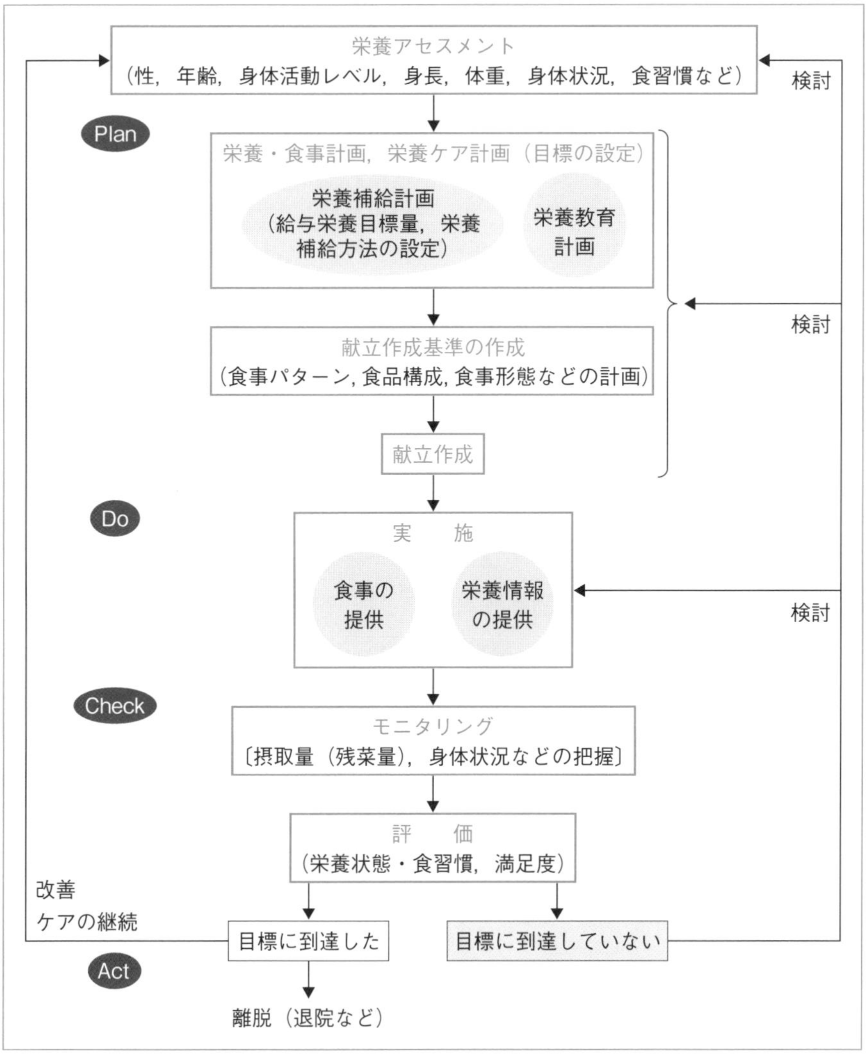

図3-11　栄養・食事管理システムにおけるPDCAサイクル

a 食事計画の評価と改善方法

34-163

食事計画の評価は，栄養・食事計画で定めた目標の達成度を確認することである。評価には，喫食者の栄養状態・食習慣等に対する評価と食事の品質に対する評価，行政による評価がある。その結果を総合的に分析し，問題がある場合にはその原因を調べ，改善し，次の食事計画へとフィードバックしていく。

1 喫食者の栄養状態・食習慣等に対する評価と改善

●**栄養状態の評価**　栄養アセスメントの結果に基づいて，提供した食事（給与栄養量の設定，献立内容など）の目標達成度を確認する。計画との差異や結果に問題がある場合には，次の計画に反映させて，改善を行う。

①栄養計画の評価：計画通りに栄養量が給与されているかについて，おおむね2～4週間単位で評価する。栄養出納表により，給与栄養目標量と実施給

与栄養量の差異を評価する。

②献立計画の評価：食品構成に基づき，食品群別食品の種類と量が計画通り実施されているか，偏りがないかを評価する。食品構成は1回の献立ごとに目標量を満たすことは困難であるため，栄養出納表を用いて，一定期間の平均値を評価する。

●**食習慣の評価**　継続して食事を提供した結果，喫食者が食品や栄養についての正しい知識が身に付いているか，望ましい食行動に結び付いているかなどを評価する。結果に問題がある場合には，提供した栄養情報の妥当性を検討し，改善を図る。

このように，喫食者の栄養状態・食習慣等の評価は，栄養・食事計画の妥当性に対する評価であるといえる。しかし，栄養状態や食習慣等は，必ずしも給食だけの影響によるものとは考えられないため，給食以外の食事や生活習慣についても考慮する必要がある。

2 食事の品質に対する評価と改善

食事の品質に対する評価には，喫食者側の評価と提供者側が行う評価がある。

●**喫食者側の評価**　喫食者側の評価としては，喫食量調査や嗜好調査などがある。これらは食事の量，味，温度，外観などに対して満足度がどれだけ得られたかという食事そのものに対する品質評価である。

①喫食量調査（**表3-3**）：何を，どのくらい食べたかを知ることができ，喫食量が少ないほど栄養管理の評価は低くなる。したがって，原因を解明し改善することが重要となる。

②嗜好調査（**表3-4**）：提供する料理や，料理の組み合わせ，献立の適否などについて，喫食者の好み（嗜好）や満足度を調査する方法である。食事内容の他にも，食事サービス，食事環境，栄養教育なども評価の対象となる。喫食者の満足度は，品質に大きくかかわってくるため，評価の低い項目については問題を抽出し，改善を図る必要がある。

●**提供者側の評価**　提供者側の評価は，提供した食事が計画通りに生産（調理）・提供されたかという，生産管理および提供管理の面から評価を行う。食事の質向上には，給食の運営条件，生産（調理）システムがかかわることから，これらの評価結果を基に，給食運営全体を総合的に評価し，改善することが大切である。

3 行政による評価

特定給食施設においては，栄養管理報告書（p. 19，p. 20，Column，**表a**）等の提出によって，都道府県等が栄養管理について評価し，指導・助言を行っている（p. 2，1-A-b 参照）。

表3-3　個人を対象とした喫食量調査票（例）

月日		月　日（　）						月　日（　）						月　日（　）					
喫食量		全部	3/4	2/3	1/2	1/3	1/4	全部	3/4	2/3	1/2	1/3	1/4	全部	3/4	2/3	1/2	1/3	1/4
朝食	主食																		
	汁																		
	主菜																		
	副菜1																		
	副菜2																		
	乳製品																		
昼食	主食																		
	汁																		
	主菜																		
	副菜1																		
	副菜2																		
夕食	主食																		
	汁																		
	主菜																		
	副菜1																		
	副菜2																		
	果物																		

※主食とおかず，それぞれの食べた量に○をつける。

表3-4　嗜好調査票（例）

主食	1）炊き方	A．硬い	B．ちょうど良い	C．軟らかい
	2）量	A．多い	B．ちょうど良い	C．少ない
おかず	1）味付け	A．薄い	B．ちょうど良い	C．濃い
	2）食べやすさ	A．硬い	B．ちょうど良い	C．軟らかい
	3）盛り付け方	A．よい	B．ふつう	C．悪い
	4）量	A．多い	B．ちょうど良い	C．少ない
	5）全体的な食べやすさ	A．食べやすい	B．ふつう	C．食べにくい
	6）おいしい，食べやすいと思ったもの			
	7）おいしくない，食べにくいと思ったもの 理由			
食事の満足度	満足	やや満足	やや不満	不満
意見・希望など				

Check 3 栄養・食事管理

問題 次の記述について，○か×かを答えよ。

食事計画

1 特定給食における栄養・食事管理の目標は，調理従事者の健康管理である。
2 給与栄養目標量の設定に必要な項目として，性別，年齢，身体活動レベル，身長，体重，BMIなどがあげられる。
3 事業所給食利用者の食事摂取状況は，給食で提供した昼食の食事摂取量のみ把握する。
4 給食提供後は，嗜好調査を行い，給与栄養目標量と実際の摂取量の差を把握する。

「食事摂取基準」に基づく給与栄養目標量の設定

5 エネルギーは，身体活動レベルの高い喫食者に合わせて設定する。
6 たんぱく質は，エネルギー比率15%から算出した数値とする。
7 脂質は，飽和脂肪酸の目標量は考慮しない。
8 カルシウムは目安量を給与栄養目標量とする。
9 食塩は目標量を給与栄養目標量とする。

献立計画

10 献立作成は，食事提供の期間や回数，献立形態，食事環境，食事の価格などを考慮して行う。
11 食品構成とは，料理区分別に提供量の目安量を示したものである。
12 献立の栄養量は，施設ごとに作成した食品群別荷重平均成分表で確認する。
13 献立作成基準を作成する際には，主食，主菜，副菜の食事パターンを検討する。
14 サイクルメニューを導入する利点のひとつに，棚卸し業務の省略化がある。
15 献立作成において考慮する点は，給与栄養目標量，予算，調理時間，調理機器，調理従事者の人数などである。
16 実施献立とは，使用する食品の重量に対する栄養素量と食材料費を計算し，細部の検討・調整をしたものである。

給食施設と献立の特徴

17 事業所給食 ――― 生活習慣病予防のための食事の提供，栄養教育を行う。
18 学校給食 ――― 心身の健全な成長・発達に資する食事を提供し，食生活の改善に寄与する栄養教育を行う。
19 病院給食 ――― 食べる楽しみを考慮して，心身の自立を支援する食事を提供する。
20 高齢者施設給食 ―― 疾病の回復のための食事提供，栄養教育を行う。

解説

1 × 給食施設利用者の栄養状態の保持・増進，疾病の予防・治療，QOL の向上が主な目標である。
2 ○
3 × 食事摂取状況は，給食だけではなく，朝食，夕食を含めた 1 日分を把握する。
4 × 実際の摂取量を把握するためには，喫食量調査や残菜調査を行う。嗜好調査は，料理の量・味・温度・外観等について好みや満足度を確認する方法である。

---

5 × 喫食者の性，年齢，身体活動レベルの分布を考慮し，BMI が適切な範囲にある者の割合が多くなるように設定する。
6 × たんぱく質は，推奨量以上，エネルギー比率20%未満の幅で設定する。
7 × 脂質は，飽和脂肪酸の目標量と必須脂肪酸の目安量を考慮して設定する。
8 × カルシウムは，成人では推定平均必要量と推奨量が設定されており，摂取量が不足傾向の集団の場合は，推奨量を目指す。
9 ○

---

10 ○
11 × 食品構成は，一定期間における 1 人 1 日当たりの食品群別の平均使用量を示したものであり，献立作成に使用することで，食品の使用量や栄養量を適正に設定することができる。
12 ○
13 ○
14 × サイクルメニューを導入する利点は，献立作成業務の軽減，食材料発注業務の簡素化，調理作業の標準化，食数管理の効率化などである。
15 ○
16 × 実施献立とは，実際に使用した食品や使用量，変更点などを記入したものである。問題文は予定献立のことである。

---

17 ○
18 ○
19 × 病院給食では，疾病の治療・回復のための食事提供，栄養教育を行う。
20 × 高齢者施設給食では，食べる楽しみを考慮して，心身の自立を支援する食事を提供する。

4 給食経営における品質管理，生産管理，提供管理

A 品質と標準化

品質（quality）とは，生産された製品やサービスの特性である。給食では，提供する食事やサービスの価値や機能が品質となる。品質は，消費者が要求する製品の特性との合致度が高いほど良いとされる。そのため，生産者は，常に消費者のニーズを把握し，質の高い製品をタイミングよく，適正な価格で安定的に供給することが求められる。

品質管理（QC：quality control）とは，消費者のニーズを満たす品質の製品やサービスを提供する過程における管理活動である。つまり，製品やサービスの品質が，規格どおりもしくは一定の水準を保つよう製造工程を管理することである。品質管理を行う上で必要となるのが，標準化である。標準化とは，給食の場合，調理操作や作業工程などにおいて具体的な品質基準（数値）を設定し，施設・設備等の条件を踏まえて，常に一定水準の製品や作業が得られるようにすることである。標準化によって品質を一定に保ち，作業の最適化，効率化，向上化を図ることができる。

a 給食経営における品質と品質管理の意義

◀ 37-164
36-162
34-165

給食の目的は施設ごとに異なるため，施設の経営理念や利用者の特性に応じた給食やサービスの品質が求められる。各施設における給食の目的は，病院給食は入院患者の疾病治療・回復，学校給食は児童・生徒の心身の発達・食育推進，事業所給食は勤労者の健康増進・生活習慣病の一次予防，高齢者・介護施設給食では身体機能の回復支援・QOL の向上であり，ゆえに目標とする食事の品質も異なる。しかし，いずれの給食施設においても，「適切な栄養管理がされている」「衛生的で安全性が確保されている」「利用者のニーズに合ったおいしい食事である」「栄養教育の教材となり得る」という点においては，目標とする品質は同じである。

1 給食の品質

給食における品質は，設計品質と適合品質，総合品質からなる（図 4－1）。設計品質は，栄養・食事計画の段階で目標となる品質であり，計画の良否が影響する。適合品質は，提供した食事と計画段階で設定した設計品質との適合性を示すものである。総合品質は，設計品質と適合品質からなり，給食利用者は，この総合品質を評価する。総合品質が高ければ，喫食者の満足度も高くなる。したがって，給食において総合品質は最も重視される品質であり，品質管理は最終的にこの総合品質をより良いものにするために行われる。

●**設計品質**　製品の目標とする品質であり，「ねらいの品質」ともいわれる。

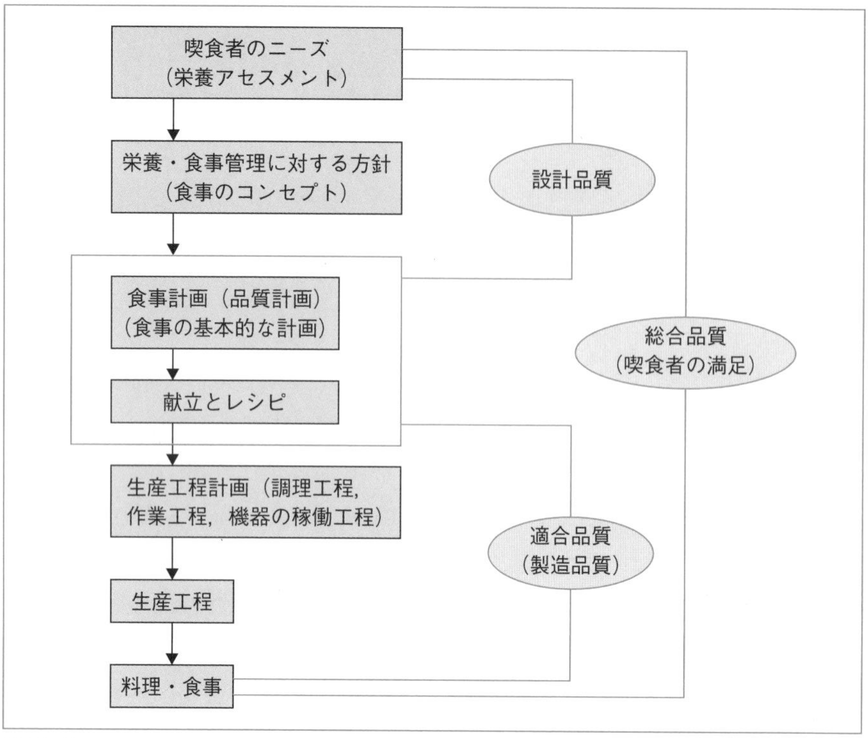

図4-1　**食事サービスにおける品質**

資料）　石田裕美：給食マネジメント論，第８版/鈴木久乃，太田和枝，定司哲夫編，p. 229（2014）第一出版

給食の場合，栄養・食事計画で設定した給与栄養目標量，量，外観（色，盛り付け，食器），おいしさ（味，香り，温度，テクスチャー），安全性，原価などがあげられる。これらの品質目標は，献立表や作業指示書（レシピ）によって

Column　食事の総合品質保証

総合品質保証とは，製品の企画・開発，製造，販売に至るすべての工程における品質を保証するという考え方である。そのためには，ISO に基づいた品質監査のシステムを導入するなど，品質の向上に取り組むことが必要となる。

食事においては，“品質にバラツキがなく，味や栄養，衛生的安全性が保証された食事を，適正な原価で，適時適温により提供する”ために，喫食者のアセスメントから，栄養・食事計画，食材料の購入，生産（調理），提供，喫食までの全工程を保証するということになる。品質管理を行う上でのポイントを以下に示す。

①健康や嗜好面において，喫食者のニーズやウォンツを的確に把握する。
②献立には，①で把握した喫食者のニーズやウォンツを反映させる。
③食材料や水は，安全なものを使用する。
④的確な原価計算を行う。
⑤適時に提供できるレシピとする。
⑥喫食者の求める品質に生産する。
⑦適時に適温で，また適正価格で提供する。
⑧適切な食事環境とする。
⑨各工程，結果について適切な評価を行い，さらなる品質の向上につなげる。

なお，これらは安全な職場環境・設備と，適切な人材を前提に実現することができる。

示される。作業指示書には，料理名，栄養量，調味濃度，調理手順や時間，加熱条件，食器，作業者など，目標とする品質を実現するための条件を詳細に記述する必要がある。

●**適合品質（製造品質）**　設計品質に基づき製造された製品の品質であり，「できばえの品質」ともいわれる。給食では，実際に調理して提供される食事が，献立や作業指示書どおりの栄養量や味，量，温度，外観であるかどうかについて，設計品質と適合させて評価する。

●**総合品質**　喫食者の視点からみた総合的な品質で，設計品質と適合品質からなり，喫食者の満足度（顧客満足度）として捉えることができる。総合品質は，設計品質と適合品質の両方が良好でなければ，喫食者の満足を得られないばかりでなく，栄養・食事管理の目標を達成することは難しい。喫食者のニーズを把握し給与栄養目標量に合わせた献立を立て（設計品質），献立や作業指示書に示された質と量を確保した食事を生産・提供する（適合品質）ことで，総合品質が保証される。

2 品質管理の目的

給食における品質管理の目的は，喫食者が満足のいく食事やサービスを効率的かつ経済的に提供し，それによって収益を確保することである。したがって，品質管理はPDCAサイクルを繰り返して行い，最終的に高い総合品質を得られるようにする。

①総合品質管理：喫食者の満足度を維持・向上するための，給食部門全体の運営活動に対するPDCA活動。

②設計品質管理：栄養・食事計画を，喫食者のニーズに合わせたものにするPDCA活動。

③適合品質管理：献立・作業指示書どおりに生産（調理）するためのPDCA活動。

3 品質保証システム

品質管理は製品の製造工程を管理・統制するものであるのに対し，品質保証システムは購入した製品が故障や事故を起こさないよう，消費者が安心して使用できるようにするものである。すなわち，消費者が信頼し安心して使い続けられる製品の品質を，企画，設計，製造，販売のプロセスを通して保証し，消費者の信頼を得ようとするものである。近年では，消費者重視の観点から品質保証（quality assurance）の考え方が重要になっている。

PL法（製造物責任法）では，製造物の欠陥によって生命，身体または他の財産に損害を被った場合に，被害者は製造業社等に対して損害賠償を求めることができるとしている。製造物には，工業製品や加工食品だけではなく，給食施設で調理・提供した食事も含まれる。したがって，食事の計画から提供に至る全ての工程において，厳重な品質管理を行わなければならない。

品質保証対策としては，食品の安全・衛生管理を保証するHACCPシステムの構築（p. 153，5-A-a参照）やISO（国際標準化機構）による品質保証の認証取

表4-1 マネジメントの国際規格と種類

マネジメントの国際規格	国際規格の名称
ISO9000シリーズ	品質マネジメントシステム（QMS）
ISO14000シリーズ	環境マネジメントシステム（EMS）
ISO/IEC 27000シリーズ	情報セキュリティマネジメントシステム（ISMS）
ISO22000シリーズ	食品安全マネジメントシステム（FSMS）
ISO/IEC 20000シリーズ	IT サービスマネジメントシステム（ITSMS）
ISO/IEC 17050	適合性評価－供給者適合宣言
OHSAS 18001	労働安全衛生マネジメントシステム（OHSMS）
ISO31000	リスクマネジメントシステム（RMS）
ISO26000	社会的責任に関する手引（SR）

得制度などがある。国際規格には，ほかにも表4-1のようなものがある。

4 給食における品質保証

給食における品質保証とは，喫食者が満足する食事の“設計”から“生産”，“供食”までの，栄養・食事計画，献立作成，調理，提供サービスの工程を保証し，喫食者の信頼を得るために，給食部門全体で行う一連の活動であるといえる。

給食の提供においては，食事の衛生的安全性，栄養量，味，温度，量，外観などの水準を一定に保つシステムの構築が必要である。併せて調理従事者の教育が求められる。

- **●衛生的安全性の保証**　HACCP の概念を取り入れた「大量調理施設衛生管理マニュアル」（p. 157，5-A-c 参照）を実施する。さらに，「ISO9000シリーズ」（p. 115，Column 参照）を取得するなど，食材料の購入・保管から，調理，提供サービス，後片付け，清掃までの全工程において，各工程別に管理し，事故防止に努めることが重要である。
- **●給与栄養量を確保する保証**　食品の栄養量は，保管や調理中に変動するため，保管や生産（調理）工程，盛り付け（量）の精度を上げるシステムを構築することで，変動を最小限にする。
- **●良質な味・温度・量・外観の保証**　給与栄養量の確保と同様に，生産（調理）工程を標準化し，味の一定化や適温管理を行う。盛り付け量の均等化を図り，見た目の良さを保つことも重要である。

b 給食の品質基準と献立の標準化

給食の品質を維持・向上するためには，管理対象とする項目と品質基準を設定し，それぞれの基準を満たす製品を生産し提供することが求められる。また，一定水準の食事を継続的に提供するためには，作業工程や調理操作についてマニュアルを作成し，誰にでも同様の調理作業が行えるよう標準化する必要がある。

1 献立の標準化

生産（調理）工程の標準化には，献立と作業指示書（レシピ）の標準化が不可欠となる。設計品質として示される献立では，料理の組み合わせ，料理単位の食品と重量，調味パーセントを標準化する。

献立形態の違いなどは献立作成基準として明確にしておく。単一定食献立では，料理の組み合わせ（主食，主菜，副菜，汁物，デザートなど）をパターン化する。選択食献立（複数定食方式，カフェテリア方式）では，選択できる料理の種類（主食，主菜など）を食品別，調理法別，様式別に区分して標準化する。料理の種類による盛り付け量についても標準化しておくとよい。また，標準化された献立をサイクルメニューとして活用することで，献立作成にかかる時間を短縮できるだけでなく，食材の発注や調理作業の合理化・効率化を図ることができる。

Column　ISO9000シリーズ

ISO（国際標準化機構：International Organization for Standardization）は，1947年にジュネーブで，工業・農業製品の規格の国際標準化を推進するために設立された組織である。現在の会員国は約160カ国である。その目的は，世界規模で製品・サービスが流通している中，消費者や組織（企業）間の取引において，製品・サービスについて共通の普遍的な取り決め，つまり標準化（規格の設定）を行い，製品・サービスの信頼性を保証することにある。各組織（企業）の製品・サービスが，それぞれの要求事項（規格，基準）に適合しているか，第三者機関により審査を受け，適合していればその認証を取得することができる。これにより企業は，より広い市場に安定した品質の製品・サービスを提供することが可能となり，消費者は安定した品質の製品・サービスを購入することができる。

近年では，規格の概念を製品・サービスだけでなく，組織（企業）に広げて捉えている。すなわち，組織（企業）が一定水準の製品・サービスをつくる能力があるかを審査する品質保証に関するISO9000シリーズ，環境に配慮した活動を行っているかを審査するISO14000シリーズがある。それにより，認証取得の目的が，品質の向上や企業のイメージアップといった営業的なものに加え，マネジメントシステムの明確化や従業員の啓発・教育などの組織（企業）内体制の改革のためというものも多くなっている。

品質管理システムの規格であるISO9000シリーズの中で，品質マネジメントシステムの認証審査の対象を定めているのがISO9001である。ISO9001が求めるのは，組織（企業）が顧客へどのような品質の製品・サービスを提供していくのか，組織（企業）としての方針を定め，顧客の要求する品質の製品・サービスを提供するために継続的に改善していく仕組み（品質マネジメントシステム：QMS）である。つまり，業務を標準化し，「品質マニュアル」などで文書化して，従業員がそれぞれ決めたことを確実に実行しているかを検証・記録し，実行できていない場合には改善していくことである。

ISO9001の特徴をまとめると，以下のようになる。

①製品・サービスの規格ではなく，マネジメントシステム（管理の仕組み）の規格である。
②顧客からの要求を目に見える形で示し，顧客からの要望に対し，情報を開示する。
③ QMSの構築・実施・検証・改善におけるプロセス（PDCAサイクル）を明確にする。
④ QMSの導入においては，継続的な改善を基本としている。
⑤「品質マニュアル」など，必要な業務内容を文書化する。マニュアル通りに作業すれば，製品・サービスの品質は一定する。その一方で，すべての業務を標準化・文書化してしまうと，作業や文書が増え，非効率になることもある。
⑥各マネジメントシステムを実現するための手段は規定されていないので，各組織（企業）の実態に合った手段を用いる。
⑦内部品質監査による自己診断，審査登録機関による外部審査が行われる。
⑧経営者による見直しを行う。

そのほか，ISO9000（品質マネジメントシステム―基本及び用語），ISO9004（組織の持続的成功のための運営管理―品質マネジメントアプローチ），ISO19011（マネジメントシステム監査のための指針）などがある。

献立は，栄養・食事計画を基に作成するが，栄養量だけでなく，喫食者のニーズ（味，外観，季節感など），調理作業側の条件（調理時間，調理技術，調理機器の種類・性能など）も考慮して作成する。

2 給食における標準化の対象

給食施設において標準化の対象となる項目は多く，多岐にわたっている。大きくは，次のように区分される。

①製品の品質を保証するための標準化（調味パーセント，切り方，大きさ，温度，盛り付け量など）。

②作業を適切に行うための標準化（作業内容，作業時間，調理従事者数，サービス方法など）。

③生産（調理）を適切に行うための標準化（調理操作・調理手順，生産機器の使用・取り扱い，生産システムなど）。

36-161
36-162
35-163
33-171

C 調理工程と調理作業の標準化

提供する食事の品質を保証するには，献立の標準化とともに生産（調理）工程の標準化が重要となる。限られた設備と調理従事者で，高品質な食事を，指定された時間に間に合うように提供するためには，あらかじめ設備の能力と作業者の能力を把握した上で，調理の手順と時間，加熱条件等を検討し，すべての調理工程を効率よく計画的に運営する必要がある。生産（調理）工程の標準化は，作業の効率化，適正な人員配置（直接人件費（労務費）の削減），安全・衛生管理の点からも重要である。生産（調理）工程の標準化における留意点を以下に示す。

①作業工程表（調理工程を含む）の作成：作業工程は，調理従事者が作業を行うために時間当たりの作業量について，時間を軸として数量化したものである。作業工程表には，時間軸に合わせて，調理操作の順序，使用機器，調理従事者数を明記し調理工程を標準化する。

②調理従事者の教育：完成した料理の品質は調理従事者の技能に大きく影響を受ける。そのため，調理従事者に対して，調理機器の取り扱い方法や大量調理の特徴，安全・衛生管理を理解するための教育が重要となる。

③大量調理の特性を踏まえた生産管理：大量調理では，少量調理と比べて，1回の仕込み量が多く，調理操作時間が長くなる。また，大量調理機器を使用し，調理従事者は複数であるため，品質に差が生じやすい。したがって，大量調理の調理特性を踏まえ，水分量，投入量，設定温度，加熱時間などについて標準化する必要がある（**表4－2**）。

1 品質の評価

●品質評価の目的　品質評価の目的は，栄養・食事管理，食材料管理，生産（調理）・提供管理，施設・設備管理，安全・衛生管理などの給食システムを構成するすべての項目において，それぞれの品質管理の目標達成度を評価することである。問題がある場合は，その要因を分析し，品質の改善・向上を図る。

表4-2 大量調理の特徴と標準化

調理操作			大量調理の特徴	対　策
下処理		洗浄	・食材が大量なため，付着水や吸水が多くなる。 →付着水が多いと加熱時間が長くなったり，調味の際に味が薄くなるなど，品質に影響する。	・水切り時間を十分に確保するなど，付着水を最小限にする方法を検討する。
		切さい（廃棄量）	・同一食材であっても，切り方，大きさ，調理技術，使用する調理機器，収穫された季節などによって廃棄量が異なる。	・切り方の手順を標準化する。 ・施設ごとに廃棄率を把握し，廃棄量を最小限にする。
		下味操作	・調味料の濃度，食品の表面積や温度，食品の成分や組織構造が調味料の浸透度に影響する。 ・食材料の量，調味順序，調味後の経過時間によって食材料からの放水量が異なる。	・一度に調理する量，調味順序，調味時間などを標準化する。 例）塩を添加する場合，食材料の量が多いほど，添加後の経過時間が長いほど放水量が多い。
加熱調理	乾式加熱	焼く	・食品の表面の水分が蒸発し，焼き色が付き，味が濃縮する。 ・料理の種類，加熱方法，熱源の種類，使用する加熱機器によって加熱温度と時間が異なる。	・料理の種類，加熱方法，熱源の種類，加熱調理機器ごとに加熱温度と時間を決めておく。 ・調味濃度は加熱後の重量を用いる。
		炒める	・熱源と加熱機器の熱容量に比べ，材料の量が多い場合，食材料投入後の温度降下は大きく，加熱時間は長くなる。 →加熱時間が長いと食材料からの放水量が増え，品質低下の原因となる。	・高温・短時間で加熱が終了する条件（1回当たりの食材料投入量など）を決定する。
		揚げる	・油の比熱は小さいため，一度に大量の食材料を投入することで温度降下が大きく，揚げ時間は長くなる。 →吸油率が増し，風味やテクスチャーに影響を与える。	・揚げ油の量，設定温度，食材料投入量を決定する。投入量は揚げ油の量の10%前後とし，揚げ時間は投入量から決定する。 ・調味濃度は加熱後の重量を用いる。
	湿式加熱	ゆでる	・加熱調理機器の種類や容量によって，沸騰するまでの時間や食材料投入後の再沸騰までの時間が異なる。 ・少量調理に比べ，食材料投入後の温度降下が大きく，加熱時間は長くなる。 →色，風味，テクスチャーの低下や栄養素の溶出も多くなる。	・調理機器の種類ごとにゆで水の量，1回の食材料投入量を決定する。 ・和え物・お浸しは，ゆで操作と絞り加減が味付けに影響するため，できあがり量に対して調味料の割合を決定する。
		煮る	・食品の内部温度上昇速度は，加熱機器の種類や熱容量によって異なる。 ・食材料の量が多くなると，加熱ムラや調味濃度の不均一が起こりやすい。 ・鍋底への圧力や撹拌などにより，煮崩れが起こりやすい。 ・少量調理に比べ，余熱の影響が大きい。	・1回の調理量ごとに，煮汁の量，調味や撹拌のタイミング，余熱を含めた加熱時間を決定する。 ・煮崩れしやすい食材料は鍋底の面積が広い調理機器を用い，撹拌は食材料の硬さが残っているうちに行い撹拌回数を少なくする。
		蒸す	・100℃以下で調理する料理（茶碗蒸し，カスタードプディング等）の品質は，加熱速度や加熱温度に影響を受けやすい。	・1個の分量，一度に加熱する数量に対する加熱温度と時間を決定する。 ・加熱温度は，できあがりの加熱温度より高く設定する。
		炊飯	・炊飯量，洗米時間，加水量，浸漬時間，加熱時間ができあがりの飯の品質に影響を及ぼす。	・炊飯量が多いと沸騰までに時間を要し，釜上部と下部で品質に差が生じるため，炊飯容量の70～80%を目安とする。 ・洗米時間は5分以内とし，栄養成分の流出や砕米を最小限に留める。 ・加水量は，できあがりの飯の軟らかさに蒸発量を加えた量とする。 ・浸漬時間は，季節，新米・古米によっても異なるが，1～2時間とする。 ・加熱時間は，炊飯器の特性を把握し決定する。
		汁物	・水分蒸発により，できあがり量と調味濃度が変化する。 →汁物は，調味から喫食までの時間が長くなるほど，水分蒸発により味が濃くなりやすい。	・火力と加熱時間（保温時間含む）などの条件を基に蒸発量を予測し，水量や食材料の量，塩分濃度を決定する。 ・汁物は，ふたをして蒸発量を少なくする。

表4-3　食事の品質評価の指標と方法

指標	内　容		方　法
味	設計品質：予定の味の濃度 適合品質：実際の味の濃度	・喫食者に好まれる味の設定であったか ・予定の味の濃度に再現できたか	満足度調査 検食
外観	設計品質：予定の色，形状，大きさ 適合品質：実際の色，形状，大きさ	・喫食者に好まれる色や形状の設定であったか ・予定の色や形状に仕上がったか	満足度調査 検食
温度	設計品質：予定の提供温度・喫食温度 適合品質：実際の提供温度・喫食温度	・喫食者に好まれる温度の設定であったか ・予定の提供温度に仕上がったか，予定の喫食温度で配食できたか	満足度調査 検食，提供温度調査
量	設計品質：予定の量 適合品質：実際の量	・残食・不足のない量の設定であったか ・予定の量に盛り付けられたか	満足度調査，残食調査，残菜調査 検食，盛り付け量調査
栄養	設計品質：予定給与栄養量 適合品質：実施給与栄養量	・喫食者の健康の維持・増進あるいは改善に適切な栄養量の設定であったか ・予定給与栄養量を提供できたか	栄養状態の調査（健康診断の結果） 栄養出納表

●**評価の指標**　品質評価の指標は，提供した料理の性質と顧客満足度である。

①料理の性質：給食では，栄養量，料理の味，温度，量，外観などが評価の指標となる。特に砂糖，塩，しょうゆなどの調味濃度は，品質評価に大きく影響する。また，栄養管理においても重要である。

②顧客満足度：喫食者の満足度（嗜好の点だけでなく，定期健康診断の結果などから，健康の保持・増進あるいは改善の点からも評価する）は，総合品質として評価する。その指標は，総合的なおいしさ，健康状態などが考えられるが，コストパフォーマンス（費用対効果：商品の価格に対する価値とその対比）も重要な要素となる。

●**品質評価の方法**　品質評価の方法は，喫食者側と提供者側の両方で行われる（表4－3）。

①喫食者側の評価：喫食者側が行う主な評価方法は，**顧客満足度調査**である。満足度調査では，アンケート用紙やインタビューの形式を用いて，味，外観，温度，量などが適切であったかを評価する。これは，適合品質に対する管理が適切に行われたことを前提に，提供する食事の目標に設定した品質（設計品質）を評価すると同時に，総合品質を評価するものである。

②提供者側の評価：食事提供者側が行う主な評価方法は，**検食**である。検食は食事の適合品質（製造品質）を評価する。評価指標は，評価者にとってわかりやすい基準を設定する。また，評価者の個人内，個人間のバラツキを小さくするための教育・訓練も必要となる。

●**評価の時期・期間**　評価には，計画・実施・結果のどの段階で行うか，どのくらいの期間をおいて行うか（毎食，毎日，毎週，毎月，毎年），また，定期的あるいは不定期に行うかなどを検討する必要がある。評価ごとに，どのような結果が得られるのかをきちんと把握し，目的に合った評価時期・評価期間を設定することが重要である。

d 大量調理の特性の理解と大量調理機器を活用した品質管理

37-194
37-193
37-187
37-166
36-157
36-165
35-166
35-199
34-164
34-167
34-170
33-174
33-176

1 大量調理

一般に給食施設における調理を大量調理という。量（食数）の多少は，施設による違いが大きく，100食前後から数万食の食事を調理・提供している施設もある。大量調理は，家庭における少量調理とは異なり，給食施設の諸条件（施設・設備，調理従事者など）を勘案しながら，給食の目的に合った食事を決められた時間内に調理・提供する必要がある。したがって，多数の調理従事者が，大量の食材を，大型の調理機器を用いて，料理を常に一定水準の品質に仕上げ，提供するためには，大量調理の特性を理解しておくことが重要である。

2 大量調理の特徴（少量調理との違い）

①1回に調理する量（食数）が多いため，調理時間，温度変化，蒸発率などが異なる。

②大量調理用の大型機器を用いる。

③調理従事者が複数のため，調理技術の違いにより，品質に差が生じやすい。

④料理のできあがりから喫食までの時間が長いため，品質の低下を招きやすい。

⑤大量の食材料を使用するため，食材の保管設備を要し，廃棄量も大量になりやすい。

⑥食中毒予防のため，徹底した衛生管理が必要となる。

廃棄率や調理操作中の温度変化，蒸発量，味の濃度などは，料理の品質に影響するため，一定水準の品質になるよう標準化が必要となる（p. 114参照）。大量調理では，少量調理との違いを理解し，大量調理に適した方法・技術を用いることが重要である。

3 大量調理の調理特性と品質

大量調理の場合，以下のような調理特性があるため，品質管理が難しい。作業の標準化（p. 114，A-b）を行い，誰が調理しても同一レベルの料理が安定して再現できるようにする。料理の品質への影響および原因と対策について図4－2に示す。

①廃棄量（率）：食品の廃棄率は一般に，日本食品標準成分表を用いて算出するが，実際には調理従事者の技術レベル，食材料の品質，切さい形態，生産・収獲時期，使用機器などによっても変動する。そのため，必ずしも日本食品標準成分表の数値に当てはまらない。施設独自の廃棄率を求めておく。

②水分量

・付着水：大量の食材料は，洗浄後の水切りを十分に行うことが困難なため，操作方法により付着水量が異なる。付着水は調味濃度，加水量，加熱時間に大きく影響する。また，水切りに要する時間の確保も必要である。

・脱水・放水：サラダや和え物などは，調味後の時間経過とともに脱水・放

	原因	影響	対策
廃棄量の変動	廃棄率は，食材料の状態（形態，鮮度）や用途だけでなく，調理従事者の技術や用いる機器によって変動する。	発注量の算出，できあがり重量に影響する。仕込み重量が予定と異なると，味にも影響する。	調理操作を標準化して，廃棄率の変動を小さくする。施設独自の廃棄率を求めておくとよい。
加熱時の温度変化	温度上昇（食材料投入前および後の，水から沸騰まで／揚げ油が適温になるまで）が緩慢である。	加熱時間に影響し，味等の品質に差が生じる。	1回に投入する食材料の量を調整して，加熱温度と時間を標準化する。温度と時間は衛生面からも検討する。
水分量の変動	①洗浄による付着・吸水量が多くなる。	①できあがり重量が予定と異なり，味の濃度に影響する。	①洗浄による付着水量を少なくする方法を検討する。
	②加熱中の蒸発率が小さい。蒸発量は加熱時間と火力によって変動する。	②煮物・汁物（煮汁・だし汁）では，味だけでなく，外観にも影響する。	②適正な水分量となるように，蒸発量を予測して加水量を定め，加熱方法を標準化する。
調味濃度の変化	①調理操作による脱水量の違い，加熱時間の違い，火力の差により，調味料の浸透や付着に差が生じる。	味の濃度が変化する。	調味料を数量化し（調味パーセント），調理工程中の重量変化を一定にして標準化する。
	②料理のできあがりから喫食までの時間が長くなると，料理の重量が変化する。	（同上）	（同上）

図4-2　大量調理による料理の品質への影響

水が起こり，味付け濃度が薄くなり，彩りや歯触りが低下する。

・加熱による水分蒸発：少量調理に比べて蒸発率が小さいため，加水量を考慮する。煮物調理などは煮詰まるまでに時間がかかる。回転釜による煮物調理の場合，煮汁量の割合は少量調理に比べて小さくする。

③温度上昇：水や油の温度上昇が緩慢なため，一度に大量の食材料を投入すると，温度が低下し，適温までの温度回復が遅い。野菜の炒め物などは，温度回復が遅いと調理時間が長くなり，食材料からの水分放出量が多くなる。使

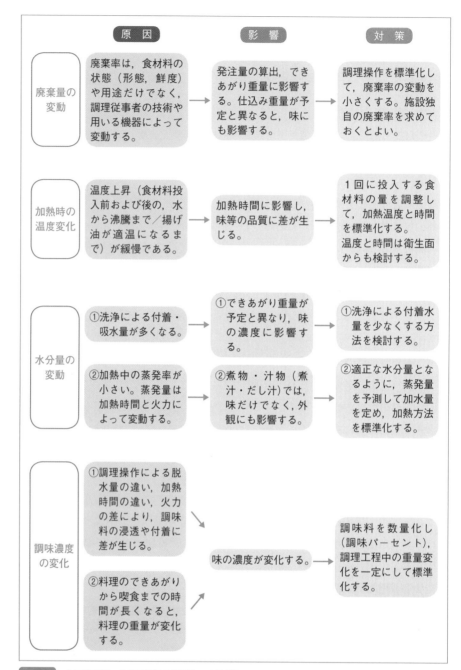

用機器に対して1回の適正投入量を決めておく。

④調味濃度：付着水や水分蒸発の多少により，調味濃度に影響する。また味付けを行う時間によっても脱水・放水などが生じ，品質が低下しやすい。大量調理では食材料の量が一定でないため，調味パーセントを用いて味の再現を図る。味付けは，できるだけ提供時間に合わせて行うなどの工夫が重要である。

⑤煮くずれ：大量の食材料を扱うため，煮物料理などで煮くずれを起こしやすい。鍋が大きいため攪拌操作が難しく，鍋の上層部と下層部では温度が異なり，料理の仕上がり状態に差が出る。また余熱の影響が大きいため，火を止めるタイミングが重要であり，注意が必要である。

⑥色彩・食感の劣化：大量調理では調理後，喫食までの時間が長いため，特に緑色の野菜などが退色する。みそ汁は長時間加熱・保温することにより塩分濃度が高くなり，香りが失われる。このように時間の経過に伴って味，食感，外観など総合的な品質の低下が起こる。

4 大量調理機器を活用した品質管理

大量の食数の食事を調理・提供する給食施設では，大量調理機器（**表4-4**）の使用は不可欠である。大量調理機器を使用することで，合理化や省力化を図ることができる。大量調理機器の使用に当たっては，機器メーカーから操作マニュアルが提供されているが，調理量や品質基準，料理の種類は施設によって異なるため，施設ごとの設定マニュアルを作成するとよい。また，大量調理機器の特性や操作方法などについて，調理従事者への教育も必要となる。

●**下調理機器**　野菜等の下処理作業で使用される，フードスライサーやフードカッターなどの切さい機や球根皮むき機（ピーラー）などがある。これらの機器を導入することで作業時間の短縮が図れる。

●**加熱調理機器**　煮炊き，炒める，ゆでるなど多目的に活用できる回転釜，熱と蒸気を利用して蒸す，焼く，煮るなどさまざまな調理法で用いられるスチームコンベクションオーブン，揚げ物専用のフライヤーなどが使用されている。

①回転釜：容量が大きく，一度に大量の食材料を加熱調理することができるが，調理する量や機器により温度変化が著しく，品質の変動要因となる。そのため，調理法ごとに食材料の投入量を決めておく。

②スチームコンベクションオーブン：強制対流式オーブンに蒸気を加えることで，蒸気の凝縮熱伝達と加熱空気の強制対流熱伝達を合わせた加熱調理ができる。温度上昇や温度回復が早く，温度ムラが比較的小さい高性能な機器ではあるが，調理する量が加熱時間に影響するため，1回の調理量を標準化した上で，加熱時間と加熱温度を設定する。

③フライヤー：設定温度に対して，油の温度を一定に保つよう加熱制御されているが，食材投入時の温度低下は避けられないため，1回の食材投入量を標準化しておく。

表4-4 調理機器の種類と機能

作業区域	調理工程	名称	機能	熱源	熱伝導	イラスト番号
汚染作業区域	搬入，検収	検収台，計量器，ラック，荷さばき台など				
	下処理	フードカッター	野菜，肉，魚，果物など，あらゆる食品をみじん切りにするもの。ボウルを緩やかに水平回転させながら２枚の巴形の刃が縦に高速回転することによって，食品の液汁を出すことなく切砕できる。			①
		球根皮むき機（ピーラー）	たまねぎ，いも類などの根菜類を洗いながら皮をむく機械。			②
		フードスライサー	食品を載せた移動テーブルを往復させながら高速回転する円形刃で，食品を薄切りするもの。			③
		フードプロセッサー（カッターミキサー）	フードカッターとミキサーの機能を併せもったもの。みじん切りにしてから混合・乳化までの作業が，連続的に１つの機械で行える。			④
		そのほか（シンク，調理作業台，水切り台など）				
非汚染作業区域	主調理	ティルティングパン（ブレージングパン）	浅く平たい角型の回転鍋であり，回転釜同様の多目的用途の調理器。平たく広い鍋底温度は均一に調節されているため，調理のマニュアル化が容易である。	ガス 電気 蒸気	伝導	⑤
		スチームケトル	深鍋の蒸気二重釜であり，焦げ付きなどが起こりにくいため，スープ類の抽出，煮込みに使用する。	ガス 電気 蒸気	伝導	⑥
		フライヤー	ガスや電気等で一定の温度に加熱制御された食用油が入った深い油槽を備えた機器であり，揚げ物に利用される。卓上型または据え置き型がある。	ガス 電気 電磁	伝導	⑦
		スチーマー	スチーム（蒸気）の凝縮潜熱を利用して食品を加熱する（蒸す）機器。加圧型と無圧型がある。	ガス 電気 電磁 蒸気	伝導，放射	

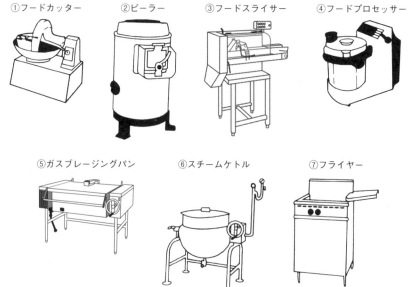

①フードカッター

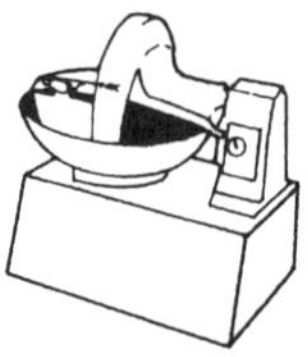

②ピーラー

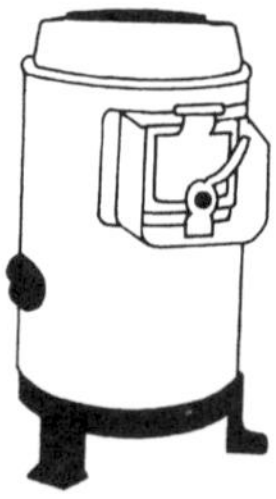

③フードスライサー

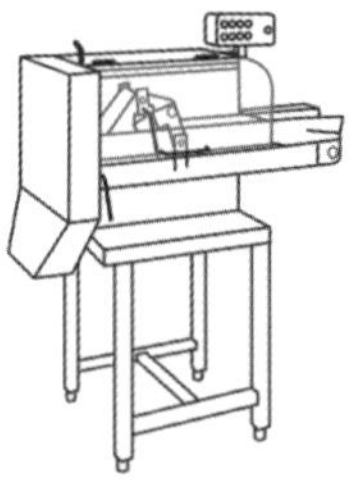

④フードプロセッサー

⑤ガスブレージングパン

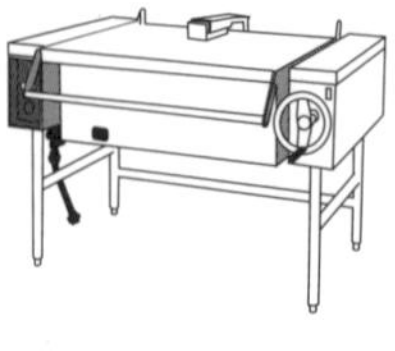

⑥スチームケトル

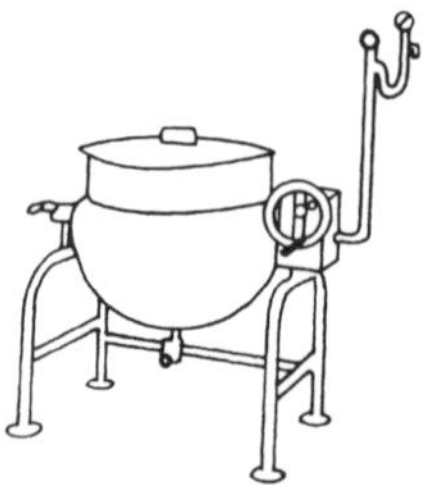

⑦フライヤー

資料）給食経営管理用語辞典（2020）第一出版を改変

作業区域	調理工程	名　称	機　能	熱源	熱伝導	イラスト番号
非汚染作業区域	主調理	ガス（または電気）レンジ	上面（トップ）に多目的の加熱に使えるコンロやグリドルが配置され，下部にオーブンを備えた，伝統的な万能調理器。	ガス 電気 （石炭・石油）	対流	⑧
		電子レンジ	マイクロ波（周波数2,450 MHz の電磁波）を使用して，食品内部より急速加熱する機器。業務用では，主として冷凍食品の解凍・再加熱に使用される。単独では焦げ目等が付けられないため，対流加熱や放射加熱との複合で使用されるものもある。	電気	放射，対流	⑨
		コンベクションオーブン	庫内のファンによって熱気を強制的に棚の間を通して循環させる，強制対流式の多段型オーブン。庫内空気の温度と調理時間のT・T管理が容易。	ガス 電気	対流	⑩
		スチームコンベクションオーブン	コンベクションオーブンにスチーム機能を加えたオーブンであり，熱風加熱，スチーム（蒸気）加熱，熱風加熱＋蒸気加熱の複合加熱の3つの基本機能をもっている。対象の調理によって自由に組み合わせができる。	ガス 電気	対流，放射	⑪
		ブラストチラー	加熱調理後の食品を衛生的に安全な冷蔵温度までできるだけ早く冷却するために，冷気を強制滞留させることによって急速冷却を行う調理機器。クックチルを行う際に必要で，90分以内に3℃以下に冷却させることによって最長5日間の保存が可能となる。一般にホテルパンに食品を入れて冷却するが，大規模施設では速やかに出し入れができるよう，加熱機器と共通のカートインタイプのものが用いられる。	電気		⑫
		タンブルチラー	氷温の冷却水を循環させたタンク内のドラムに，加熱調理が済んで袋に密封した食品を入れ，ドラムを回転させながら急速冷却を行うもの。クックチルシステムに使用され，60分以内に3℃以下に到達させることによって，最大45日間の保存が可能になる。	電気		
		真空包装機	食品を樹脂フィルムに入れ空気を除去した状態で密封シールするもの。真空調理などで使用される。	電気		⑬
		そのほか(洗米機，炊飯器，回転釜，焼き物器など)	回転釜：近年，加熱による燃焼排気，輻射熱を抑制し快適な厨房環境の維持が可能で，機器本体が熱くならないことによる調理従事者のやけど防止など安全衛生面にも優れている“涼厨”が導入されている。	ガス 電気 (IH) 蒸気	伝導	⑭

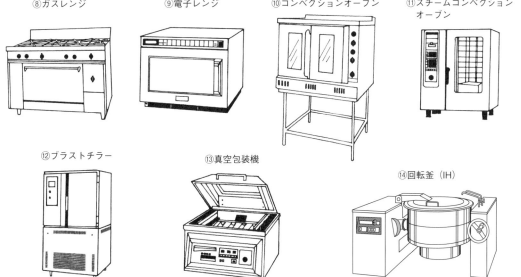

⑧ガスレンジ

⑨電子レンジ

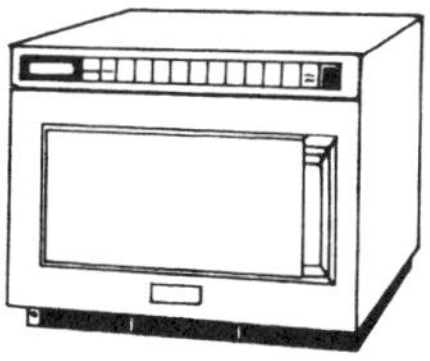

⑩コンベクションオーブン

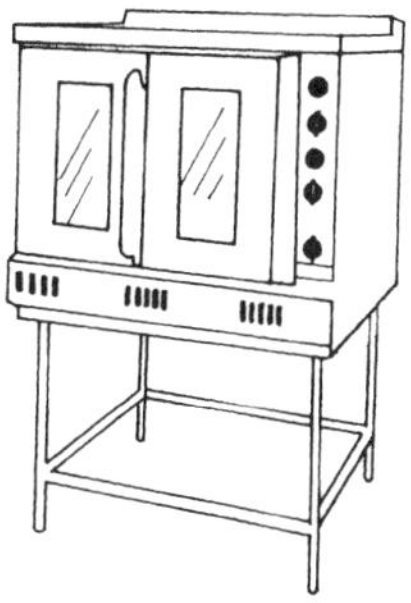

⑪スチームコンベクションオーブン

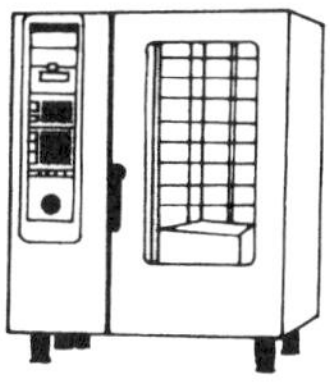

⑫ブラストチラー

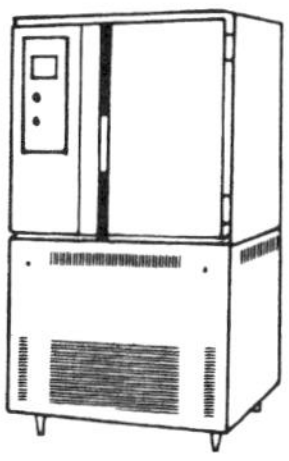

⑬真空包装機

⑭回転釜（IH）

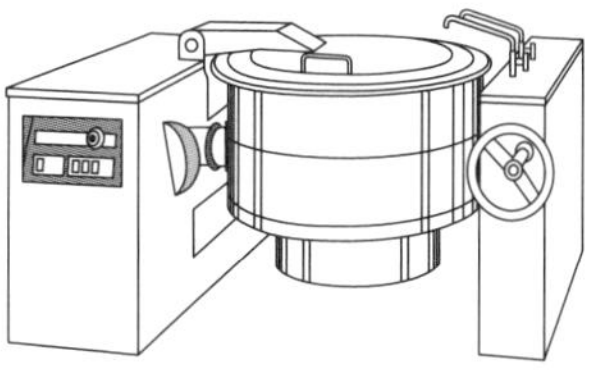

（表4－4）

作業区域	調理工程	名　称	機　能	熱源	イラスト番号
非汚染（清潔）作業区域	保温，保冷，盛り付け，配膳	温蔵庫	加熱調理済みの食品を，菌の繁殖しにくい65℃以上の温度で盛り付け，直前まで保温するキャビネット。	電気 ガス 蒸気	⑮
		ウォーマーテーブル	温度管理された湯槽（湯煎）にホテルパンやポットを落とし込んで，そのホテルパンやポットに調理済み食品を入れて盛り付け直前まで，また盛り付け作業中，保温するテーブル型の機器。	電気 ガス	
		冷蔵庫	庫内温度を10℃以下に保つ保冷機器。カートイン（ロールイン）タイプ，ウォークインタイプ，リーチインタイプ，コールドテーブル，ショーケースタイプ，冷凍冷蔵庫がある。		⑯
		冷凍庫	食品の温度を－18℃以下に保つ機器。ドア開閉のロスを見込んで，－25℃から－30℃に設定することが多い。カートイン（ロールイン）タイプ，ウォークインタイプ，リーチインタイプ，コールドテーブル，ショーケースタイプ，冷凍冷蔵庫がある。		⑰
		そのほか（適温カート，盛り付け台，配膳台，カフェテリアレーンなど）			
	サービス	冷温（蔵）配膳車	温かいものは温かいまま，冷たいものは冷たいまま，つくりたてのおいしさを維持するために1つの配膳車の中に保温機能と保冷機能を併せもった配膳車。温冷配膳車とも呼ばれる。	電気	⑱
汚染作業区域	洗浄，消毒	食器洗浄機	洗浄，すすぎ（機種によっては乾燥が含まれる）工程を，物理的作用，化学的作用，温度的作用を複合的に利用して行う。ドア型，アンダーカウンター型，連続食器洗浄機がある。	電気 ガス 蒸気	⑲
		食器消毒保管庫	洗浄後の食器を消毒・乾燥させ，そのまま保管しておく機器。熱風による乾熱式が主流であり，温度調節器とタイマーにより設定した温度で一定時間加熱した後，自動的に終了する。	電気 ガス 蒸気	⑳

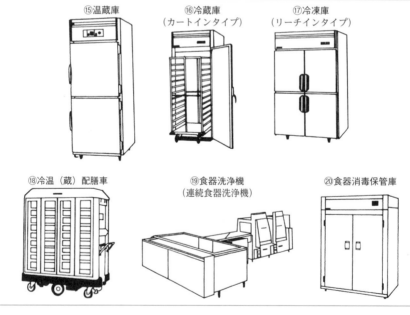

⑮温蔵庫

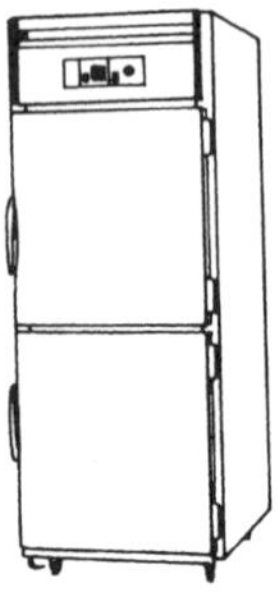

⑯冷蔵庫（カートインタイプ）

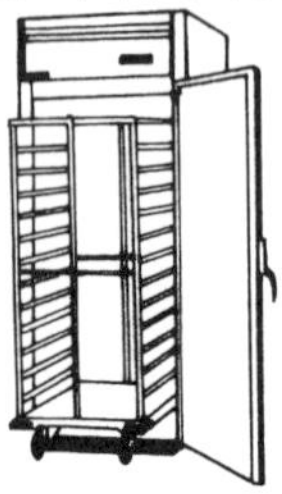

⑰冷凍庫（リーチインタイプ）

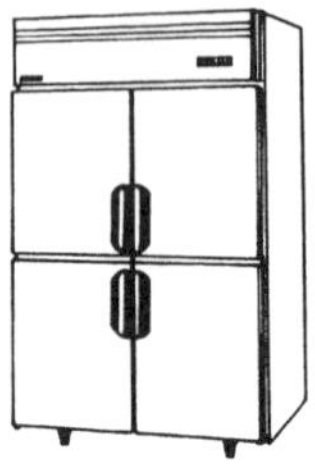

⑱冷温（蔵）配膳車

⑲食器洗浄機（連続食器洗浄機）

⑳食器消毒保管庫

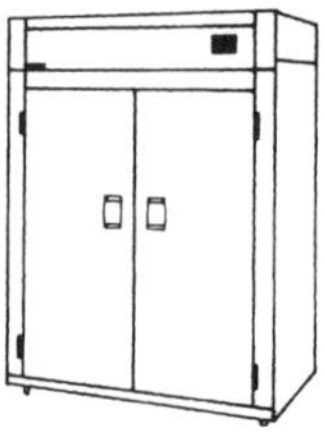

（表4－4）

B 食材料

食材料管理の目的・目標

食材料管理とは，献立計画に基づいて食材料の購入計画を立て，発注，納品，検収，保管および食材料費の原価計算に至るまでの食材にかかわる一連の業務を円滑に行えるよう統制（コントロール）を図ることである。

- **食材料管理の目的・目標**　食材料管理の目的は，施設の目的に合った給食を提供するために，安全で良質の食材料を適時，適量，適正価格で購入し，それぞれの食材料に適した方法で保管し，衛生的に無駄なく，効率良く使用するためのシステムを構築して管理することである。最終的には，食材料費の統制を図る。この目的を達成するためには，食材料の品質，安全性，経済性，流通方法などについて具体的な管理基準・管理目標を立てる。また，食材料や生産者，給食利用者に関する情報を得ておくことも大切である。
- **食材料管理業務の流れ**　食材料管理業務の一連の流れを**図 4－3** に示す。

a 食材料の選択

給食に用いる食材料の選択には細心の注意が必要である。給食施設では，大量の料理（食事）を提供するため，万一，非衛生的な食材料を使用すると食中毒などの事故につながり兼ねない。また，粗悪な食材料や目標原価を超えた食材料を使用すると食材料費の上昇を招くことになる。したがって，食材料選びは給食経営において重要である。安価で良質な食材料を購入し，利用者に安全で安心な給食を提供するためには，日頃から食材料の生産量，出荷量，市場価格などの動向や新製品の販売状況について情報収集を行い，関連知識を会得しておくことが大切である。食品の知識や鑑別能力は献立作成や発注，検収時に必要なスキルである。

b 購買と検収◀

◀ 35-164
34-166
33-173
32-172

食材料は，献立計画に基づいて購買計画を立て，その施設にとって最良の方法をとる。すなわち，喫食者，調理機器や保管設備，食品の特性等の条件を考慮して，予定献立に従って，①適切な食材料を選定し，②購入先・購入方法を決定し，③使用量から発注量を算出して適正量を発注し，④納入後は検収（p. 132）を行う。

なお，食材料の選定，購入，保管等に当たっては，「食品衛生法」等の関係法令を遵守し，HACCP の概念に基づく適切な衛生管理システム（p. 153，5－A－a）に従って行う。

1 食材料の選定

給食施設において一定期間に使用する食材料は，①喫食者の特性，②献立の内容・種類（単一献立・複数献立・カフェテリア方式など），③作業工程，④調理従事者の人数（人件費），⑤食材料費の予算，⑥食事回数，⑦給食システムなど，施設の諸条件によって異なる。それぞれの施設の給食目的に応じた食材料を選定す

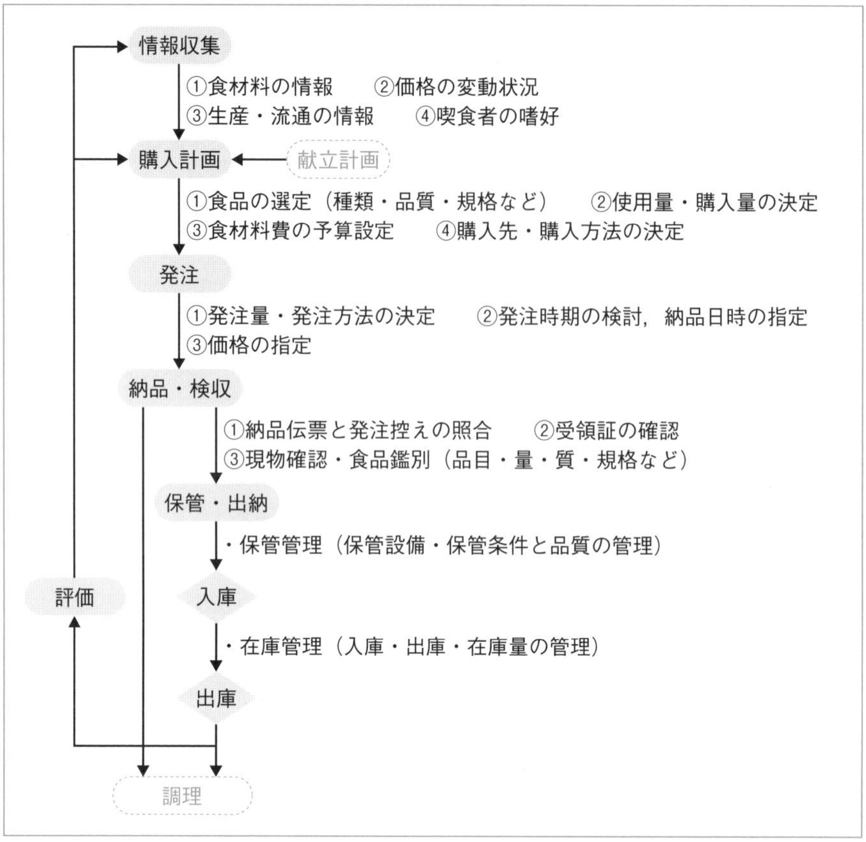

図4-3 **食材料管理業務の流れ**

る。

●給食に用いられる食材料の条件

①献立に示された種類や形状の食品を確保できる。

②食材料の品質や規格（鮮度，安全性，サイズ，品種，形など）が適正である。

③安全で衛生的である。

④適正価格である。

⑤安定して購入できる。

●給食に用いられる食材料の種類　保管条件（保管期間，保管温度）でみると，生鮮食品，貯蔵食品（常備食品），冷凍食品に分類できる。その他，遺伝子組み換え食品や消費者の健康志向を反映した有機（オーガニック）食品，災害発生時にも対応可能な簡便で保存性の高い備蓄食品などがある（**表4－5**）。今後，加工技術の進歩やニーズの多様化により給食で扱う食材料の種類は増加していくことが予想される。

●購買計画における食材料選定のポイント

①保管条件（p. 132，B-c 参照），②流通機構，③購入先・購入方法・発注方法，④出回り期（旬），⑤流通量と価格変動，⑥施設・設備の規模，立地条件，

表4-5 給食に用いられる主な食品の種類

生鮮食品	●鮮魚，生肉類，葉もの野菜，果物など，品質の劣化を来しやすく，低温での保管を必要とする，加熱調理されていない食品類。 ●購入は，使用当日が原則。 ●品質管理上，食品衛生上，各々の食品に適切な温度帯・湿度で搬入・保管を行う。特に魚介類，肉類では二次汚染に留意する。 ●カット野菜（洗浄・カットされた状態で納品される野菜）は，下処理作業や設備の軽減化が図れるが，一次加工されているためコストが高いことに留意する。 ●低温流通食品は，生産者から消費者まで，低温・冷蔵・冷凍が保たれた状態で流通する食品。流通においては，品質劣化を防ぐため，各々の食品に適切な温度条件を保つ。
貯蔵食品 （常備食品）	●米，小麦粉，調味料，缶詰・瓶詰などの，使用頻度や1回の使用量が比較的多く，なおかつ長期貯蔵可能な，常備できる食品。また，根菜類など，保管期間が短期であれば，品質劣化を比較的起こさない食品。 ●品質の保持，保管スペースを考慮して発注量を決め，計画的な一括大量購入の方法をとること。
冷凍食品	●前処理を施し，品温が－18℃以下になるように急速凍結し，通常そのまま消費者に販売されることを目的として包装されたもの。 ●衛生基準，表示基準，品質基準，JAS（日本農林規格）などの規格基準がある。 ●品質，価格が安定しており，保存性が高い。また，前処理が施されているので，下処理作業が低減できる。 ●冷凍設備が必要で，解凍の仕方が料理の品質に影響するので，留意する。 ●価格は季節を通して安定している傾向にあるが，比較的高い。
レトルト食品 （レトルトパウチ食品）	●カレーやスープ，赤飯など，調製した食品を，プラスチックフィルムや金属箔からなる遮光性と気密性のある容器に入れ，熱溶融で密封した後，加圧加熱殺菌したもの。 ●100℃以上の殺菌により微生物による腐敗を防ぎ，光や酸素の遮断により化学的な変敗を抑制するので，保存性が高い。常温で長期保存が可能である。 ●包装が軽量で，簡便に喫食ができる。
凍結乾燥食品 （フリーズドライ食品）	●洗浄，殺菌後の野菜などの食品を－40～－30℃で急速凍結し，同時に減圧して，水分を昇華させ乾燥させたもの。 ●水分量が1～3％に保たれるので成分変化が少なく，1年間の保存に耐える。 ●使用時に湯を加えて戻す。インスタント食品に多く使用されている。
コピー食品	●かに風味かまぼこ，人工魚卵（イクラ，キャビア），ステーキ用成形肉など，形態・味・感触を本物そっくりに模造した食品。 ●高価なもの，栄養上の問題があって使うことができない食品など，本物がもつ問題点を解決してつくられているため，安価で，コレステロールが少ない。
バイオ食品 （遺伝子組換え食品）	●特定の除草剤や害虫などに対する抵抗力など，本来備わっていなかった性質を，バイオテクノロジー技術を用いて遺伝子に組み込んだ農作物。 ●安全性審査，表示について，法律等で定められている。
オーガニック食品 （有機食品）	●化学合成農薬や化学肥料を使わないで栽培された農作物や，有機飼料で飼育された畜産物およびその加工品。 ●登録認定機関から認定を受け，JAS 規格の表示法に基づいて有機 JAS マークが付されたものだけが，「有機」，「オーガニック」の表示ができる。
備蓄食品	●災害発生の対応として備蓄する食品。非常用食品，飲料水など。 ●加熱を必要としないものを，缶詰・瓶詰，乾物（アルファ化米など）などの形態で備蓄する。 ●品質，賞味期限などを定期的にチェックし，保管スペースに合わせた備蓄が必要である。
健康食品	●健康増進法，食品衛生法で定められている特別用途食品，保健機能食品のほか，一般食品に分類される「いわゆる健康食品」が市場に多数出回っている。

フードマイレージ
食品が消費者のもとへ輸送されるまでに排出される二酸化炭素を数値化したもの。数値が小さいほど，環境負荷が少ないとされる。

T-T・T
time-temperature tolerance。時間-温度・許容限度のこと。保存中の品質劣化の速度には，食品によって，温度と時間の間に一定の関係がある（品温と賞味期限の関係）。生鮮食品は，一般に低温のほうが賞味期限は長くなるが，食品によって適温が異なる。各々の最適温度を知っておくことが必要である。

表4-6　代表的な流通システム

産地直結	農協，生協などの，生産者と消費者が直結するシステムで，単なる産地直送ではない。流通の合理化によるコストの低下だけでなく，産地・生産者の明瞭化などにより，消費者に，安心・安全・高品質な食材料を供給できる。
地産地消	地域で収穫された農水産物をその地域で消費すること。学校給食などでは，郷土料理給食として取り入れられ，食文化継承の場となっている。生産者と消費者との距離が近いので，新鮮な食材料を入手できる。また，農水産物の輸送距離も短縮されるため，輸送にかかる経費や CO_2 が削減でき，コスト面，環境面においても期待できる（**フードマイレージ**）。
コールドチェーン（低温流通システム）	食品を生産から消費の段階まで，低温管理下で流通させるシステム。食品は，一般に低温で保管することによって品質保持期間が長くなるので（T-T・T），温度帯を，冷凍（−18℃以下），氷温冷蔵（−2～2℃），冷蔵（0～10℃）のように区分して，各食品を適正な温度帯で管理し，合理的な食品流通を図る*。
トレーサビリティシステム	食品の生産から流通までの履歴を管理・公開するシステム。安全性に関する問題が生じた場合，原因究明が迅速にでき，被害拡大防止に役立つ。

注）*流通温度は，食材料の種類，輸送距離などによって通常の食材料の保管温度とは異なる場合がある。

地域性などを考慮する。

なお，干ばつや大雨などの天候不順が続いた場合は，食材料価格が高騰し，予定原価を上回ることになるため，適宜，献立を見直し，食材料の変更を行うことも必要となる。

●**食品の規格**　食品およびその加工品には，品質規格基準，食品形態・大きさ・重量の規格基準，容器・包装規格，包装単位などがある。食品別に規格・基準書を作成しておくとよい。

●**食品の表示制度**　食品表示には，消費者が食品の品質や安全性を判断し，選択する際の重要な情報を含んでいる。多くの表示は，法律や自治体の条例に従っているが，民間機関が独自に定めた表示マークも存在する。食品表示法による主な表示内容は，品名，原材料名，アレルゲン，添加物，内容量，期限（消費期限・賞味期限），保存方法，製造者，製造加工所在地，熱量および栄養成分の量などである。

2　食材料の購入

食材料の購入に際しては，献立計画に基づいて，いつ，何を，どこの業者から，どのように購入するか，また，発注時期や発注方法，納品時期などについて計画を立てておく必要がある。食材料が納品された後は，検収を行う。

●**食材料の流通**　食材の流通とは，生産者から消費者までの食材料の一連の流れである。流通の段階で仲介業者が増えるにつれ経費と利益が付加され，価格は高くなりやすい。食材料の購入においては，良質な食材料を，適正な価格で，安全に購入するために，**表4-6**に示す流通システムを把握しておく必要がある。食材料の流通は，通常，**図4-4**となっている。

●**購入先の選定条件**　購入先を選定する際は，以下の条件を満たす業者である

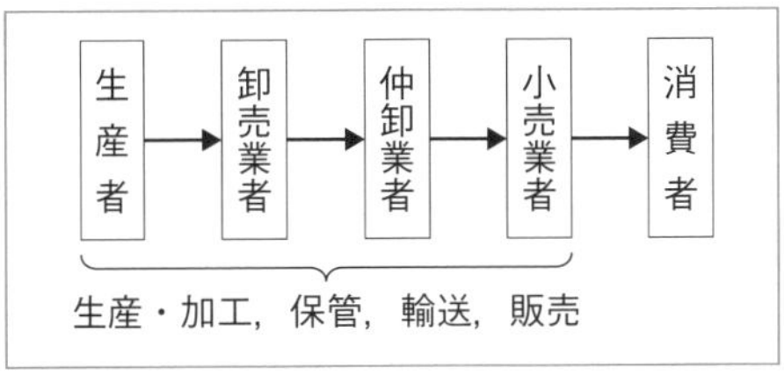

図4-4 食材料の流通

表4-7 食材料購入の契約方式

契約方式		契約の方法	ポイント
相見積もり方式		あらかじめ商品の数量や納品条件などを提示して複数の信頼できる業者に見積もりを依頼し，購入先を決定する。	・品質や単価を比較検討する。 ・食材料全般に適している。
競争入札方式	指名競争入札方式	信頼のおける業者を指定した上で公開入札し，条件のよい業者と契約する。	・公正であるが，時間と費用がかかる。 ・価格変動の小さい食材料，貯蔵食品（米，調味料，缶詰，乾物等），冷凍食品などの大量購入に適している。
	一般競争入札方式	不特定多数の業者が自由に入札することができる。複数の業者を競争させ，発注者にとって最も有利な条件を提示した業者と契約する。	
随意契約方式		特定の業者を選んで任意（随意）に契約をする方法（直接卸売市場に買い付けに行く場合も含む）。契約に当たっては，複数の業者に交互に発注するなどして適正価格を保てるような配慮が必要となる。	・食材料の適正価格を常に把握しておく。 ・価格変動の大きい生鮮食品（野菜，魚介類等）や購入量が少ない食品，使用頻度が少ない食品に適している。
単価契約方式		品目ごとに単価を決めて契約する。	・単価は，相見積もりや競争入札により事前に決定する。 ・価格の安定した食品，購入量が多い食品に適している。

ことが望ましい。

①経営が健全であり，社会的信用度が高い。

②食材料の品質がよく，価格が適正である。

③店舗，保管設備，配送車等の衛生管理と従業員の衛生教育が徹底している。

④取り扱う食品の種類が豊富で，指定した規格，量，品質等に対応できる。

⑤納期が正確である。

⑥立地条件や交通事情がよく，急な注文にも対応可能である。

●**契約方式**　購入業者との契約方式には，相見積もり方式，競争入札方式，随意契約方式，単価契約方式がある。それぞれの契約方式の特徴とポイントを**表4-7**に示す。施設の条件（施設の規模，支払い方法）や食材料の使用状況（種類，量，頻度）に合った方法を選ぶ。

●**購入方法**　食材料の購入方法には，次のような方法があり，施設の規模や購入する食材の種類・量，保管設備などを考慮して，効率的に購入する。

①産地購入：生産者から直接購入する方法である。中間の流通業者を省くことができるため，鮮度の良好な食材料を安価で購入できるが，少量の購入は難しい。

②店頭購入：食材料の品質や規格などを直接確認できる利点があるが，流通の最終段階（小売店）での購入となるため価格は高くなる。また，一度に大量の食材料を購入できない場合もある。

③一括購入（集中方式），分散方式，集中・分散併用方式：複数の給食施設をもつ給食会社などでは，保存性の高い食材料や消耗品などを，共同で一括購入する（集中方式）。大量に一括購入することで，各々の施設で購入する分散方式よりも，仕入れ価格を安く抑えることができる。また，集中方式と分散方式を併用する場合もあり，これは，生鮮食品など一部の食品を施設ごとに購入し，大部分の食材料を一括購入する方法である。

④カミサリー：食材料の購入・保管・配送をまとめて行う流通センターで，複数の給食施設が共同で設置する。大量購入による経費の削減や流通段階の省略ができ，かつ食材料管理の効率化と業務の質向上といった合理的・効率的な運営が可能となる。

●購入時の留意点

- 大規模施設，給食センターなどが行う大量購入の場合は，契約による産地購入，一括購入（一部，分散購入を含む）が合理的である。独自にカミサリーをもっているところもある。大量・一括購入の場合，保管設備，保管方法が重要となる。
- 集中方式または集中・分散併用方式による計画購入は，サイクルメニューなどを導入し長期的な計画を立てて行う。
- 貯蔵食品は在庫量を定め，定期的に購入する。
- 生鮮食品は，献立に基づいて適宜発注・購入する。当日納品を原則とする。

3 発注

発注とは，予定献立に基づいて必要な食材料を決定し，業者に注文することである。食材料の納品時期は食品の種類によって異なるため，購入計画を立てて計画的かつ正確に行う。

●発注量の算出　発注量は予定献立表に示されている食品の 1 人当たりの純使用量に廃棄率を加算し，予定食数を乗じて算出する。発注量の算出方法は，廃棄部分のない食品と廃棄部分のある食品で異なる。

①廃棄部分のない食品：**発注量＝ 1 人分の純使用量×予定食数**

②廃棄部分のある食品：

- **発注量＝ 1 人分の純使用量÷可食部率※1 ×100×予定食数**

  ※1 可食部率＝100－廃棄率

  廃棄部分がある食品の発注量の計算では，**表 4－8** に示す発注換算係数（発注係数または倉出し係数ともいわれる）を用いる場合もある。発注換

表4-8 発注換算係数と食品例

発注換算係数	廃棄率（%）	食品例
1.01	1	しゅんぎく
1.02	2	きゅうり，レタス，ミニトマト，いちご
1.03	3	さやいんげん，トマト，りょくとうもやし，レモン
1.04	4	だいずもやし，わけぎ，ズッキーニ
1.05	5	スナップえんどう，にら，マッシュルーム
1.06	6	たまねぎ，はくさい，サニーレタス，エリンギ
1.09	8	糸みつば，赤たまねぎ
1.10	9	さやえんどう，日本かぼちゃ，にんにく，さつまいも，甘柿
1.11	10	じゃがいも，にんじん，ほうれんそう，西洋かぼちゃ，ごぼう，なす，黄ピーマン，ぶなしめじ，まいたけ
1.16	14	鶏卵
1.18	15	キャベツ，こまつな，だいこん，青ピーマン，オクラ，えのきたけ，キウイフルーツ(緑)，日本なし，りんご，ブラックタイガー，まだこ
1.25	20	しょうが，れんこん，アスパラガス，しいたけ
1.33	25	うんしゅうみかん
1.43	30	アボカド，グレープフルーツ，するめいか
1.54	35	ブロッコリー，セロリ，オレンジ，かつお，さんま
1.67	40	根深ねぎ，すいか，バナナ，子持ちがれい
1.82	45	えだまめ，パイナップル，メロン
2.00	50	カリフラワー，たけのこ，まさば

算係数を用いることで，発注量の計算を簡略化することができる。

・**発注量＝1人分の純使用量×発注換算係数**※2 **×予定食数**

※2 発注換算係数＝100÷（100－廃棄率）＝100÷可食部率

●発注の方法

①発注伝票による方法：発注伝票には，納品場所，担当者名，発注日，納品日時，食品名，規格，数量など必要事項を記入する。伝票は複写で3部（給食施設側控え・業者保存・納品用）作成する。

②電話発注：電話で手軽に行えるが，言い間違いや聞き間違いが起こらないよう注文内容を必ず復唱する。電話のみの発注は極力避ける。

③店頭発注：店頭や市場へ出向いて発注する方法である。鮮度，価格，規格，衛生状態などを直接確認しながら発注することができる。特殊な食品や少量の食品の購入時に利用する。

④ファクシミリ・電子メールによる発注：ファクシミリや電子メールで発注書を伝送する方法である。相手方が不在の場合や多忙時でも発注が可能なため便利である。

●発注時の留意点

①貯蔵食品：食品別に在庫量の上限量（**最大限度量**）・下限量（**最小限度量**）

を決めておき，下限量に近付いた時点で上限量を満たすように発注する（適正在庫量の範囲内での発注）。

②生鮮食品：献立に基づき発注する。1～2週間単位で，3日前～2週間前くらいに発注し，使用の都度1回分のみを当日納品，もしくは前日納品とする。

③廃棄率：日本食品標準成分表に記載されているものを使用するが，大量調理の場合には，当てはまらないことが多い。したがって，各施設の実測値に基づいて算出するとよい。品質，鮮度，季節，形態，調理法，調理技術，使用機器などによって変動することに注意して，廃棄率を最小にする。

④コンピューターの活用：効率的に発注業務を行うことができ，発注に要する時間を短縮できる。

4 検収

検収は，業者から納品された食材料が発注どおりのものか，業者立ち会いのもと検収担当者が，発注書と納品伝票を照合しながら，検収記録簿（検収記録表）に基づき現品を点検・記録して受け取ることである。

●**点検項目**　重量・数量，生産地，期限表示，鮮度，包装，品温，異物の有無など。

●**検収担当者**　食品の鑑別ができる者（管理栄養士，栄養士，調理責任者など）が行う。

●**検収時の留意点**

①厳正・迅速なチェック：検収記録簿の点検項目について，厳正なるチェックを行う。発注者と検収担当者は分離することが望ましい。

②衛生的な取り扱い：検収と食品の受け渡しは，汚染作業区域の検収室で行い，業者に対しては専用の履き物，白衣，帽子の着用を促す。納入時の段ボールやビニール袋等，外部から持ち込まれた容器は取り除き，専用の容器に移し替えを行う。業者の調理室への立ち入りを禁止する。食品，容器は衛生的に取り扱う。

③不適格品（異常品）の対応：検収時に不適格な食材料があった場合は，その影響を最小限にとどめるようにし，以下のような対応を行う。

・返品や交換の依頼

・使用可能な程度であれば，品質相応の価格交渉（値引き交渉）

・代替食材料の準備と献立の変更

④微生物検査・理化学検査結果の提出：食材料の受入れに当たり，納入業者が定期的に実施する微生物および理化学検査の結果を提出させ，品質の確認を行う。

◀36-164
33-173
32-172

C 食材料の保管・在庫管理

食材料は納品後，品質が劣化しないように，使用時まで適切に専用の保管設備で保管する。保管後は，食材料の出納を的確に行い，在庫量，賞味期限などを正確に

表4-9 食材料の保管と設備

食材料の種類	保管場所	保管温度	保管方法・留意点	保管期間
貯蔵食品	食品庫	20℃前後	・食品特性を考え，食品の種類別（穀類，調味料，乾物，缶詰・瓶詰類）に整理し，保管する。 ・保管期間が長い食品もあるため，防湿，換気，防虫防鼠，清潔に留意する。	週・月・旬単位
生鮮食品	冷蔵庫	5℃以下	生鮮食品（食肉類，魚介類，野菜類等），調理済み食品，加工食品に区分して保管する。	即日使用が原則。食品によっては1～2日
冷凍食品	冷凍庫	−18℃以下	素材食品，半調理品，調理済み食品などに区分して保管する。	予定献立に従い，1週間程度

把握し，合理的な管理を行う。

1 保管設備と保管期間

食材料の種類や適性温度を考慮して，衛生管理を徹底した専用の保管設備に保管する（**表4-9**）。

2 保管温度

食材料の品質保持期間は，食材料の種類や特性，保管状態，処理方法および保管環境条件，特に温度と湿度によって異なる。食品特性，T-T.T を考慮して，専用の保管設備を用いて適切に管理する必要がある。食材料の保管温度は，「大量調理施設衛生管理マニュアル」の「（別添）原材料・製品等の保存温度」（**表4-10**）のとおりである。

●**保管温度条件の区分**　室温（20℃前後），保冷（10±5℃），冷蔵（0～5℃），氷温（0℃前後：−3～0℃），冷凍（−18℃以下。食品衛生法の冷凍食品の保存基準は−15℃以下）。

●**低温管理の温度帯と食品例**

①クーリング（10℃前後）：野菜類，果実類など。

②チルド（−5～5℃）：魚介類，肉類など。

③フローズン（−15℃以下）：冷凍食品。

3 保管上の留意点

①保管スペースの管理：保管条件（食品の種類，保管温度，規格，最大在庫量，使用頻度など）を考慮して分類し，収納場所を定める。

②**先入れ・先出しの原則**：先入れ・先出しは，在庫管理の基本的な手法の一つである。先に購入した古いものから先に使用する。期限表示の早いものを棚の手前に保管し，手前から出庫することで，食材の劣化やムダを防ぐことができる。

③保管環境の整備：品質保持のため，温度，湿度，換気，包装，徐臭，光，衛生管理（防虫防鼠，庫内の定期清掃・消毒，整理・整頓）に注意する。

表4-10　原材料，製品等の保存温度

食品名	保存温度	食品名	保存温度
穀類加工品(小麦粉,デンプン)	室温	殻付卵	10℃以下
砂糖	室温	液卵	8℃以下
食肉・鯨肉	10℃以下	凍結卵	−18℃以下
細切した食肉・鯨肉を凍結したものを容器包装に入れたもの	−15℃以下	乾燥卵	室温
食肉製品	10℃以下	ナッツ類	15℃以下
鯨肉製品	10℃以下	チョコレート	15℃以下
冷凍食肉製品	−15℃以下	生鮮果実・野菜	10℃前後
冷凍鯨肉製品	−15℃以下	生鮮魚介類（生食用鮮魚介類を含む)	5℃以下
ゆでだこ	10℃以下	乳・濃縮乳	10℃以下
冷凍ゆでだこ	−15℃以下	脱脂乳	
生食用かき	10℃以下	クリーム	
生食用冷凍かき	−15℃以下	バター	15℃以下
冷凍食品	−15℃以下	チーズ	
魚肉ソーセージ, 魚肉ハムおよび特殊包装かまぼこ	10℃以下	練乳	
冷凍魚肉ねり製品	−15℃以下	清涼飲料水(食品衛生法の食品,添加物等の規格基準に規定のあるものについては，当該保存基準に従うこと)	室温
液状油脂	室温		
固形油脂(ラード,マーガリン,ショートニング，カカオ脂)	10℃以下		

資料)　大量調理施設衛生管理マニュアル,衛食第85号別添(平成9年3月24日，最終改正平成29年6月16日)

④出庫時の確認：期限表示，品質・鮮度などを確認する。

⑤食品庫：関係者以外の立ち入りを禁止する。

4　在庫管理

貯蔵食品の保管庫への入庫・出庫は食品受払い簿を用いて的確に行う。在庫管理を円滑に行うためには，在庫量，品質，保管環境を定期的にチェックし，正確に把握・記録することが重要である。

●食品受払い簿　　食品受払い簿は，納品後，即日消費されずに保管庫で保存する食品の在庫管理と金額出納を把握するために使用する帳票である。食品受払い簿には，品目別の入庫・出庫状況をその都度正確に記録して在庫量を明確にしておく。入庫量，出庫量，在庫量は一致していなければならないが，もし不一致がある場合は，食品受払い簿の記載に間違いがないか確認するなどして，その原因を明らかにしておく。

●在庫量　　貯蔵食品の在庫上限量は，保管能力，使用量，使用頻度，賞味期限，資金などから決定し，不要な備蓄，停滞を避ける。在庫下限量は，それ以下では支障を来す量であり，在庫下限量に達する前に発注する。必要なときに不足することがないよう適正に管理する。

●在庫量調査（棚卸し）　　期間を定め定期的に食品受払い簿と実際の在庫量を照合することを棚卸しという。一般に月末に棚卸しを行う。賞味期限切れのものや品質が劣化したものは在庫金額には含めず廃棄する。食品受払い簿と実際の在庫量に不一致がある場合は，原因を明らかにしておく。

●原価管理　期首・期末の在庫量調査を行い，原価計算時の食材料費算定の資料とする。期末在庫量は棚卸しの実数を用い，在庫金額は在庫量と購入単価から計算する。保管中の損失（棚卸減耗費）は，経費として処理する。

5 食材料費の分析と評価

食材料費が給食原価に占める割合は大きい。したがって，食材料費が効率よく，適正に使用されているかを定期的に評価し，次の食事計画に反映させていくことが重要である。

●食材料費の算出　期間中の食材料費は，次式にて算出する。

食材料費＝期首在庫金額＋期間支払い金額－期末在庫金額

- 期首在庫金額：ある期間の最初の時点（期首）の在庫量を金額に換算したもの。
- 期間支払い金額：ある期間の食材購入の支払い金額。
- 期末在庫金額：ある期間の最後の時点（期末）の在庫量を金額に換算したもので，次月の期首在庫金額となる。

●食材料価格の把握　食材料を適正な価格で購入するためには，価格の動向を把握し，食品の価格変動の予測を行うことが重要である。

①生鮮食品：生鮮食品の月別・季節別の価格変動は大きいため，食品の年間の出回り期（旬）と価格を把握しておく。

②物価資料を活用した価格変動予測：次の物価資料を活用し，適正な価格を予測する。

- 使用食品単価一覧表：前年度のものを月別に分類して作成する。
- 卸売価格（中央卸売市場），企業物価指数（日本銀行調査統計局）。
- 小売価格，消費者物価指数。
- 新聞・物価情報誌などによる価格変動の動向。
- 他施設の購入価格の動向。

● ABC 分析　食材料原価の統制を図り，重要度や優先度を明らかにする分析方法である。一定期間の使用食品を購入金額の高い順に並べ，食材料費累積構成比率の 0 ～75％を A グループ，75～95％を B グループ，95～100％を C グループに分け，購入金額が高い A グループの食品を重点的に管理する。

A グループの特徴は，使用頻度が高い食品や 1 回の使用量が比較的多い食品であるため，購入金額が高く，食材料原価への影響が大きい。したがって，ABC 分析を食材料の原価分析に使用する場合は，A グループを重点的に管理することで，食材料費のコストダウンが見込める。食材料の種類によって，コスト削減につながる購入方法や契約方式を検討する（図 4－5）。

6 食材料管理の評価

食材料管理では，予定献立，購入計画，発注，検収，保管，在庫管理，調理，原価管理に至るまでのすべての段階が評価の対象となる。問題点や課題があれば対策を講じ，業務の適正化を図る。

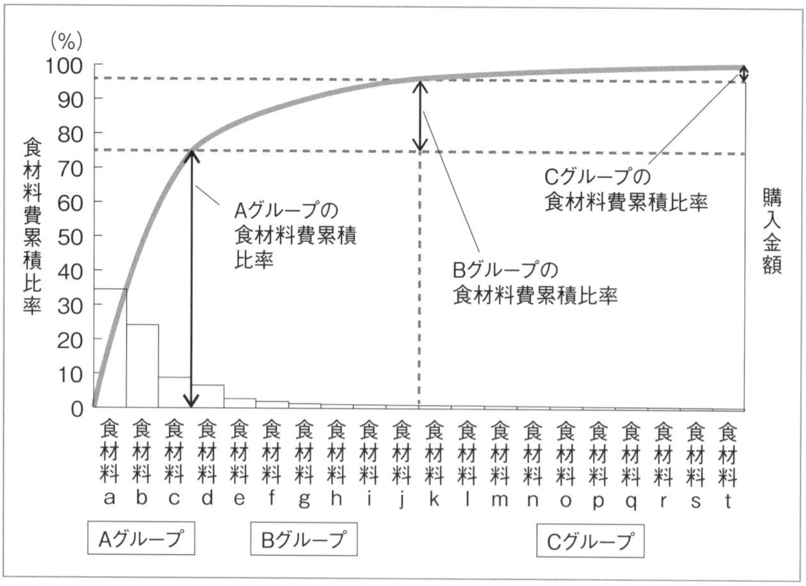

図4-5　食材料費の ABC 分析

注）ABC 分析による購入計画の検討手順
①一定期間内の使用食材料をリストアップし，総食材料使用金額に占める割合（食材料費占有比率）を算出する
② X 軸に食材料費占有比率の高い順に食材料を並べ，Y 軸を食材料費累積比率としてグラフを描く
③累積比率 0 ～75（もしくは70）％までに該当する食材料を A グループ，それを超えて95％までの食材料を B グループ，そのほかの食材料を C グループに分類する

資料）長田早苗/三好恵子，山部秀子編著：テキストブックシリーズ給食経営管理論，p. 115（2023）第一出版より作成

①購入計画，購入先，購入方法，保管，在庫管理，事務管理などについて，これらの適否，改善の有無，システム化の必要性などについて評価する。

②食材の使用量について，廃棄率調査，喫食量（残菜量）調査，嗜好調査，できあがり量・盛り付け量などにより評価する。

③食材料費について，予定した給食原価に占める食材料費の割合と月間の食材料費の割合を比較する。

C　生産（調理）と提供

◀ 36-165

a 給食のオペレーションシステム

オペレーションとは一般に，業務の目標を達成するために物事を運営・推進していく手順を定めること，また，それに沿って実行していく一連の作業のことをいう。給食においては，狭義には調理操作や調理作業を指し，広義には経営計画・生産計画に基づいた給食運営業務全体を意味する。

効率的に食事を生産し，提供するためには，オペレーションのシステム化が必要となる。

●**生産（調理）システム**　給食の生産システムは，調理・配食が同一施設で連続して行われ，調理後速やかに提供される従来のコンベンショナルシステム，調理と配食を別の時間軸で行うレディーフードシステム，その他，セントラルキッチンシステムやアッセンブリーシステムなどがある。これらの生産システムは，調理と提供を合わせたシステムとして扱われる。生産システムの種類によって，食事の内容やスケジュール，費用，施設・設備などが異なる。

①コンベンショナルシステム：従来の調理・提供方法である。喫食当日に提供する時間に合わせて同一施設で調理・配食を行う。調理システムはクックサーブで行われる。

②レディーフードシステム：調理と配食を別系統で行うため，事前に調理し保管しておくことができる。決められた温度管理のもと，提供時間に合わせて再加熱し提供する。時間的・空間的に別系統になっているため，調理従事者の人数や作業時間に合わせた生産スケジュールが立てられるというメリットがある。一方，システムの導入に当たり，急速冷却・冷凍機器，保管設備，再加熱用の機器の設置といったイニシャルコストがかかる。また，保管日数，専用機器なども含めて厳しい衛生管理が必要である。調理システムは新調理システムといわれる，クックチル，ニュークックチル，クックフリーズ，真空調理を用いる（図４-６）。

b 生産計画と人員配置；調理工程，作業工程◀

◀ 37-167
36-160
36-166
35-162
33-175

1 生産計画

生産計画は，生産管理の目的を達成するために，インプット（投入）→プロセス（加工）→アウトプット（産出）という**生産ライン**を組み立てることである。給食では，〈食材料の納品・検収→保管→下処理→主調理→配膳・配食→下膳〉という生産ラインで食事が生産される。したがって，給食における生産計画では，①食材料（生産対象）に対して，労働力（生産主体）と調理機器（生産手段）を用いて，②調理作業を行い，③料理・食事（製品）に変換する計画を立てる。

生産ライン
製品（料理）を大量に生産するための作業の流れを組み立てたもの。

●**生産管理の目的・目標**　生産管理の目的・目標は，栄養・食事計画で設計された品質の食事を，喫食時間までに効率よく適正に生産（調理）・提供できるよう，計画・指揮・統制することである。

給食の品質（Quality），原価（Cost），納期（Delivery）を満たすために，生産の５要素（５M＝人：Man，設備：Machine，資金：Money，原材料：Material，方法：Method）を効果的に活用し，管理する。

2 生産計画の構成と諸条件

生産計画を立てる際の構成要素を図４-７に示す。生産計画では，さまざまな諸条件の影響を受けるため，それらを考慮した上で，それぞれの給食施設に合った生産計画を立てなければならない。

【新調理システム】

①**クックチルシステム**：食材料を加熱調理後，ブラストチラー（冷風）やタンブルチラー（冷水）などを用いて急速冷却を行い，チルド状態（0～3℃）で保管・配送し，提供時に再加熱する調理方式である。冷蔵で，最長5日間保存が可能。

②**ニュークックチルシステム**：食材料を加熱調理後，チルド状態（0～3℃）で盛り付けを行い，トレイメイクを済ませた状態で再加熱カートに入れてチルドで保管する。再加熱カートは，提供時間に合わせて自動で再加熱することができる。病院や高齢者施設等での導入が増えている。

③**クックフリーズシステム**：食材料を加熱調理後，急速冷却機器を用いて急速冷凍を行い，−18℃以下で保管・配送し，提供前に再加熱する調理方式である。保存期間は，8週間程度と長いが，冷凍による食材料の組織破壊が起こるため，クックフリーズに適さない食材もある。

④**真空調理システム**：食材を生あるいは下処理した状態で，調味液とともに専用の袋に詰め真空包装し，温度管理ができる加熱調理機器を用いて低温（58～95℃）で長時間加熱調理する方式である。低温で加熱するため，食材料の重量減少は小さく，食材の風味も保たれる。加熱温度が料理のテクスチャーに影響するため，加熱温度および加熱時間の厳格な管理が必要である。加熱後は，冷蔵3℃以下，または冷凍−18℃以下で保管・配送し，提供時に再加熱する。

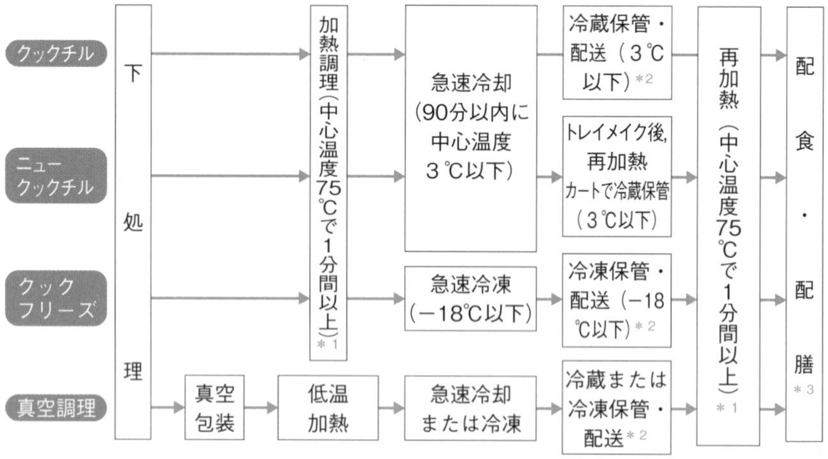

＊1 ノロウイルス汚染のおそれのある食品は85～90℃で90秒間以上。
＊2 セントラルキッチン等から各給食施設へ配送する場合。
＊3 ニュークックチルは配食のみ。

【その他の生産システム】

●**セントラルキッチンシステム（カミサリーシステム）**：セントラルキッチンなどで集中して食材料の調達から調理を行い，複数の給食施設に配送し，提供する。厨房設備（調理設備）をもたない給食施設では，サテライトキッチンを設けて，再加熱や最終的な仕上げを行い，食事を提供する場合もある。調理方式は，クックサーブ，クックチル，真空調理などである。

カミサリーシステムは，給食の提供に必要な食材料や消耗品などを一括購入し，保管，配送までを行う流通システムである。セントラルキッチンシステムと同意語で扱われる場合もあるが，セントラルキッチンよりも食品の加工度が低いことが多い。

●**アッセンブリーシステム（コンビニエンスシステム）**：調理済みの料理を購入し，必要に応じてトレイセット前に調理室で再加熱し，提供する。

図4-6　給食の生産（調理）システム

インプット計画
↓　●食材料計画　●人員計画　●設備計画
プロセス計画
↓　●工程計画
アウトプット計画
　●品質計画　●原価計画　●納期計画

図4-7　**生産計画の構成**

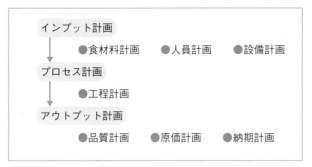

●**インプット計画**　何をインプットして食事を生産するのかを計画する。

①食材料：安全で品質の良い食材料を適時，適量，適正価格で購入する計画。食材料の形態（カット野菜や調理済み食品の使用の有無など），頻度，食数を考慮する。

②労働力：適正な調理従事者数を，適正に配置する計画。個々の調理能力・技術も考慮する。

③調理機器：安全に効率よく作業ができるよう，使用機器を管理する計画。調理機器の種類・性能・台数，使用する時間帯などを考慮する。

●**プロセス計画**　どのようなプロセスで食事を生産するのかを計画する。インプット計画や生産システムの影響を受ける。

①調理工程計画：食材料を料理・食事に変換する過程（調理工程）において，調理操作の種類と順序を計画する。調理操作は下処理，主調理，調味に大別される。

②作業工程計画：調理従事者に焦点を当て，作業工程を計画する。調理従事者の作業は，主体作業と付帯作業に大別される（p. 140）。

●**アウトプット計画**　どのような食事を生産（アウトプット）するのかを計画する。

①品質：安全かつ衛生的に，栄養・食事計画で設計された品質の食事を生産する計画。食事の形態（単一定食，選択食），食事の形状（常食，軟食，流動食など）も考慮する。

②食数：生産（調理）・提供する食数の計画。

③価格：適正な原価および販売価格となるようにする計画。食材料費，人件費，経費のすべての費用が販売価格に反映されることを踏まえ，適正なコスト管理を行う。

④提供時刻：定められた時刻に食事を提供するためのスケジュール計画。1回の食数，配食時刻，配食方法を考慮する。

以上のように，インプット計画が適正で実行可能なものでなければ，プロセス計画も計画通りに実行することができない。また，インプット計画が適正で実行可能なものであっても，プロセス計画が適正でなければ，アウトプットされるものも計画通りとはならない。例えば，提供する食事の品質が低下する，価格が高くなる，提供時間に間に合わなくなるなどの問題が生じてしまうことになる。

3 工程管理

給食における工程管理とは，調理工程と作業工程を統制することである。献立表に示された品質の食事を予算内で，喫食時間に間に合うように生産（調理）・提供するためには，工程管理が重要となる。調理工程と作業工程は，作業指示書（レシピ）と工程表に基づいて行う。

●**作業指示書（レシピ）**　調理従事者に対する調理作業の指示書である。書式や記入項目は施設ごとに異なるが，必要項目は，料理名，食品の種類と重量（１人分と仕込み食数分の純使用量），調味パーセント，調理手順，食事の品質管理基準，衛生上の留意点などである。

①食材料の記載順：主材料→主材料の調味料→副材料→副材料の調味料の順に示すと，調理担当者がわかりやすい。

②調理作業の指示：重量，時間，温度などを具体的な数値で示す。

●**工程表**　調理工程と作業工程を組み合わせ，使用機器，時間配分，作業区分，作業分担，衛生管理の**重要管理点**（CCP）などを記載したものである（**図４-８**）。まず，調理工程の時間配分を行い，次に調理従事者の作業分担，時間配分を行う。

重要管理点（CCP）
HACCP（危害要因分析重要管理点）において，想定される危害（生物学的，化学的，物理的）のうち，各工程で最も重点的に管理が必要とされる事項。

①調理工程：食材料が調理従事者および調理機器類を介して料理に変換されるまでの生産過程である。生産食数による工程の増減はないが，生産する料理の品目数によって工程は増減する。

②作業工程：調理従事者に視点を当て，食材料を料理として提供するまでの作業のプロセス，順序・段階，進み具合を調理工程に合わせて示したものである。

●**調理操作の分類**　調理操作には，調理従事者が食材を料理に変換していく**主体作業**と，主体作業を行うための**付帯作業**がある。さらに主体作業には，主作業（価値を生み出す正味の作業）と**付随作業**（主作業を補助する作業）があり，付帯作業には，**準備作業**と**後始末作業**がある（表４-11）。

●**工程管理のポイント**

①食事の品質を左右する，栄養量，衛生管理，喫食者の満足度，嗜好に関する項目については，その目標を具体的な数値（量，温度，調味パーセント，時間など）で示す。

②施設の条件（規模，調理機器の性能，調理従事者の能力など）を考慮する。

③作業の標準化（調理操作，作業時間など）をする。

④各調理操作の**調理時間**と**調理作業時間**を予測し，調理工程・作業工程の計画と統制（時間配分，人員配置）を行う。作業開始時刻は，料理の出来上がり時刻および食事の提供開始時刻を基準に，そこから必要時間を予測し設定す

調理時間
食品が料理になるまでに必要な時間（例えば，炊飯では洗米時間，吸水時間，加熱時間などが含まれる）。

調理作業時間
調理操作の過程で人が行う作業に要する時間（調理操作単位の延べ作業時間）。

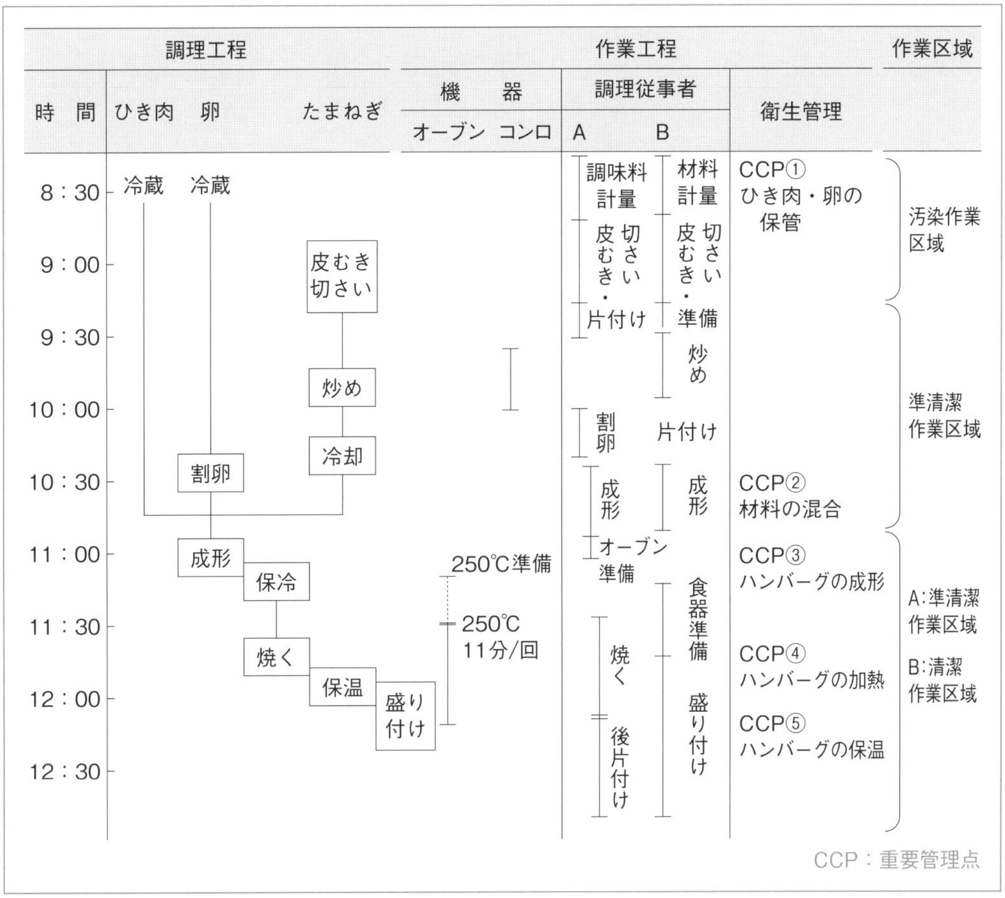

図4-8　**工程表の例（ハンバーグの調理工程と作業工程）**

資料）石田裕美：給食マネジメント論，第８版/鈴木久乃，太田和枝，定司哲夫編，p. 215（2014）第一出版を一部改変

表4-11　**調理作業の分類と作業例**

分類		特徴	例
主体作業	主作業	食材料が料理になるまで直接かかわる調理作業	剥皮，切さい，加熱，計量，盛り付けなど
	付随作業	主作業を補助する作業。標準化された作業	調理操作のための食材料や器具の準備・移動，調理機器の始動・停止など
付帯作業	準備作業	主体作業を行うための準備，段取り	器具の準備，調理台の消毒など
	後始末作業	主体作業を行った後の後始末（後片付け）	器具の後片付け，調理機器の掃除など

る。

⑤食中毒予防のために，温度，時間，二次汚染防止のためのCCPを指示する。食材料，調理器具，調理従事者が逆戻りしない作業動線とする。衛生管理のCCPや作業区域を，明確に工程表に示しておくことが大切である。

⑥大量調理施設では，調理機器の故障や調理従事者の作業ミス，食材料トラブルなどによって急遽，作業工程を変更せざるを得ない状況が少なくない。そ

ういった場合は，以下の点に留意しながら作業工程を変更する。

・食品および作業工程の衛生や安全性を担保する。作業工程や調理担当者の変更による，食中毒のリスク増加は避ける。

・予定していた調理機器が使用できなくなった場合は，代用できる調理機器を用いる。そのため，設置してある調理機器の性能や容量，調理特性についてあらかじめ把握しておく必要がある。

・作業の効率化，省略化についても検討する。変更後の調理担当者の作業量が極力増えないよう配慮する。

4 生産計画と実施後の評価

生産計画に沿って実施した後は，料理の品質，生産工程，提供作業，衛生面や安全性について達成度を評価する。改善点があれば，生産計画を見直して次の計画にフィードバックする。

●**料理の品質に対する評価**　提供する食事の出来栄え，味・量・温度が適切であったか，利用者側と提供者側の２つの立場から評価する。

①利用者側の評価：嗜好調査やモニター調査などの顧客満足度調査，残食調査，残菜調査など。

②提供者側の評価：給食責任者による検食。検食の結果は，検食簿に記録し，食事内容を改善するための資料とする。

●**生産工程，提供作業に対する評価**　調理作業，提供作業が生産計画どおりに行われていたか，もしくは，生産計画は適切であったかを評価する。

①工程表の評価：調理作業中の料理の重量・温度，調味濃度，調理時間・調理作業時間，盛り付け量などについて測定結果を用いて評価する。

②調理従事者の配置，人数の評価：人員配置や人数が適切であったかを**労働生産性**から評価するとともに，調理従事者の疲労度についても検討する。

③使用機器の評価：調理機器の稼働状況と，機器の取り扱いが適切であったかを評価する。

●**衛生面や安全性に対する評価**　料理の微生物検査，調理機器のATP検査，食器の洗浄度検査の結果から評価する。また，調理従事者の衛生についても評価する。

労働生産性
従業員１人当たり，どれくらいの生産量や付加価値を生み出したかを表す指標。生産量を投入した労働量で割った比率。投入した労働量は，調理従事者１人当たり，あるいは調理従事者１人１時間当たりとする。生産量は，給食では生産食数を用いることが多い。
労働生産性＝生産食数÷調理従事者数（または労働時間）

5 人員配置

給食施設では食事計画，献立計画，生産計画に基づいて人員配置を行うが，明確な調理作業員数の基準が設けられているのは，学校給食のみである。それ以外の施設では過去の実績や総経費の中から人件費（労務費）を割り出し，人数に換算して求める場合が多く，科学的な根拠に基づいて人員数を算出するのが難しい。その理由としては，以下に示すように，給食施設により条件が異なるためである。給食経営において人件費（労務費）の割合を抑制することは極めて重要であり，そのためにも適切な人員配置が求められる。適正人員，適正配置を検討する際は，給食施設別による諸条件の違いを踏まえ，総合的に判断しなければならない。

表4-12	学校給食調理員の配置基準

児童または生徒の数	従業員の数
100人以下	1人または2人
101人～300人	2人
301人～500人	3人
501人～900人	4人
901人～1,300人	5人
1,301人以上	6人に児童または生徒の数が500人を増すごとに1人を加えた数

資料）　文部省：学校給食に従事する職員の定数確保および身分安定について（昭和35年12月14日付け体育局長通知）
　　　　文部省：学校給食業務の運営の合理化について（昭和60年1月21日文体給第57号）

●**給食施設別による条件の違い**

①献立，供食方式が異なる。

- ・学校：単一定食である。給食施設での盛り付け作業がない。喫食者配食（教室配食）。作業人員数の基準がある（**表4-12**）。
- ・病院・高齢者施設：治療を目的とした栄養管理の精度が要求される。個別対応が多く食種・食形態が多岐にわたる。事前配食（トレイセット）。
- ・事業所：カフェテリア方式の場合，料理が多品目である。食堂利用時間に合わせた提供速度が求められる。対面配食（カウンター配食）。

②調理室の面積，レイアウトが異なる。

③調理機器数と機器の生産能力が異なる。

④調理従事者数と技術レベルが異なる。

C 生産性とその要因◀ ･････････････････････････････ ◀36-168

1 生産性

　生産性は，インプットとアウトプットの関係を示しており，より少ない投入量（インプット）で，より多くの産出量（アウトプット）を生み出すことで，生産性が高まりコストの削減につながる。生産性を評価する代表的なものとして，労働生産性が知られている。

2 生産性向上のための要因

　給食経営において生産性を向上させる要因として，以下のようなことが考えられる。

①無駄な作業（時間）をなくす。

②単位当たりの時間内にできる作業量を増やす。

③作業の質の向上を図る。

④作業の効率化・省力化・機械化を図る。

　給食施設では，生産性を上げるために施設・設備環境を整え，調理機器を充実させるなど作業の機械化を図っている。しかし，これらの設備投資には高額な費用がかかるため，設備機器の導入に当たっては，**イニシャルコスト**（初期投資費用）や

イニシャルコスト
施設・設備等の導入時にかかる費用。

ランニングコスト
施設・設備導入後，維持するための人件費（労務費）や水光熱費。

排水
汚水（排泄物などを含む排水），雑排水（汚水以外の洗面台，流し，浴槽，洗濯機からの排水で，比較的汚染濃度が低い），雨水，特殊排水（工場，病院，研究所などから排出される有毒，有害のものを含む排水）に分けられる。

排水溝
排水が，非汚染作業区域から汚染作業区域へスムーズに流れるように，排水溝の幅や深さ，勾配（100分の2～4程度）を考慮する。清掃がしやすく，作業に支障を来さない位置とする。

グリストラップ
調理室から排出される油脂類が排水管をふさぐのを防止し，外からの臭気や有毒ガス，害虫，小動物などの侵入を防止するために，排水溝の末端部に設けた水封装置。清掃しやすい位置・構造とする。下水道の保護を目的に，業務用の厨房には「建築基準法」（昭和25年法律第201号）で設置が定められている。

ランニングコスト（運営・維持費用）の経営的な視点からも考慮する必要がある。調理従事者の労働生産性や調理機器の生産性に直結するもののほか，付帯設備の面からも生産性を上げるための検討が不可欠である。また，生産性の向上には調理従事者の教育・研修が必須である。

3 付帯設備

付帯設備とは，食事の生産（調理）・提供を行う調理室（厨房，給食室とも呼ばれる）や食堂に備えられた給水，排水，熱源，電気，換気，空調などの関連設備のことをいう。

- **給水設備**　飲用，調理用，洗浄用，清掃用などがある。水量，水圧，水質，使いやすさ（蛇口の位置や操作性）などについて検討する。断水，停電などの非常時対策も考慮する。
- **給湯設備**　規模・用途により，瞬間湯沸器，貯蔵式湯沸器，ボイラーなどが用いられている。給湯量，温度を検討する。
- **排水設備**　調理室の**排水**は，洗剤・油脂・食品クズ等が混流し，雑排水に属する。**排水溝**，**グリストラップ**（グリス阻集器）について検討し，排水規制［「水質汚濁防止法」（昭和45年法律第138号），「下水道法」（昭和33年法律第79号）］に注意する。なお，飲食物に関係する機器からの排水は，間接排水にしなければならない（下記，Column 参照）。衛生上，定期的な清掃，メンテナンスが必要で，補修が容易であることも重要である。
- **ガス設備**　都市ガスとLPG（液化石油ガス）に大別され，発熱量，性質，取り扱い方法が異なる。ガス量の計算は，ガス機器の種類や使用状況により異なる。また，「消防法」により，換気設備，ガス漏れおよびガス爆発防止のための安全装置を設置しておくことが必要である。
- **電気設備**　電熱利用による加熱機器と，電動機利用による冷却機器，換気設備などがある。機器により，必要な容量が異なる。近年，衛生面，安全性等から，電気を利用した機器や設備（**電化厨房**）の導入が増えている。この場合，

Column　間接排水とは

機器等からの排水管を，ほかの排水系統へ直結させずに，いったん大気中に開放して水受け容器を経て，排水を処理する方法（右図）。飲食関係の機器類では，排水管が詰まって排水が逆流したり，トラップの封水が破れて有毒ガスなどが侵入したりすると，衛生上危険な状態になる。そのため，冷蔵庫や食器洗浄機等の機器類からの排水は，間接排水としなければならないことになっている。

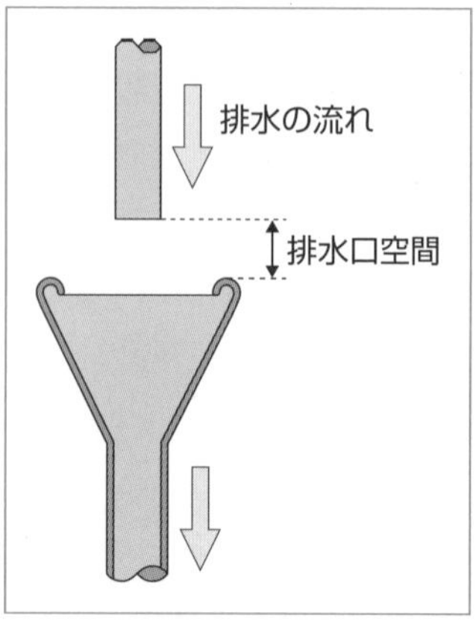

表4-13 各施設における照度基準

施設	場所	推奨照度（lx）
事業所	調理室	500
	食堂	300
学校	厨房	500
	食堂	300
宿泊施設	調理室	500
	食堂	300
商業施設（レストラン・軽飲食店）	調理室	500
	食堂	500
	サンプルケース	750

資料）日本工業規格：照明基準総則 JIS Z9110昭和33年制定（最終改正：平成23年）より作成

停電や漏電対策を講じておく必要がある。

●**照明設備**　作業者の疲労度や作業能率に影響するので，作業に適した照度と照明方法を検討する。JIS の照度基準では推奨照度500 lx（300～750 lx）となっている（**表 4-13**）。

●**換気設備**　衛生状態，建物や機器の保持，調理従事者の作業能率などに影響するので，空気は調理室の清潔作業区域から汚染作業区域へ流れるよう，換気設備を適切にする。換気設備は排気**フード**，排気**ダクト**，フィルター，ファン（換気扇）などからなり，「建築基準法施行令」第20条の 3 によりフードの形態や必要換気量が規定されている。油脂の除去には，フードに**グリスフィルター**をつける。定期清掃・点検は，熟練した専門家に依頼する。

●**空調設備**　高温多湿になりやすいので，衛生面や調理従事者の疲労度を考慮し，室温25℃以下，湿度80％以下に保つ。

●**厨芥（ちゅうかい）処理設備**　**厨芥**は処理にコストがかかり，悪臭や害虫の発生源となりやすい。したがって分別のほか，資源化する工夫などをして，厨芥を少なくする。

フード，ダクト
レンジ，フライヤーなどの加熱機器の上に設置する換気設備。給食施設では，大量の燃焼ガス，蒸気，油煙が排出されるため，火災の原因になりやすい。定期的な清掃が重要である。

グリスフィルター
レンジフードに設置する，排煙中の油脂を取り除くフィルター。

厨芥
下処理，調理過程で出る食品の廃棄部分や料理の食べ残し。

D 提供サービス

a 配膳・配食における精度管理，配食・配膳システム

◀ 36-157
35-165
33-174

できあがった料理を食器に盛り付け，最良の状態（味・温度・量・外観など）で衛生的・効率的かつ迅速に喫食者に提供できるようにするためには，配膳・配食の精度を高めることが重要である。

1 配膳・配食システム

給食施設では，短時間で多くの食数の配膳・配食を行い，適切な時刻に適切な温度で食事を提供する必要がある。したがって，喫食者の特性に配慮し，効率的な配膳・配食システムを導入する。

●**配膳・配食作業**　**配膳作業**は，できあがった料理を食器に盛り付ける作業で

ある。できあがった料理を喫食者に提供するための最終工程となる。**配食作業**は，食器に盛り付けた料理を喫食者に渡す作業である。配食の方法は施設によって異なり，トレイに1食分ずつ配置し喫食者に手渡す方法（病院），料理を盛り付けながら喫食者に手渡す方法（事業所），料理を食缶などで喫食場所に運び，喫食者自らが盛り付けを行う方法（学校）などがある。

①事前配食：調理室内であらかじめ料理を食器に盛り付けておく方法。

・トレイセット方式：調理室内で盛り付けて，トレイセットしておく方法。病院などでは，トレイセットした食事を配膳車で喫食者に運ぶ，**中央配膳**を行っている。

・カフェテリア方式：食器に盛り付けた料理をカウンターやショーケースに並べて，喫食者が料理の組み合わせを自由に選択する方法。

②対面配食：カウンターなどで，喫食者に対面して盛り付けながら手渡す方法。配食から喫食までの時間が短いため，料理の温度管理や衛生管理は比較的容易であるが，単位時間当たりの配食数は限られる。

③パントリー配食：調理室で必要量を食缶などに入れてパントリー（配膳室）に運び，盛り付ける方法。調理室と喫食場所が離れている場合に行われる。病院での病棟配膳などを指す（p. 24参照）。

④喫食者配食：バイキング方式や学校給食における児童・生徒による教室での盛り付けなどを指す。特にバイキング方式での喫食量の把握は難しい。

⑤弁当配食：敷地が広く，食堂までの移動時間が長い場合や食堂がない場合に，料理（食事）を弁当にして配送し，提供する方法。大規模工場などで用いられる。

●**提供システム（サービス方法）**　喫食者が食事を受け取ってから，下膳するまでのサービス方法で，喫食者およびサービスする者の**動線**を考慮する。

①**セルフサービス**：喫食者が食事を受け取って，テーブルまで運び，喫食後に食器を自分で返却する方法。残菜の廃棄処理や食器の仕分けなどを喫食者が行う場合と，食器を載せたままのトレイを下膳場所に返却する場合がある。

②**フルサービス**：食事提供側が配膳・下膳を行う方法。サービスを行う人件費がかかる。

③**ハーフセルフサービス**：配膳と下膳の一部を喫食者が行う方法。例えば，食事の受け取りを喫食者が行い，喫食後の食器の返却を食事提供側が行う方法などがある。

2　生産（調理）システムと提供サービス

生産（調理）システムと提供サービスは，施設・設備，調理従事者数・配置など，給食経営に大きくかかわってくる。生産（調理）と提供サービスを併せて考え，効率化を図る。

①コンベンショナルシステム：喫食時間に合わせて，生産（調理）と提供を同一施設内で行う。当日調理，当日喫食の従来型の提供方法である。

②レディーフードシステム：事前に調理した料理を保管し，喫食時間に合わせて再加熱し，提供する。生産（調理）と提供が時間的に分離した方法である。

③セントラルキッチンシステム（カミサリーシステム）：食材料の調達と調理をセントラルキッチンで集中して行い，各施設に配送し，サテライトキッチンで最終的な準備と提供を行う。生産（調理）と提供の場所が分離した方法である。

④アッセンブリーシステム：できあがった料理（既製品）を購入し，トレイセット前に調理室（配膳室）で再加熱して提供する。下処理作業が不要なため，施設・設備の省略が可能である。

3 提供管理のポイント

提供管理は，喫食者へのサービスと作業の効率化に重点を置いて行う。

●盛り付け　盛り付け作業は，調理作業の最終段階であり，盛り付けの良し悪しが，料理の評価に大きく影響する。したがって，献立に基づいて，均一に，美しく，迅速に盛り付けを行う。盛り付け量に過不足があると，喫食者のクレームの対象になるばかりでなく，給与栄養目標量を満たさない食事を提供することになる。効率よく均一に盛り付けるには，一般に，できあがり重量から１人分重量を計算して重量で管理するが，汁物などの場合は，容量で管理したほうが適切な場合がある。

下記に，盛り付け作業における留意点を示す。

①食器は量と料理に合ったものを選択する。料理の盛り込み量は食器容量の７～８割程度を目安とする。

②献立表通りの分量を均等に盛り付ける。

③美しい見た目を意識する。食材料の彩りを考えたり，立体的に盛り付けるなど。

④手順を標準化し，スピーディーに効率よく盛り付ける。

⑤衛生管理を徹底する。盛り付け作業前の手洗いや手袋の着用，手指・器具のアルコール消毒など。

●温度管理　給食では，大量の調理，配膳・配食による時間差が生じるため，調理終了から喫食開始までの料理温度をいかに管理するかが課題である。

①温度差：提供方法により異なるが，供食温度（食器に盛り付けたときの温度）と喫食温度（喫食者が口にしたときの温度）には差があることに注意する。

②嗜好温度：人が好ましいと感じる，いわゆる嗜好温度は，料理の種類によって異なり，食事環境や個人差によっても変動する。一般に，体温の±30℃が目安とされる。

③適温での供食：料理のできあがり温度，配膳・配食・保管中の温度変化，食味の品質劣化，食器に盛り付けた後の時間経過による温度変化についての実態を調べ，保管機器・食器の選定と保管温度の調整，配膳・配食作業の方法

について対策を立てる。

④温度管理：衛生管理の面からも重要で，冷菜は10℃以下，温菜は65℃以上で保管する。

●食事環境づくり　喫食者に食事を手渡すときの応対は，快適な食事環境づくりの要素の一つである。施設によっては，喫食者とのコミュニケーションの場，栄養教育の場となる。より良い食事環境づくりには，施設・設備の整備とともに給食従事者の教育が必要である。

b 食事環境の設備

1 食事環境整備の意義と目的

快適な食事環境は，喫食者の満足度を高めて喫食率を向上させる。事業所給食施設においては従業員食堂，病院の場合は病室（食堂を含む），学校では教室がこれに相当するが，給食の共通の目的から，次のようなことが食事環境整備の意義・目的として考えられる。

①提供される食事が栄養管理されたものであることから，喫食率を向上させ，残食率・残菜率を低下させることにより，喫食者の健康の維持・増進に寄与する。

②各種の栄養教育を行う実践の場として期待できる。

2 食事環境の設計

●食堂の意義　前記の“食事環境整備の意義と目的”は，食堂において実現されることになる。学校給食においてはランチルームを設置したり，病院給食では一定の条件のもとに食堂加算（p. 14）が算定できるため，入院患者のための食堂を整備している。

すなわち食堂は，ほかの利用者と食事を共にする場であるため，快適な食事環境が整備されることによって，コミュニケーションの機会が生まれ，喫食率を向上させる。また，食堂内でのポスター，卓上メモなどによる栄養情報の提供は，実際に給食を食べる体験を通して行われるため，教育的効果が上がる（p. 99，図 3－7 参照）。

●食堂設計のポイント　利用者が安全で快適に，おいしく喫食できる食堂の設計ポイントを以下に示す。

①位置・場所：利用しやすさ（職場や病室からの距離など），採光や眺望などにも配慮する。

②床面積：おおよその食堂床面積を算出する場合，社員食堂などでは，「1 席当たりの面積×利用者数÷席の利用回転数」，高齢者施設などでは，「2 m^2×利用者数以上」で求める。また，労働安全衛生規則では，床面積は 1 人当たり 1 m^2以上と定められている。テーブル間の通路は90cm 以上設けることになっており，人の動作や可動域を考慮してテーブルを設置する。提供サービスの方法なども考慮する必要がある。

③テーブルの大きさ・高さ：テーブル面の大きさは，着席する人数のトレイ面積を考慮して決定する。病院や高齢者施設などにおいて，車いすで食事をする場合，通常のテーブルの高さより 7 ～10cm 高くするのが適当である。
④内装（天井，壁，床の色彩）：食堂の内装が人間の心理に及ぼす影響は大きいことから，天井や壁，床の色彩にも配慮する。
⑤照明：料理が映える照度や照明の色などに配慮し，快適な空間をつくる。
⑥受動喫煙防止のための措置：健康増進法第25条では「受動喫煙の防止」について定められている。喫煙コーナーを別で設置するなどの受動喫煙防止のための措置を講じる。
⑦サービス提供者への教育：食堂利用者が気持ちよく快適に過ごすことができるよう，サービスを行う従業員への教育も重要となる。

Check 4 給食経営における品質管理，生産管理，提供管理

問題 次の記述について，○か×かを答えよ。

給食の品質管理に関する組み合わせ

1 適時適温による給食の提供は，設計品質に関係する。
2 生産管理は，適合品質に関係する。
3 適切な価格設定は，総合品質に関係する。
4 原価は，総合品質に関係する。

生産工程の標準化

5 作業工程表により，調理操作の種類と順序等を標準化する。
6 機器の特徴や取り扱い方を理解しておく。
7 汁物の場合，具材の量にかかわらず塩分濃度は一定に設定しておく。
8 適正加熱時間は，温度の上昇速度によって異なる。
9 クックチルなど供食時に再加熱するシステムでは，温度，時間，設定モードなどの再加熱方法を設定しておく。
10 大量調理は少量調理と比べ，煮くずれを起こしやすいため，余熱を考慮して消火するようにする。

給食の品質評価に関する組み合わせ

11 予定した味の濃度に再現できたかは，検食により評価する。
12 予定の色や形状に仕上がったかは，満足度調査により評価する。
13 喫食者に好まれる温度の設定であったかは，満足度調査により評価する。
14 予定の量に盛り付けられたかは，残食調査により評価する。

給食施設における食材料管理

15 廃棄部分のある食材の発注量は，「１人分の純使用量×予定食数」で求める。
16 検収は，発注通りの食材料が納品されているかを，発注控えと支払伝票を照合しながら受け取ることである。
17 貯蔵食品の在庫は，最小限度量を下回った段階で補充する。
18 カミサリーとは，給食センター等が大量の食材を一括購入するのと併用して，一部の生鮮食品を施設ごとに購入する方法である。
19 野菜類や果実類は，クーリングで保存・管理する。
20 食材料費は，消費者物価指数などから価格の変動予測ができる。
21 ABC 分析は，食材料費の原価抑制手段として有効であり，使用金額の少ない C グループを重点的に管理する。

給食施設における労働生産性

22 従業員１人当たりの給食生産数を表す数字である。
23 食数と労働時間が同じであれば，労働生産性が高い施設のほうが人件費が高くなる。
24 食数と労働時間が同じであれば，労働生産性が低い施設のほうが製造原価が高くなる。

給食施設における生産管理

25 プロセス計画における調理工程計画とは，主体作業と付帯作業に大別される人の作業工程を管理する計画のことである。
26 生産管理においては，検食により評価を行う。

生産（調理）・提供システム

27 コンベンショナルシステムとは，従来の調理・提供方法であり，当日調理・当日配食を行う。
28 レディーフードシステムでは，人件費（労務費）が多くかかるが配送費は発生しない。
29 ニュークックチルシステムとは，料理をチルド帯で盛り付け，トレイメイクをした状態で再加熱カートで保冷・保管し，提供時間に合わせて再加熱する方法である。
30 アッセンブリーシステムは，人件費（労務費）が多くかかる生産・提供システムである。

解説

1 × 適温適時は，総合品質に関係する。
2 ○
3 ○
4 × 原価は，設計品質に関係する。

---

5 ○
6 ○
7 × 具材の少ない場合は，だし汁に対して塩分濃度を決定し，具材の多い場合は，できあがり後の塩分の具材への移行などを加味して塩分濃度を決定する。
8 ○
9 ○
10 ○

---

11 ○
12 × 検食により評価する。
13 ○
14 × 検食や盛り付け量調査（仕上がり重量 − 盛り残し重量）により評価する。残食は，仕込み食数に対して提供後残った食事（売れ残り）で，盛り残しではない。

---

15 × 廃棄部分がある食材料の発注量は，「1人分の純使用量÷可食部率×100×予定食数」もしくは，「1人分の純使用量×発注換算係数×予定食数」で求める。
16 × 照合に使用するのは，発注控えと納品伝票である。
17 × 最小限度量（下限量）に近づいた時点で最大限度量（上限量）を満たすように発注する。
18 × カミサリーとは，購入・保管・配送をまとめて行う流通センターで，大規模給食施設や中小の給食施設が共同で設置している。これにより，購入の合理化が図れる。問題文は，集中・分散併用方式について述べている。
19 ○ クーリングとは，10℃前後の温度帯を示す。
20 ○
21 × ABC分析を食材料の原価分析に用いる場合は，使用金額の多いAグループを重点的に管理する。

---

22 ○
23 × 労働生産性が高い施設のほうが人件費（労務費）は低いと推測される。
24 ○

---

25 × 調理工程計画とは，食材料を料理・食事に変換する過程において，調理方法を管理する計画のことである。問題文は，作業工程計画について述べている。
26 ○ 日々の検食結果を記録した検食簿などのほか，評価のために行う測定・調査により評価する。

---

27 ○
28 × レディーフードシステムでは，セントラルキッチンを活用する場合に配送費がかかる。
29 ○
30 × アッセンブリーシステムは，調理済みの料理を購入するため，下処理作業に携わる調理従事者の人件費（労務費）を削減することができる。

5 給食の安全・衛生

A 安全・衛生の概要と運用

給食施設では，食中毒などの食品衛生事故を防止し，衛生的で安全な食事を提供しなければならない。また，調理従事者が安全に作業を行えるように，使用する機器を管理し，作業環境を整える必要がある。そのため，衛生管理責任者は，食品の安全性を確保するとともに，調理従事者，施設・設備，生産システムなど，給食業務の全過程において衛生および危害防止の基準を確立し，管理体制を整え，計画を立てて安全・衛生管理の実施と教育の徹底を図らなければならない。これらの管理を確実に継続して行うためには，安全・衛生管理の関連法規※を知り，適切な検査を実施するとともに，チェックリスト，点検表など，客観的なマニュアルを作成して，定期的に安全・衛生状態を確認することが必要である。

a 給食におけるHACCPの運用◀

◀36-170 35-200

● **HACCP（ハセップまたはハサップ）とは**　Hazard Analysis and Critical Control Point（危害要因分析重要管理点）の略で，アメリカの航空宇宙局（NASA）が宇宙食の開発を行う際に考案した衛生管理システムである。

食品の生産から加工，流通，消費に至るまでのすべての工程において予測される危害要因を分析（HA: 主に微生物によるもの）し，防止するための重要管理点（CCP）を設定して継続的に監視（モニタリング）・記録を行うことで，危害の発生を未然に防ぐシステムである（**図5-1**）。導入の仕方については12の手順が示されており，このうち後半の７つ（**表5-1**）はHACCPシステムを運用していく上で特に重要なポイントとして，７原則と呼ばれる。これにより，従来の最終製品の抜き取り検査と比べ，より効果的に食品の安全性および良好な品質を確保することができる。

日本では，平成７（1995）年の「食品衛生法」一部改正により，「総合衛生管理製造過程承認制度」の中に初めてHACCPの概念が導入された。平成30（2018）年の一部改正により総合衛生管理製造過程承認制度は廃止され，原則としてすべての食品事業者を対象にHACCPに沿った衛生管理の実施が義務化されることになった。

● **HACCPシステムによる衛生管理**　平成８（1996）年に発生した腸管出血

※【安全・衛生管理の関係法規】
「食品衛生法」（昭和22年法律第233号），「食品衛生法施行規則」（昭和23年厚生省令第23号），「労働安全衛生規則」（昭和47年労働省令第32号），「水道法」（昭和32年法律第177号），「感染症の予防及び感染症の患者に対する医療に関する法律」（感染症法，平成10年法律第114号），「医療法」（昭和23年法律第205号），「製造物責任法」（平成６年法律第85号），「食品安全基本法」（平成15年法律第48号），「大量調理施設衛生管理マニュアル」（平成９年衛食第85号別添）など

	作業内容	想定される危害	管理基準の設定・監視	改善措置
汚染作業区域	原材料購入 納入 検収	食材料　汚染物質 異物混入 腐敗 業者・容器を介しての汚染	使用食材料の選定 業者の選定 配送時の温度管理 食材料別の検収基準 専用容器への入れ替え	返品 廃棄 業者の指導 契約内容の見直し 担当者の教育
	原材料保管 入出庫 庫内整理・整頓	細菌増殖 品質劣化（腐敗） 損耗	保管温度の管理 保管期限の管理 保管場所の区分化 害虫の侵入防止措置	廃棄 温度調整 保管設備の整備
	解凍 肉・魚	菌の残存・増殖 品質劣化 混合による相互汚染	食材料別解凍方法（温度，時間）の基準 解凍後の保管方法	廃棄 再解凍 方法の見直し
	下処理 肉・魚・卵の下処理 野菜等の洗浄，洗米	汚染物質の残存 二次汚染（手指，器具など）	調理区分の明確化 器具類の区分と清潔 食材料別の洗浄・消毒 手指の清潔保持	再洗浄 再消毒 手指の確認 設備の見直し
非汚染作業区域 ①準清潔作業区域	野菜等の切さい			
	下処理済み食品保管 入出庫 庫内整理・整頓	菌の残存・増殖 品質劣化（腐敗） 損耗	保管温度の管理 保管期間の管理 保管場所の区分化 害虫の侵入防止措置	廃棄 温度調整 保管設備の整備
	加熱調理 蒸し物，煮物 茹で物 焼き物 炒め物 揚げ物 汁物	菌の残存 加熱後の手，容器による汚染 不良食品（油・調味料）の混入 品質劣化	調理別温度・時間の設定 品温測定，官能検査 手の清潔保持 器具の清潔保持 油などの鮮度確認	廃棄 再加熱 方法の見直し レシピの見直し
②清潔作業区域	冷菜調理 サラダ 和え物 汁物	菌の残存・増殖 手，容器による汚染 混合による汚染 落下細菌	時間・温度の設定 調理後の保管方法 器具類の清潔保持 手の清潔保持 細菌の落下防止 官能検査	廃棄 再冷却 方法の見直し レシピの見直し
	調理済み食品保管 保温 保冷	菌の増殖 器具による汚染 保管中の品質劣化 腐敗	保管場所・方法 温度・時間 手指の清潔保持 器具の清潔保持	廃棄 再調理 方法の見直し
	盛りつけ配膳	菌の残存・増殖 落下細菌による汚染 手指，器具，食器類による汚染 異物混入（毛髪） 配膳車などの汚染	温度・時間の設定 細菌の落下防止 手指の清潔保持 食器・容器の清潔保持 帽子・マスク類の着用 手袋の着用 配膳車の洗浄消毒	時間短縮 再加熱 方法の見直し

図5-1　作業区分別の HACCP 計画

資料）山部秀子：給食経営管理論 第５版，p. 128，第一出版（2023）

性大腸菌 O157による大規模集団食中毒事故を契機に消費者の食品衛生に対する意識が高まり，平成９（1997）年には，給食施設等における食中毒防止を目的として HACCP の概念を取り入れた「大量調理施設衛生管理マニュアル」が提示された。現在，給食施設の衛生管理は「大量調理施設衛生管理マニュア

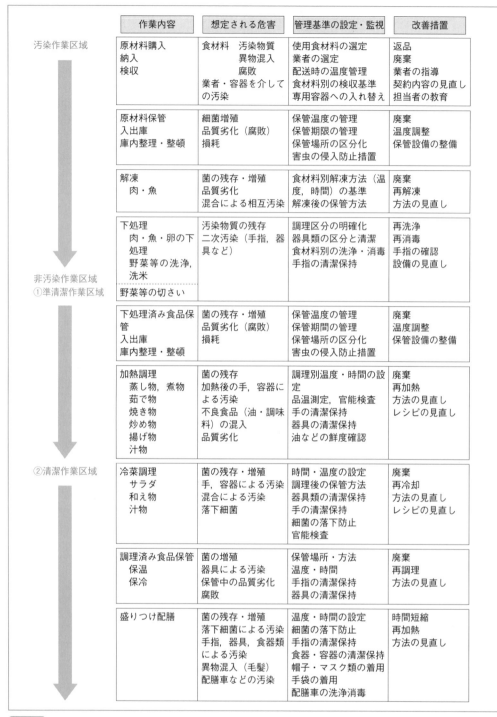

表5-1 HACCP システムの7原則

原則1	危害分析の実施	食品の原材料から最終製品に至る一連の工程の中で，発生するおそれのある危害の発生条件や危害の内容，程度を明らかにする。それを解析し，危害の発生要因や防止措置等を明らかにする。
原則2	重要管理点の決定	危害分析により特定された危害の除去，または一般的な衛生管理では制御できない危害を防止するために必要な重要管理点（CCP）を決定する。一連の工程の中で，コントロールできる点や重点的に管理するポイントを設定する。
原則3	管理基準の設定	重要管理点が適正に管理されていることを確認するため，適合しなければならないモニタリングパラメータ（pH，温度，時間，圧力，流量など）の管理目標または管理基準を設定する。
原則4	監視（モニタリング）方法の設定	重要管理点が適正に機能し，パラメータ（基準）を逸脱していないかを連続的に監視することで安全性が確保される。重要管理点が正しくコントロールされているかを監視する方法を設定する。
原則5	管理基準から逸脱した場合の改善措置の設定	モニタリングの結果，パラメータを逸脱していた場合に，事故発生を事前に食い止めるための改善措置を設定する。 不慮の事故等あらゆる状況を想定し，安全性を確保するための改善措置を事前に設定しておく必要がある。
原則6	検証方法の設定	①HACCP に従って実施されているか，②有効に活用できているか，③計画全体の修正が必要か，などを判定するための方法を設定する。
原則7	記録（保管）方法の設定	モニタリング，改善措置，検証結果などの記録・保管方法を設定する。具体的には，製品名，ロット番号（p. 178参照），製造年月日，責任者，危害の種類，改善内容などである。

ル」に基づいて実施されている。

b 衛生教育；一般的衛生管理プログラム

36-170
34-169
33-177

「大量調理施設衛生管理マニュアル」に基づき，栄養部門関係者が食材料の納入業者や喫食者に対して衛生教育を行う。調理従事者への衛生教育は，「労働安全衛生法」（昭和47年法律第57号）で従業員の採用時に行うことが義務付けられている。「食品衛生法」では，食品関係営業者は**食品衛生管理者**（資格：医師，歯科医師，薬剤師，厚生労働大臣の登録を受けた養成施設の課程を修了した管理栄養士など）を置くことを規定し，各地方公共団体の「食品衛生法施行条例」では，施設または部門ごとに，食品衛生責任者（従業員の中から定める。資格：食品衛生管理者，栄養士，調理師など）を設置し，従業員の衛生教育や健康管理などを定期的に行うこととしている。

●**一般衛生管理プログラム（PP；Prerequisite Program）** HACCP システムを導入するに当たり，その前提条件として整備しておかなければならない基礎的な衛生管理事項で，HACCP システムを効果的に機能させるために必要である。一般衛生管理プログラムは，施設設備の衛生管理や従事者の衛生教育など10項目の衛生管理事項から構成され，HACCP システムを遂行するための土台となる（**表5-2**）。また，一般衛生管理プログラムを効果的に実施し一定のレベルを維持するには，現場で働く従事者の作業内容が同じでなくてはならない。そのためには，作業内容や手順を具体的に記載し，誰が行っても同じ

表5-2 一般衛生管理プログラム（PP）

❶施設設備の衛生管理	❻排水および廃棄物の衛生管理
❷従事者の衛生教育	❼従事者の衛生管理
❸施設設備，機械器具の保守点検	❽原材料の受け入れ，食品等の衛生的取り扱い
❹鼠族昆虫の防除	❾製品の回収手段の設定
❺使用水の衛生管理	❿製品等の試験検査に用いる機械器具の保守点検

表5-3 標準作業書の手洗いマニュアル（大量調理施設衛生管理マニュアル）

❶水で手をぬらし石けんをつける。
❷指，腕を洗う。特に，指の間，指先をよく洗う（30秒程度）。
❸石けんをよく洗い流す（20秒程度）。
❹使い捨てペーパータオル等でふく（タオル等の共用はしないこと）。
❺消毒用のアルコールをかけて手指によくすりこむ。

資料） 大量調理施設衛生管理マニュアル，衛食第85号別添(平成９年３月24日，最終改正平成29年６月16日)

ようにできることが必要である。これが，衛生管理標準作業手順書（SSOP；Sanitation Standard Operating Procedures）である。

1 調理従事者等への衛生教育

「大量調理施設衛生管理マニュアル」では，調理施設の経営者（責任者）は，施設の衛生管理に関する責任者（衛生管理者）を指名し，衛生管理者や調理従事者等（食品の盛り付け・配膳等，食品に接触する可能性のある者および臨時職員を含む）に衛生管理や食中毒防止の研修会に参加させるなどして必要な知識・技術を習得させ，衛生管理の周知徹底を図ることとしている。

●衛生教育の方法

①年間計画や月間計画を立て，健康管理，食中毒防止，作業の安全性など重要性の高いテーマから取り上げていく。

②施設内での勉強会やミーティング，外部団体主催の研修会への参加，ビデオやポスター，パンフレットなどを用いて注意を喚起する。

●手洗いの徹底　手洗い設備は各作業区域の入り口手前に設置する。手洗いは，**表５-３**に示した手洗いマニュアルに基づいて行うが，以下の場合には，必ず流水・石けんによる手洗いによりしっかりと２回（そのほかのときには丁寧に１回）手指の洗浄・消毒を行うよう指導する。

①作業開始前および用便後。

②汚染作業区域から非汚染作業区域に移動する場合。

③食品に直接触れる作業に当たる直前。

④生の食肉類，魚介類，卵殻等微生物の汚染源となるおそれのある食品等に触れた後，ほかの食品や器具等に触れる場合。

⑤配膳の前。

なお，使い捨て手袋を使用する場合にも，原則として①～⑤の場合には交換を行う。手洗い設備は，コックやハンドルなどを直接手で操作しない構造のも

表5-4 調理従事者等の衛生管理

衛生的な生活環境・健康状態の確保	●便所および風呂等における衛生的な生活環境を確保する。 ●ノロウイルスの流行期には十分に加熱された食品を摂取する等により感染防止に努め，徹底した手洗いの励行を行うなど自らが施設や食品の汚染の原因とならないように措置するとともに，体調に留意し，健康な状態を保つように努める。 ●毎日作業開始前に，自らの健康状態と同居者の健康状態を観察し，衛生管理者に報告する。衛生管理者はその結果を記録する。
健康診断等	●定期的な健康診断と，月に1回以上の検便を受ける（臨時職員も含む）。 ●検便検査：腸管出血性大腸菌の検査を含める。また，10月から3月には月に1回以上または必要に応じてノロウイルスの検便検査に努める。
調理作業禁止事項	●下痢，嘔吐，発熱などの症状があったとき，手指等に化膿創があったときは調理作業に従事しない。
感染性疾患の有無	●ノロウイルスの無症状病原体保有者であることが判明した場合は，検便検査でノロウイルスを保有していないことが確認されるまで，食品に直接触れる調理作業を控えるなど，適切な措置をとることが望ましい。 ●下痢または嘔吐等の症状がある調理従事者等については，直ちに医療機関を受診させ，感染性疾患の有無を確認する。 ●ノロウイルスを原因とする感染性疾患による症状と診断された調理従事者等は，ノロウイルスの検便検査においてノロウイルスを保有していないことが確認されるまでの間，食品に直接触れる調理作業を控えるなど適切な処置をとることが望ましい。
帽子，外衣	●毎日専用で清潔なものに交換する。
下処理場から調理場への移動	●外衣，履き物の交換等を行う。 ●履き物の交換が困難な場合には履き物の消毒を必ず行う。
便所の使用	●調理作業時に着用する外衣，帽子，履き物のまま入らない。 ●調理従事者専用トイレを設置することが望ましい。
調理，点検に従事しない者が調理施設に立ち入る場合	●専用の清潔な帽子，外衣および履き物を着用させ，手洗いおよび手指の消毒を行わせる。
食中毒が発生したとき	●原因究明を確実に行うため，原則として，調理従事者等は当該施設で調理された食品を喫食しない。 ●ただし，原因究明に支障を来さないための措置が講じられている場合はこの限りでない（試食担当者を限定すること等）。

資料） 大量調理施設衛生管理マニュアル，衛食第85号別添（平成9年3月24日，最終改正平成29年6月16日）

のが望ましい。

●**調理従事者等の衛生管理**　表5-4に示す。

2 食材料納入業者への衛生教育

日頃から情報収集に努め，衛生管理，品質管理の確かな業者から食材料を購入する。

①継続的に購入する場合は，配送中の保管温度の徹底を指示し，納入業者が定期的に行う原材料の微生物検査等の結果の提出を求める。

②納入業者についても，月1回以上の検便実施が望ましい。

3 喫食者への衛生教育

手洗いの励行や，食堂入室前の服装や履き物を清潔なものにするよう促すほか，個人の衛生管理を徹底させる。

C 大量調理施設衛生管理マニュアル◀

◀37-169 36-168 35-168 35-169 35-200

厚生労働省は，給食施設等における食中毒を予防するとともに食中毒発生時の処理の迅速化を図るために，HACCPの概念に基づいて「大量調理施設衛生管理マニュアル」（最終改正：平成29年６月16日）を作成した。本マニュアルは同一メニューを１回300食以上または１日750食以上提供する大量調理施設に適用されるが，中小規模の調理施設等においても積極的に取り入れられている。マニュアルでは，調理過程（原材料の受け入れから食事の提供まで）における４つの重要管理事項を示すとともに，衛生管理体制を確立し，これらの重要管理事項について点検・記録を行い，必要な改善措置を講じる必要があるとしている。マニュアルに述べられている重要管理事項（p. 204，**参考資料**参照）は次のとおりである。

①原材料の受け入れおよび下処理段階における管理を徹底すること。
②加熱調理食品については，中心部まで十分加熱し，食中毒菌等を死滅させること。
③加熱調理後の食品および非加熱調理食品の二次汚染防止を徹底すること。
④食中毒菌が付着した場合に菌の増殖を防ぐため，原材料および調理後の食品の温度管理を徹底すること。

「大量調理施設衛生管理マニュアル」に示されている各工程の衛生管理は，次のようになっている。給食を提供する施設では，HACCPおよび本マニュアルに基づいて独自の衛生管理マニュアルを作成し，変更が生じた場合は，その都度，見直すようにする。

1 原材料の受け入れと保管における衛生管理

●原材料の受け入れ

①品名，仕入先の名称・所在地，生産者（製造者・加工者も含む）の名称・所在地，**ロット**が確認可能な情報（年月日表示やロット番号），仕入れ年月日を記録し，１年間保管する。

ロット
同じ条件で製造される製品の出荷数量の最小単位。工程管理がしやすく，生産から消費までの履歴がわかる。不良品を特定しやすいため，食品の事故防止に役立つ。

②原材料について納入業者が定期的に実施する微生物および理化学検査の結果を提出させる。その結果については，保健所に相談するなどして，原材料として不適と判断した場合には，納入業者の変更等適切な措置を講じる。検査結果については，１年間保管する。
③加熱せずに喫食する食品（牛乳，発酵乳，プリン等容器包装に入れられ，かつ，殺菌された食品を除く）については，乾物や摂取量が少ない食品も含め，製造加工業者の衛生管理の体制について保健所の監視票，食品等事業者の自主管理記録票等により確認するとともに，製造加工業者が従事者の健康状態の確認等ノロウイルス対策を適切に行っているかを確認すること。
④検収は調理従事者等（管理栄養士・栄養士もしくは調理責任者）が必ず立ち会い，検収場で品質，鮮度，品温（納入業者による運搬の際の適切な温度管理を含む），異物の混入等につき，点検を行い，その結果を記録する（p. 179，**表５-27**）。
⑤食肉類，魚介類，野菜類等の生鮮食品については，１回で使い切る量を調理当日に仕入れるようにする。

表5-5　原材料等の保管管理マニュアル

野菜・果物	①衛生害虫，異物混入，腐敗・異臭等がないか点検する。異常品は返品または使用禁止とする。 ②各材料ごとに，50g 程度ずつ清潔な容器（ビニール袋等）に密封して入れ，−20℃以下で２週間以上保存する（検食用）。 ③専用の清潔な容器に入れ替えるなどして，10℃前後で保存する（冷凍野菜は−15℃以下）。 ④流水で３回以上水洗いする。 ⑤中性洗剤で洗う。 ⑥流水で十分すすぎ洗いする。 ⑦必要に応じて，次亜塩素酸ナトリウム等で殺菌した後，流水で十分すすぎ洗いする。 ⑧水切りする。 ⑨専用のまな板，包丁でカットする。 ⑩清潔な容器に入れる。 ⑪清潔なシートで覆い（容器がふた付きの場合を除く），調理まで30分以上を要する場合には，10℃以下で冷蔵保存する。
魚介類，食肉類	①衛生害虫，異物混入，腐敗・異臭等がないか点検する。異常品は返品または使用禁止とする。 ②各材料ごとに，50g 程度ずつ清潔な容器（ビニール袋等）に密封して入れ，−20℃以下で２週間以上保存する（検食用）。 ③専用の清潔な容器に入れ替えるなどして，食肉類については10℃以下，魚介類については５℃以下で保存する（冷凍で保存するものは−15℃以下）。 ④必要に応じて，次亜塩素酸ナトリウム等で殺菌した後，流水で十分すすぎ洗いする。 ⑤専用のまな板，包丁でカットする。 ⑥速やかに調理へ移行させる。

注）表面の汚れが除去され，分割・細切されずに皮付きで提供されるみかん等の果物にあっては，③～⑧を省略して差し支えない。
資料）大量調理施設衛生管理マニュアル，衛食第85号別添（平成９年３月24日，最終改正平成29年６月16日）

●原材料の保管　　表５-５参照。

①隔壁等で区分された専用の保管場に保管設備を設け，食肉類，魚介類，野菜類等，食材料の分類ごとに分けて保管する。

②専用の衛生的なふた付き容器に入れ替えるなどにより，原材料の包装の汚染を保管設備に持ち込まないようにするとともに，原材料の相互汚染を防ぐ。

2　調理工程における衛生管理

●下処理　　汚染作業区域で確実に行い，非汚染作業区域と交差しないようにする。二次汚染のリスクを小さくするには，下処理と調理の担当者を別にする，白衣やエプロンを交換するなどの運用が必要である。

●野菜・果物を加熱せずに供する場合

①表５-５に従い，流水（食品製造用水）で十分洗浄する。

②必要に応じて次亜塩素酸ナトリウムなどで殺菌を行った後，十分な流水ですすぎ洗いを行う。

③特に高齢者，若齢者，抵抗力の弱い者を対象とする場合は，加熱せずに供する際（表皮を除去する場合を除く）には，殺菌を行う。

●加熱調理　　加熱調理では，**温度**と**時間**により細菌を制御する。食中毒菌の発育至適温度は20～50℃であり，例えばサルモネラ属菌は60℃で30分，腸炎ビブリオ菌は60℃で15分，腸管出血性大腸菌は75℃で１分加熱すれば死滅するとされている。また，ウイルスや寄生虫および虫卵も熱に弱い。

しかし，細菌の産生毒素は通常の加熱調理温度では破壊されにくく，ブドウ

表5-6　焼き物・蒸し物の中心温度・加熱時間

調理開始時	●調理の開始時間を記録する。
中心温度・加熱時間	●調理の途中で適当な時間を見計らって食品の中心温度を校正された温度計で３点以上測定し，すべての点において75℃以上に達していた場合には，それぞれの中心温度を記録するとともに，その時点からさらに１分以上加熱を続ける（二枚貝等ノロウイルス汚染のおそれのある食品の場合は85～90℃で90秒間以上）。
調理終了時	●最終的な加熱処理時間を記録する。
複数回同一の作業を繰り返す場合	●上記の条件に基づき，加熱処理を行う。この場合，中心温度の測定は，最も熱が通りにくいと考えられる場所の１点のみでもよい。

資料）　大量調理施設衛生管理マニュアル，衛食第85号別添(平成９年３月24日，最終改正平成29年６月16日)

表5-7　煮物・炒め物の中心温度・加熱時間

調理の順序	●食肉類の加熱を優先。 ●食肉類，魚介類，野菜類の冷凍品を使用する場合には，十分解凍してから調理を行う。
中心温度・加熱時間	●調理の途中で適当な時間を見計らって，最も熱が通りにくい具材を選び，食品の中心温度を校正された温度計で３点以上（煮物の場合は１点以上）測定し，すべての点において75℃以上に達していた場合には，それぞれの中心温度を記録するとともに，その時点からさらに１分以上加熱を続ける（二枚貝等ノロウイルス汚染のおそれのある食品の場合は85～90℃で90秒間以上）。 ＊中心温度を測定できるような具材がない場合：調理釜の中心付近の温度を３点以上（煮物の場合は１点以上）測定する。
複数回同一の作業を繰り返す場合	●上記同様に点検・記録を行う。

資料）　大量調理施設衛生管理マニュアル，衛食第85号別添(平成９年３月24日，最終改正平成29年６月16日)

球菌の毒素などは100℃で30分の加熱にも耐える。また，エルシニア・エンテロコリチカのような発育温度域が０～40℃の低温微生物は，冷蔵庫内でも発育するので，注意が必要である。さらに，焼き物・揚げ物は150～200℃の高温で調理されるが，中心部の温度が60～80℃にとどまったり，冷凍食品で解凍が不十分な場合には中心温度が上がらないため，注意を要する。

●**加熱調理のポイント**　　表５-６～９に示す。

①加熱調理食品は中心部温度計を用いて，中心部が**75℃で１分間以上**（二枚貝等ノロウイルス汚染のおそれのある食品の場合は**85～90℃で90秒間以上**），加熱し，記録する。

②中心温度の測定点は，揚げ物，焼き物，蒸し物，炒め物は３点以上，煮物は１点以上とする。

③調理を開始した時刻および最終的な加熱処理時間を記録する。

④加熱調理後，食品を放冷する場合や，切ったり，和えたりする際は，器具や手に付着した細菌で二次汚染が起こらないように注意する。

⑤加熱調理後，食品を冷却する場合は，できるだけ短時間のうちに冷却し，

表5-8 揚げ物の中心温度・加熱時間

油温	●設定した温度以上になったことを確認する。
調理開始時	●調理の開始時間を記録する。
中心温度・加熱時間	●調理の途中で適当な時間を見計らって食品の中心温度を校正された温度計で3点以上測定し，すべての点において75℃以上に達していた場合には，それぞれの中心温度を記録するとともに，その時点からさらに1分以上加熱を続ける（二枚貝等ノロウイルス汚染のおそれのある食品の場合は85～90℃で90秒間以上）。
調理終了時	●最終的な加熱処理時間を記録する。
複数回同一の作業を繰り返す場合	●油温が設定した温度以上であることを確認・記録し，上記の条件に基づき，加熱処理を行う。 ●油温が設定した温度以上に達していない場合には，油温を上昇させるため必要な措置を講ずる。

資料） 大量調理施設衛生管理マニュアル，衛食第85号別添（平成9年3月24日，最終改正平成29年6月16日）

表5-9 調理済み食品の温度管理と記録事項

調理後の温度	●調理後直ちに提供される食品以外の食品は，食中毒菌の増殖を抑制するために，10℃以下または65℃以上で管理することが必要である。
加熱調理後，食品を冷却する場合	●食中毒菌の発育至適温度帯（約20～50℃）の時間を可能な限り短くするため，冷却機を用いたり，清潔な場所で衛生的な容器に小分けするなどして，30分以内に中心温度を20℃付近（または60分以内に中心温度を10℃付近）まで下げるよう工夫する。 ＊記録：冷却開始時刻，冷却終了時刻。
調理終了後	●調理終了後30分以内に提供できるもの：調理終了時刻を記録する。 ●調理終了後提供まで30分以上を要する場合 ①温かい状態で提供される食品：調理終了後速やかに保温食缶等に移し保存する。 ＊記録：食缶等へ移し替えた時刻。 ②そのほかの食品：調理終了後提供まで10℃以下で保存する。 ＊記録：保冷設備への搬入時刻，保冷設備内温度，保冷設備からの搬出時刻。
配送過程と時間・温度記録	●保冷または保温設備のある運搬車を用いるなど，10℃以下または65℃以上の適切な温度管理を行い配送する。 ＊記録：配送時刻。また，65℃以上で提供される食品以外の食品については，保冷設備への搬入時刻，保冷設備内温度。
共同調理施設等で調理された食品	●提供する施設において，温かい状態で提供される食品以外の食品であって，提供まで30分以上を要する場合は提供まで10℃以下で保存する。 ＊記録：保冷設備への搬入時刻，保冷設備内温度および保冷設備からの搬出時刻。
調理後の食品の喫食時間	●調理終了後から2時間以内に喫食することが望ましい。

資料） 大量調理施設衛生管理マニュアル，衛食第85号別添（平成9年3月24日，最終改正平成29年6月16日）

30分以内に中心温度を20℃付近（または60分以内に中心温度を10℃付近）まで下げるようにする。冷却開始・終了時刻を記録する。

3 調理済み食品の提供・保管における衛生管理

調理が終了した食品は速やかに提供する。調理後喫食までの時間は2時間以内とする（**表5-9**）。食中毒の多くは調理終了から提供までの保管時間が長いことが原因で発生するため，室温放置は厳禁である。

調理後，冷蔵保管する場合は，あらかじめ保管スペースを確認しておき，室温での時間を短くする。室内に放置すると，**落下細菌**による汚染のリスクも高まる。

落下細菌
空気中に浮遊する菌で，食品の微生物汚染源として食品の腐敗・変敗の原因となる。

36-168
34-168
33-179

d 安全・衛生のための施設と設備

1 施設・設備の設計

生産（調理）施設は，「調理室」「厨房」「キッチン」などと呼ばれ，施設・設備は**図 5-2**のような条件を備えていることが必要である。機能性・生産性，衛生・安全性，耐久性・メンテナンス性はもとより，経済性や経営目標とも合致していることが前提となる。

また，調理室では，食材料の搬入・検収→保管→下処理→主調理→配食・配膳→下膳，の作業を行う。これら一連の流れを生産ラインという。栄養管理された食事を，衛生的で安全に効率良く生産するために，作業区域，作業動線を考慮して生産ラインを構築し，調理機器を配置（レイアウト）する。

1 施設・設備設計の範囲

生産（調理）施設，食堂における施設・設備設計の範囲を**表 5-10**に示す。

●生産（調理）施設の位置，面積，形態

①位置：作業効率，衛生・安全性，環境を考慮する（**表 5-11**）。

②面積：生産食数，メニューアイテム数，作業スペース，喫食スペースとの関係を考慮して適正な広さとする。近年，効率的な給食システムや機器の導入により，面積は縮小化傾向にある一方，メニューの多様性や適温給食実施のための設備の拡充などにより，面積の拡大傾向もみられる。

- **広すぎる場合**：作業効率の低下やイニシャルコスト，ランニングコストの上昇がみられる。
- **狭すぎる場合**：必要な設備が設置できない，けがや転倒などの事故が起こりやすい。

③形態：作業動線およびスペースの有効利用からは，凹凸がなく，長方形（1：1.5～2）が望ましい。なお，食堂についてはサービスの方法（セル

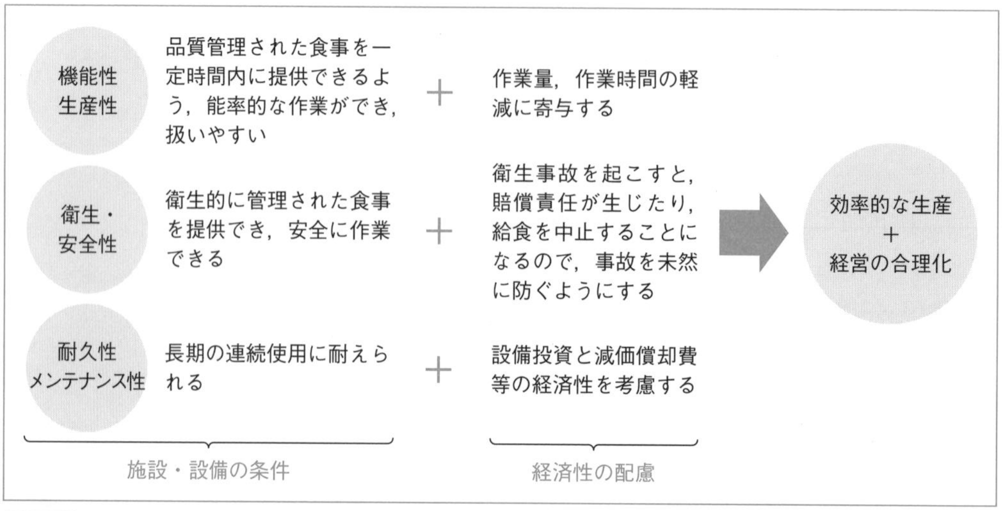

図5-2 施設・設備の条件と経済性

表5-10　生産（調理）施設，食堂における施設・設備設計の範囲

環境（作業環境，喫食環境）
建物（位置，面積，形態など）
内装（床，天井，壁，窓，出入り口など）
レイアウト→p. 168 参照
付帯設備（熱源，給排水，換気など）→ 4 -C-c-3（p. 144）参照
調理機器→ 4 -A-d（p. 119）参照
什器・食器

表5-11　生産（調理）施設の位置

作業効率	食材料の搬入，厨芥の搬出に便利。配膳・下膳（喫食場所への往来）に便利。
衛生・安全性	清潔で明るい。震災時は揺れが少なく，避難しやすい。害虫，ネズミ等外部からの侵入がない。
環　境	騒音，油煙，臭気などの他部署や周辺への影響が少ない。

フサービス，ハーフセルフサービスなど）による喫食者の動線を考慮する。

●生産（調理）施設の内装

①床：床材，勾配などを考慮する。壁との境目は，R（アール）構造にする。

・**床材の条件**：安全性（滑らない，疲れにくい），衛生性（清掃しやすい，汚れが目立つ），耐久性（重量物に耐え得る，摩滅に強い）・耐水性に優れているものを選ぶ。

・**床の勾配（100分の 2 程度）**：清掃時に水が十分流れる程度とする。過度な勾配は，疲労しやすいので注意する。

・**ドライシステム化**：適切な温度・湿度（25℃以下・80%以下）のもとで作業することを目的に，床を乾いた状態で使用することが可能な施設・設備を設け，実際に作業できる方策を施したシステムである。HACCP システム（p. 153，A-a）を実践する上で積極的な導入が求められている。また，従事者の健康，作業能率，経営などの面からもドライシステム化が進められている。床をドライに保つには，設備上，運用上（意識面）の両方から，床を濡らさないようにする。

②排水溝：**勾配（100分の 2 ～ 4 程度）**を設け，排水が容易に行えるようにする。

③壁，天井：耐水性，耐熱性，耐油性，耐酸性，耐腐食性の材料が良く，同一素材が望ましい。また，設置する照明器具は埋め込み式にする。

・**壁**：清掃しやすく，明るい色とする。

・**天井**：ダクトやパイプ類を露出させないように二重天井とする。

④窓：採光を目的とする。害虫等を侵入させないように，開放式の場合は，網戸にする。

⑤出入り口：外部との出入り口には，衛生上，作業効率上から網戸，自動ドア，エアカーテンなどを設置する。

R（アール）構造
Rは，Round（丸い）の頭文字で，床と壁の境目が直角でなく丸くなっている。塵埃が溜まりにくく清掃もしやすいため，衛生管理面からも優れている。

表5-12　施設・設備の基準・法規（給食施設全般）

衛生管理関係	食品衛生法，大量調理施設衛生管理マニュアル，食品等事業者が実施すべき管理運営基準に関する指針（ガイドライン）など
建築・消防・環境関係	建築基準法，下水道法，水道法，ガス事業法，電気用品安全法，消防法，環境基本法，大気汚染防止法，悪臭防止法，水質汚濁防止法など

表5-13　施設・設備の基準・法規（各給食施設）

病　院	・医療法：給食施設を有し，記録を備える（第21条） ・医療法施行規則：調理室の床は耐水材料で，洗浄・排水・清掃に便利な構造とし，食器の消毒設備を設けなければならない（第20条の八）／調理業務または洗浄業務を委託する場合は，当該設備を設けないことができる（第20条の九） ・入院時食事療養及び入院時生活療養の食事の提供たる療養の基準等に係る届出に関する手続きの取扱いについて：適温の食事の提供のために，保温・保冷配膳車，保温配膳車，保温トレイ，保温食器，食堂のいずれかを用いる〔別添の２の（８）〕 ・入院時食事療養費に係る食事療養及び入院時生活療養費に係る生活療養の実施上の留意事項について：食堂加算（４） ・病院･診療所等の業務委託について：院外調理における衛生管理（第四の２）
児童福祉施設	・児童福祉施設最低基準：食器等は，衛生的な管理に努める，または衛生上必要な措置を講じなければならない（第10条） ・保育所における調理業務の委託について：調理室について（２）
高齢者・介護福祉施設	・養護老人ホームの設備及び運営に関する基準：食器等は，衛生的な管理に努める，または衛生上必要な措置を講じなければならない（第24条） ・特別養護老人ホームの設備及び運営に関する基準：入所者が可能な限り離床して，食堂で食事を摂ることを支援しなければならない（第17条の２）／食器等は，衛生的な管理に努める，または衛生上必要な措置を講じなければならない（第26条）
学　校	・学校給食法施行令：単独校調理場及び共同調理場の面積（第４条） ・学校給食衛生管理基準：学校給食施設・設備の整備・管理
事業所	・労働安全衛生規則：食堂（第629条）／食堂及び炊事場（第630条） ・事業附属寄宿舎規程：食堂（第24条）／食堂及び炊事場（第25条）
配食サービス	・民間事業者による在宅配食サービスのガイドラインについて

2　施設・設備の基準と関連法規

給食施設の施設・設備に関する基準・法規については，給食施設全般についてのものと，給食施設の種類ごとについてのものがある（**表５-12，５-13**）。前者には，衛生管理に関するもの，建築・消防・環境等に関するものがある。大量調理施設衛生管理マニュアルには，衛生管理上必要な施設・設備の構造が示されている（**表５-14**）。

2　施設・設備の構造

1　作業区域

調理室は，二次汚染防止等の目的から，調理工程ごとに汚染作業区域と非汚染作業区域を明確に区別する（**図５-３**）。調理従事者は汚染作業区域から非汚染作業区域への移動は極力行わないようにする。食材料（食品）は下処理室と調理室の間にパススルーの冷蔵庫を設置して移動させる。

表5-14 衛生管理上必要な給食施設・設備の構造

不潔な場所との区別	●隔壁等により，汚水溜，動物飼育場，廃棄物集積場等，不潔な場所から完全に区別する。
施設の出入口・窓	●施設の出入口・窓は極力閉めておく。 ●外部に開放される部分には網戸，エアカーテン，自動ドア等を設置し，ネズミや昆虫の侵入を防止する。
作業区域	●食品の各調理過程ごとに，汚染作業区域（検収場，原材料の保管場，下処理場），非汚染作業区域〔さらに準清潔作業区域（調理場）と清潔作業区域（放冷・調製場，製品の保管場）に区分〕を明確に区別する。 ●各区域を固定し，それぞれを壁で区画する，床面を色別する，境界にテープを貼る等により明確に区画することが望ましい。
手洗い設備	●手洗い設備，履き物の消毒設備（履き物の交換が困難な場合に限る）は，各作業区域の入り口手前に設置する。 ●手洗い設備は，感知式の設備等で，コック，ハンドル等を直接手で操作しない構造のものが望ましい。
器具，容器等	●器具，容器等は，作業動線を考慮し，あらかじめ適切な場所に適切な数を配置する。
排水構造	●床面に水を使用する部分にあっては，適当な勾配（100分の２程度）および排水溝（100分の２～４程度の勾配を有するもの）を設けるなど，排水が容易に行える構造とする。
排水口	●シンク等の排水口は，排水が飛散しない構造とする。
保管設備	●すべての移動性の器具，容器等を衛生的に保管するため，外部から汚染されない構造の保管設備を設ける。
便所等	●便所，休憩室，更衣室は，隔壁により食品を取り扱う場所と必ず区分する。なお，調理場等から３m 以上離れた場所に設けられていることが望ましい。 ●便所には，専用の手洗い設備，専用の履き物を備える。また，便所は調理従事者等専用のものが設けられていることが望ましい。
使用する水	●食品製造用水を用いる。 ●色，濁り，におい，異物のほか，貯水槽を設置している場合や井戸水等を殺菌・濾過して使用する場合には，遊離残留塩素が0.1mg/L以上であることを，始業前・調理作業終了後に毎日検査し，記録する。
そのほか	●施設は，ドライシステム化を積極的に図ることが望ましい（p. 163 参照）。

資料）大量調理施設衛生管理マニュアル，衛食第85号別添（平成９年３月24日，最終改正平成29年６月16日）

なお，作業区域の区分は原則として区域ごとに固定し，それぞれを壁で区画することが望ましいが，困難な場合には，床面を色分けしたり，境界にテープを貼るなどして，作業区域を区分する。

●汚染作業区域　検収場，原材料の保管場，下処理場など。

●非汚染作業区域

①準清潔作業区域：調理場など。

②清潔作業区域：放冷・調製場，製品（調理済み食品）の保管場など。

2 作業動線

作業動線とは，作業を行う人や物（食品，食器，什器）の流れを線で表したもので，レイアウトの基本となる。

交差や逆戻りがなく流れが一方向（ワンウェイ）で，短いほうが良いとされる。

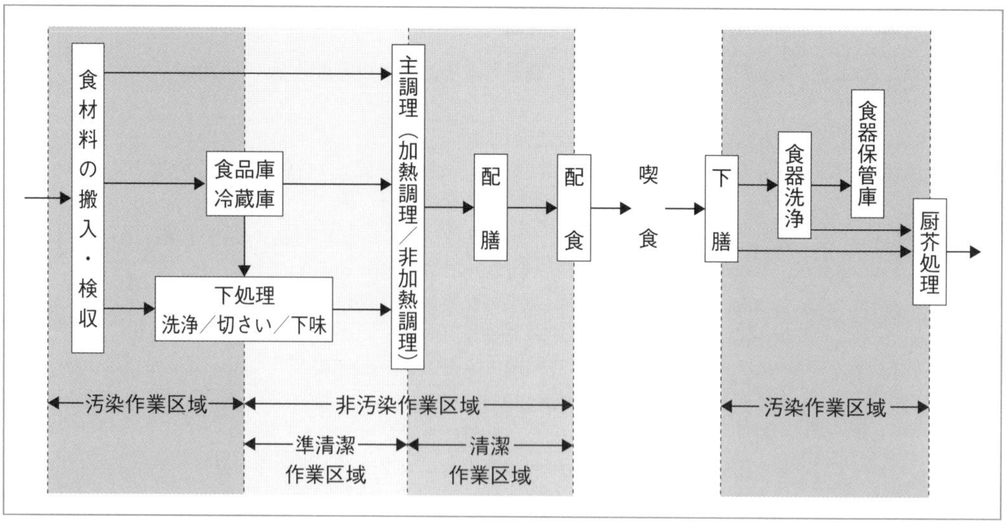

図5-3 **生産ラインと作業区域**

作業動線の良否は，料理の品質，作業効率（労働生産性），調理従事者の疲労度に影響する。

- **給食における作業動線**　食材料の搬入から片付けまでの動線で，給食従事者の動線，食品の動線，喫食者の動線がある。
- **評価**　人や物の移動が，安全かつ衛生的に効率良く行われているかを調査し，レイアウトの改善，生産ラインの改善について検討する。

3 調理室のレイアウト

限られたスペースの中で，能率的に作業ができるように，作業動線に沿って機器を配置（レイアウト）する。安全性や経済性にも配慮する。HACCP の考え方を取り入れたレイアウト例を**図 5－4** に示す。

レイアウトのポイントを下記に示す。

- **作業スペースの確保**　機器の床占有面積の合計に，作業に十分なスペースと通路を加えて求める。効率良くスペースを活用するためには，空間の立体的利用，可動設備の利用も有効である。空間の立体的利用は，人間工学からみた作業に適する高さを考慮して検討する。
- **衛生面の配慮**
  - ・二次汚染防止のための作業区域の区分：**図 5－3** 参照。
  - ・ドライシステムの利用：p. 165 参照。
  - ・間仕切りの利用：作業上・防災上・建築上からも必要である。
  - ・**ウォールマウント方式**の導入。
- **作業動線**　ワンウェイ（一方通行）を原則とすることにより，作業効率だけでなく，二次汚染防止に役立つ。
  - ・調理室：調理従事者や食材料の動線から機器の配置を決める。
  - ・食堂：喫食者の動線から，手洗い場，テーブル，椅子の配置を決める。

ウォールマウント方式
厨房機器の脚部をなくし，機器本体を支持金具で壁面に固定して壁掛け式にした施工方法。脚部をなくすことで機器の下部（床）にたまるゴミや水分を容易に除去できる。

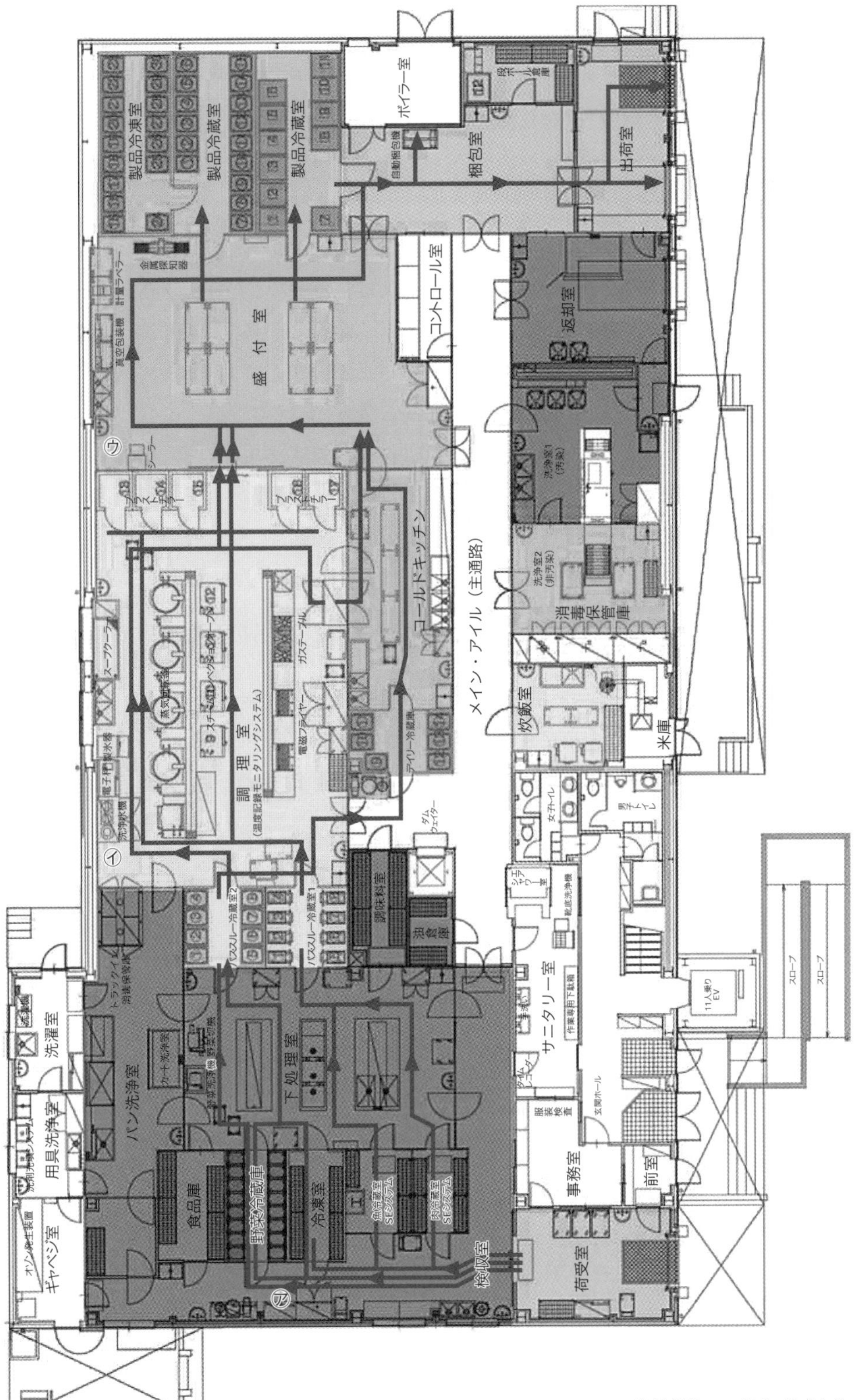

資料提供：アイビス株式会社

図5-4 HACCPシステムのレイアウト例

㋐汚染作業区域，㋑準清潔作業区域，㋒清潔作業区域

資料） 鈴木久乃，太田和枝，定司哲夫編著：給食マネジメント論，p. 201，第一出版（2014）

●建築・設備

・建物の構造や内装等：調理室の形態や出入り口，柱，天井，窓，壁や床の状態などを考慮してレイアウトする。

・加熱機器，水使用機器の集約：設備上からは，配線・配管・排水などを集約することが望ましいが，作業に支障を来さないよう注意する。

3　施設・設備の管理

1　施設・設備管理の意義・目的

給食における施設・設備管理は，食材料の搬入・保管，調理，配膳，配食，喫食，下膳，食器洗浄・消毒・保管，厨芥処理まで一連の作業が円滑に行われるための基本となるものである。管理の範囲も，検収室，食品保管庫，調理室，食堂，付帯設備（休憩室，便所），事務室，周辺環境と広範である。

したがって，施設・設備管理の良否およびその活用方法が，給食経営全体に及ぼす影響は大きい。

2　近年の動向

近年では，食材料の流通システムや生産システムの進化に伴い，給食システムが高度化し，給食運営の効率化に貢献する施設・設備が求められている。また，HACCP システム（p. 153，3-A-a 参照）の導入に当たり，安全・衛生の面からも施設・設備を見直していかなくてはならない。施設・設備計画に際しては，給食提供側と喫食者側の双方の視点から検討する。

3　施設・設備管理のポイント

調理室や食堂は，衛生的に管理し，みだりに部外者を立ち入らせたり，調理作業に不必要な物品等を置いたりしてはならない。施設・設備の衛生管理のポイントを**表 5-15**，保守管理のポイントを**表 5-16**に示す。

4　調理機器・器具等の管理

●調理器具・容器等の洗浄・殺菌　二次汚染を防止するため，用途別，食品別に専用の器具・容器を用意し，ほかの使用目的の器具・容器と混同しないよう注意する。また，洗浄・殺菌を十分に行う（**表 5-17**）。器具・容器は，加熱による殺菌処理が必要な場合は温度管理を徹底し，さらに，定期的にふき取り検査等を実施し，衛生的に取り扱われているかをチェックする。

●調理機器・器具の衛生管理　**表 5-18**に示す。

B　事故・災害時対策

事故とは，思いがけず起こった悪い出来事である。給食施設の事故には，食中毒や異物混入などの衛生事故と，作業中に起こる給食従事者のやけど，切り傷，転倒，火災，ガス爆発などの人為的災害（人災）がある。給食施設では，人為的ミスによる事故が多い。

また，災害とは，異常な自然現象や人為的原因によって社会生活や人命に受ける被害である。災害には，地震，台風，洪水などの自然災害（天災）があるが，天災

表5-15　衛生管理上必要な給食施設・設備の管理

施設・設備の補修・清掃・消毒	●必要に応じて補修を行う。 ●施設の床面（排水溝を含む），内壁のうち床面から１ｍまでの部分および手指の触れる場所は１日に１回以上，施設の天井および内壁のうち床面から１ｍ以上の部分は１月に１回以上清掃し，必要に応じて，洗浄・消毒を行う。 ●施設の清掃は，すべての食品が調理場内から完全に搬出された後に行う。
ネズミ・昆虫等の点検・駆除	●施設におけるネズミ，昆虫等の発生状況を１月に１回以上巡回点検する。 ●ネズミ，昆虫の駆除を半年に１回以上（発生を確認したときにはその都度）実施し，その実施記録を１年間保管する。 ●施設およびその周囲は，維持管理を適切に行うことにより，常に良好な状態に保ち，ネズミや昆虫の繁殖場所の排除に努める。 ●殺鼠剤または殺虫剤を使用する場合には，食品を汚染しないようその取り扱いに十分注意する。
施設管理	●衛生的な管理に努め，みだりに部外者を立ち入らせたり，調理作業に不必要な物品等を置いたりしない。
原材料の管理	●配送用包装のまま非汚染作業区域に持ち込まない。
施設の温度・湿度管理	●十分な換気を行い，高温多湿を避ける。 ●調理場は湿度80％以下，温度は25℃以下に保つことが望ましい。
手洗い設備	●手洗いに適当な石けん，爪ブラシ，ペーパータオル，殺菌液等を定期的に補充し，常に使用できる状態にしておく。
井戸水等の使用	●水道事業により供給される水以外の井戸水等の水を使用する場合には，公的検査機関，厚生労働大臣の登録検査機関等に依頼して，年２回以上水質検査を行う。 ●検査の結果，飲用不適とされた場合は，直ちに保健所長の指示を受け，適切な措置を講じる。なお，検査結果は１年間保管する。
貯水槽の管理	●貯水槽は清潔を保持するため，専門の業者に委託して，年１回以上清掃する。 ●清掃した証明書は１年間保管する。
便　所	●業務開始前，業務中および業務終了後等，定期的に，清掃および消毒剤による消毒を行って衛生的に保つ＊。
嘔吐物の処理	●施設（客席等の飲食施設，ロビー等の共用施設を含む）において利用者等が嘔吐した場合には，消毒剤を用いて迅速かつ適切に嘔吐物の処理を行うこと＊により，利用者・調理従事者等へのノロウイルス感染および施設の汚染防止に努める。

注）＊ノロウイルスに関するQ&A（厚生労働省）参照。
資料）大量調理施設衛生管理マニュアル，衛食第85号別添（平成９年３月24日，最終改正平成29年６月16日）

表5-16　設備の保守管理のチェックポイント

設備名	チェック事項（定期，発生時）
給水・給湯	●専用水道の水質検査 ●弁・そのほかの漏洩および付属機器の補修調整
蒸気管・ボイラー	●ボイラー本体・付属機器の清掃および点検
排　水	●床および排水溝の清掃 ●管・トラップ・排水枡の清掃
電　気	●定期巡視点検 ●電気機器・設備の点検
照　明	●破損器具の補修
ガス設備	●導管・そのほかの漏洩試験 ●漏洩の修理（業者）
（プロパンガス）	●設備と作業状況の点検 ●配管と付属設備の点検 ●配管・調整器の耐圧気密試験
貯米タンク	●内部を空にして器内外および関連機器の清掃

設備名	チェック事項（定期，発生時）
厨房機器	●食品に直接または人手を介して接触する可能性のある部位の洗浄・消毒および機器周りの清掃 ●点検整備 ●消耗補用部品の交換
電気機器	●電気装置の点検，正常機能の保持 ●定期給油
燃焼機器	●燃焼器の点検，正常機能の保持 ●バーナー・ノズル・そのほかの手入れと調整
蒸気機器	●機能保持 ●付属器の点検補修 ●点検整備
冷凍機器	●安全装置・そのほかの点検およびガス補充
換　気	●空気濾過器の点検整備，防火ダンパーの点検 ●換気扇とグリスフィルターの手入れ ●フード内外の清掃

注）建築および一般諸設備関係を除く。
資料）日本建築学会編：建築設計資料集成（1994）丸善より一部参照

表5-17 器具等の洗浄・殺菌

調理機械	①機械本体・部品を分解する。なお，分解した部品は床にじか置きしないようにする。 ②食品製造用水（40℃程度の微温水が望ましい）で３回水洗いする。 ③スポンジタワシに中性洗剤または弱アルカリ性洗剤をつけてよく洗浄する。 ④食品製造用水（40℃程度の微温水が望ましい）でよく洗剤を洗い流す。 ⑤部品は80℃で５分間以上またはこれと同等の効果を有する方法で殺菌を行う。 ⑥よく乾燥させる。 ⑦機械本体・部品を組み立てる。 ⑧作業開始前に70％アルコール噴霧またはこれと同等の効果を有する方法で殺菌を行う。
調理台	①調理台周辺の片付けを行う。 ②食品製造用水（40℃程度の微温水が望ましい）で３回水洗いする。 ③スポンジタワシに中性洗剤または弱アルカリ性洗剤をつけてよく洗浄する。 ④食品製造用水（40℃程度の微温水が望ましい）でよく洗剤を洗い流す。 ⑤よく乾燥させる。 ⑥70％アルコール噴霧またはこれと同等の効果を有する方法で殺菌を行う。 ⑦作業開始前に⑥と同様の方法で殺菌を行う。
まな板，包丁，へら等	①食品製造用水（40℃程度の微温水が望ましい）で３回水洗いする。 ②スポンジタワシに中性洗剤または弱アルカリ性洗剤をつけてよく洗浄する。 ③食品製造用水（40℃程度の微温水が望ましい）でよく洗剤を洗い流す。 ④80℃で５分間以上の加熱またはこれと同等の効果を有する方法で殺菌を行う。 ⑤よく乾燥させる。 ⑥清潔な保管庫にて保管する。
ふきん，タオル等	①食品製造用水（40℃程度の微温水が望ましい）で３回水洗いする。 ②中性洗剤または弱アルカリ性洗剤をつけてよく洗浄する。 ③食品製造用水（40℃程度の微温水が望ましい）でよく洗剤を洗い流す。 ④100℃で５分間以上煮沸殺菌を行う。 ⑤清潔な場所で乾燥，保管する。

資料） 大量調理施設衛生管理マニュアル，衛食第85号別添（平成９年３月24日，最終改正平成29年６月16日）

から人災へつながる場合もある。

これらの事故・災害は，被害が施設内でとどまる場合，喫食者に及ぶ場合，さらに喫食者の家族や周辺地域にまで広がる場合がある。給食施設にその原因がある場合は，原因等を究明し，防止対策を徹底する必要がある。事故・災害時対策の目的は，発生を未然に防止することであるが，万一事故等が発生してしまった場合は，被害を最小限に食い止めること，早期の回復，復旧・復興が必要である。そのためには，施設の現状に合った迅速かつ効果的な対策が不可欠である。

◀37-170

a 事故の状況と対応；食中毒，異物混入，誤配膳，食物アレルギー対応◀

喫食者に被害が及ぶ主な事故としては，食中毒や感染症，異物混入，誤配膳，食堂などでのけが・事故などがある。また，厨房内では大量調理に伴う機器類の取り扱いや調理などによる従事者の負傷などがある。

1 事故の種類

●**食中毒**　飲食物および人，器具・容器包装等を介して体内に侵入した食中毒菌や有毒・有害な化学物質などによって起こる健康障害である。その原因物質

表5-18 調理機器・器具の衛生管理

用途別・食品別	●包丁，まな板などの器具，容器等は用途別および食品別（下処理用：魚介類用，食肉類用，野菜類用，調理用：加熱調理済み食品用，生食野菜用，生食魚介類用）にそれぞれ専用のものを用意し，混同しないようにして使用する。
器具，容器等の洗浄・殺菌・保管	●使用後は，全面を流水（食品製造用水）で洗浄し，さらに80℃，5分間以上（またはこれと同等の効果を有する方法）で十分殺菌した後，乾燥させ，清潔な保管庫を用いるなどして衛生的に保管する。 ●調理場内における器具，容器等の使用後の洗浄・殺菌は，原則としてすべての食品が調理場から搬出された後に行う。 ●器具，容器等の使用中も必要に応じ，同様の方法で熱湯殺菌を行うなど（洗浄水等が飛散しないように），衛生的に使用する。なお，原材料用に使用した器具，容器等をそのまま調理後の食品用に使用するようなことは，決して行わない。
まな板，ざる，木製の器具	●まな板，ざる，木製の器具は，汚染が残存する可能性が高いので，特に十分な殺菌に留意する。 ●木製の器具は，極力使用を控えることが望ましい。
フードカッター，野菜切り機等	●フードカッター，野菜切り機等の調理機械は，最低1日1回以上，分解して洗浄・殺菌した後，乾燥させる。
シンク	●シンクは原則として用途別に相互汚染しないように設置する。 ●加熱調理用食材，非加熱調理用食材，器具の洗浄等に用いるシンクを，必ず別に設置する。 ●二次汚染防止のため，洗浄・殺菌し，清潔に保つ。
食品・移動性の器具，容器の取り扱い	●床面からの跳ね水等による汚染を防止するため，床面から60cm 以上の場所で行う。 ●跳ね水等からの直接汚染が防止できる食缶等で食品を取り扱う場合には，30cm 以上の台にのせて行う。

資料） 大量調理施設衛生管理マニュアル，衛食第85号別添（平成9年3月24日，最終改正平成29年6月16日）

から，微生物性食中毒（細菌性食中毒，ウイルス性食中毒），化学性食中毒，および自然毒食中毒に大別される。近年の発生件数をみると，ノロウイルス（ウイルス性），カンピロバクター・ジェジュニ/コリ（細菌性）が多くなっている。

①食中毒の予防：食中毒菌の増殖抑制，二次汚染の防止，加熱・殺菌の徹底などを行うことが原則である。具体的には，①食中毒に関する基礎知識の習得・理解（衛生教育），②人の衛生管理の徹底（特に手洗いの励行や定期的な検便），③衛生的で安全な食材料の使用（検収の徹底），④安全で迅速な調理（洗浄，消毒，加熱処理），⑤適正な保管管理（食材料や調理済み食品の温度管理，庫内の衛生管理），⑥施設設備・機器・用具の衛生管理の徹底（洗浄，消毒，乾燥）などがあげられる。

②食中毒発生時の対処：万一，食中毒が発生した場合には，初期対応が重要である。給食施設の管理責任者は，食中毒発生と同時に所轄保健所，市町村衛生課へ通知し，拡大防止，原因究明に当たる。

・保健所への通知：速やかに保健所に通知する。食中毒あるいはその疑いがあると診断した医師は，24時間以内に文書，電話もしくは口頭により保健所に届け出る。

・届出事項：医師の住所・氏名，患者の症状，患者もしくはその疑いのある者，または死亡した者の住所・氏名・年齢，食中毒の原因，発病年月日・時刻，診断または検案年月日・時刻。

・提出書類等：**保存食**，関係者の検便結果，水質検査結果，鼠(そ)族・昆虫等の

保存食
衛生検査試料。食中毒などが発生した場合に，その原因究明のための試料とする。原材料および調理済み食品を，食品ごとに50g 程度ずつ清潔な容器（ビニール袋など）に密閉して入れ，−20℃以下で2週間以上保存し，その記録を残す。原材料は，洗浄・殺菌などを行わずに，購入した状態で採取し，保存する。調理済み食品（出来上がりの料理）は，配膳後の状態で採取する。ロットのある食品は，各ロットからそれぞれ50g 程度を採取する。

駆除記録，原因究明のための書類〔献立表，食材料の仕入先リスト，作業（調理）工程表など〕。

・報告内容等：提供給食数や患者数，発病状況と症状（初発・その後の症状，下痢・嘔吐状況や回数，潜伏時間），喫食状況（48時間以内，または必要に応じて７日間あるいはそれ以上のすべての食事調査）。

・施設消毒

・給食業務の一時停止：保健所の指示があるまで。

・防止対策：原因汚染経路の追究と改善，拡大防止，従業員・関係者の協力体制，安全な給食提供のための管理体制の改善など。

●**異物混入**　異物混入とは，食品に本来含まれてはならないもの（＝異物）が混入してしまった状態で，食中毒よりも発生頻度が高いといわれている。給食施設で混入しやすい異物の例と防止対策を**表５-19**に示す。調理・保管・提供のいずれの工程でも異物が混入する危険性があることを認識しておく。

●**誤配膳**　個別対応を行う給食施設で盛り付けられた料理を喫食者ごとにトレイセットする際に，誤った食事を配膳することであり，生命にかかわる事故となる場合もある。誤配膳防止のためには，アレルギー，禁食，検査，外出等の欠食情報を事前に把握し，複数人で誤りがないか確認するとともに，喫食者本人にもよく確認した上で配膳する。

●**食物アレルギー対応**　食物アレルギーは，生命に危険を及ぼすアナフィラキシーショックを引き起こすこともあるため，十分な注意が必要である。児童福祉施設や学校などでは，厚生労働省や文部科学省，地方自治体の教育委員会等が作成した各種**ガイドライン**に基づき，食物アレルギー疾患をもつ児童・生徒の対応を行っている。各施設では食物アレルギーをもつ子どもの保護者から情報提供を受け，主治医等と連携しながら職員間でも情報を共有し，緊急時に備える。万一，アナフィラキシーを発症した場合には，迅速かつ的確に対応することが求められる。

ガイドライン
保育所におけるアレルギー対応ガイドライン（令和元年，厚生労働省），学校のアレルギー疾患に対する取り組みガイドライン〔令和元年，（公財）日本学校保健会〕，学校給食における食物アレルギー対応指針（平成27年，文部科学省）など。

●**食堂・厨房内のけが・事故**

①食堂などでのけが・事故：食堂内でのスリップ，転倒，階段からの転落による事故などがある。

②給食従事者のけが・事故：厨房の床でのスリップや，作業工程における不備，不注意，技術的ミスなどによるやけど，切り傷，打撲，凍傷，調理機器転倒事故などが考えられる。

給食施設では，大量の蒸気や熱湯，大型の調理機器を扱うことから事故につながりやすい。特に，経験の浅い新規採用者，アルバイトなど，調理作業に慣れていない者に多いため，十分な訓練が必要である。

床や階段におけるスリップ防止には，水や油がこぼれていないように十分注意し，階段は手すりや滑り止めが破損していないかを常時チェックする。また，従業員には滑りにくい靴を履かせる。食堂・厨房内におけるけがや事

表5-19　主な異物混入物と防止対策

主な混入物	・動物性異物：毛髪，ハエ・カ・ゴキブリなどの昆虫類 ・植物性異物：植物の種子，籾殻，木片，わら，糸くず，紙類，カビなど ・鉱物性異物：調理機器の破片，缶詰開缶時の金くず，食器の破片（ガラス，プラスチック，陶磁器，金属），小石，土砂など
防止対策	・従業員：身だしなみを整える，必要以外の持ち物は持ち込まない ・調理室：整理整頓 ・調理機器：異物が出やすいもの（ブラシ，金タワシなど）は使用しない，定期的に破損等をチェックする ・昆虫など：侵入防止の設備等を検討する ・食事の保管：提供までに時間を要する場合は，安全なスペースで保管する

故を防止するために，以下に留意しながら作業・点検事項の標準化を図り，マニュアルを作成する。

③施設・設備の定期点検と安全管理の徹底：使用前後の点検，定期的な清掃，消毒，乾燥，熱源の点検，破損の修理，防虫防鼠などを行う。

④設備機器の正しい取り扱い：特に新人の調理従事者に対しては，正しい使用方法を習得させる。

⑤使用後の機器の安全な保管など：規定の洗浄，消毒の実施，使用後の取り扱いについて確認する。

2 事故の状況把握と対応

事故が発生してしまった場合は，その状況を正確かつ迅速に把握し，事故の内容に応じて適切かつ迅速に対応することが大切である。事故発生時に，誰もが正確かつ迅速に対処できるように，日ごろから起こり得る事故を想定して対応を考えておく必要がある。

●**事故発生時の状況把握**　いつ，どこで，何が起きたのか，原因は何か，被害の状況（人・物・金）はどうかなどを把握し，状況に応じた対応を検討する。

●**事故発生内容の報告**　事実を5W2H(いつ，どこで，誰が，何を，どうして，どのように，どのくらい）に基づいて，まずは上司に迅速かつ正確，詳細に口頭で報告する。その後，記憶が鮮明なうちに文書にまとめておく（**表5-20**）。

●**けが人，病人への対応**　応急処置を行い，必要に応じて病院に行く。

●**給食提供についての対応**　異物混入などの事故が生産過程で発覚した場合，提供時刻までの短時間で，対応を決定しなければならない。廃棄処分にする場合は，在庫食品などを使って代替食の手配を迅速に行う。

●**マスコミへの対応**　現場からの報告に基づき，広報担当者または経営者が対応するが，場合によっては現場責任者が一時的な対応をしなくてはならないこともある。

・報告は，必ず統一見解に基づいたものとする。個人の主観によって報告を行ってはならない。

・取材のあったマスコミについては，広報担当部署と経営者に，社名，担当記

表5-20 事故報告書（例）

記載日	
報告者名・所属	
事故の種類	
発生日時	
発生場所	
原因	
被害の状況	
関係者名・連絡先	被害者 加害者 関係者
現在の状況	
応急処置の内容	
今後の対策	
管理者としてのコメント	

者名，取材内容を報告する。この場合，応対する窓口（担当者）は一本化する。内容は文書にまとめる。

●**保険の加入**　管理栄養士・栄養士の業務上の責任補償を支援するための保険制度がある。

◀37-168
36-169
35-167
35-169
35-170

b 危機管理対策；インシデント，アクシデント管理の意義

1 危機管理

危機管理とは，起こり得る危機の予測・分析や，危機が発生した場合の的確な対応策などを立て，危機を未然に回避し，あるいは，万一危機が発生した場合に被害を最小限にとどめるために行う管理のことである。想定される危機に対して訓練やマニュアルの作成など，危機管理体制を整えておくことが重要である。

「大量調理施設衛生管理マニュアル」によれば，特に高齢者や乳幼児が利用する施設等においては，平常時から施設長を責任者とする危機管理体制を整備し，感染拡大防止のための組織対応を文書化するとともに，具体的な対応訓練を行っておくこと，また，従業員あるいは利用者における下痢・嘔吐等の発生を迅速に把握するために，平常的に有症状者数を調査・監視することが望ましいとされている。

厚生労働省では，平成12（2000）年に「食の安全推進アクションプラン」を策定し，食の安全性の確保に努めている（**表5-21**）。また，農林水産省は，平成15（2003）年に「食品安全基本法」を策定し，食品安全委員会を設立した（**表5-22**）。これに伴い，食品衛生法，「JAS法（農林物資の規格化等に関する法律）」（昭和25年法律第175号）などの食品の安全性の確保に関する法令が改正された。また，HACCPシステム，ISO認証制度（p. 115，Column参照），食品の品質表示，PL（製造物責任）法などが制定されている。

表5-21 食の安全推進アクションプランの概要

❶食品添加物の安全性確保の推進	❾食物アレルギー対策の推進
❷食品中の残留農薬の安全性確保の推進	❿遺伝子組換え食品の安全性確保の推進
❸残留動物用医薬品等の対策の推進	⓫器具・容器包装およびおもちゃの安全性確保
❹抗生物質耐性細菌（バンコマイシン耐性腸球菌等）による食品の汚染の防止	⓬内分泌かく乱化学物質（いわゆる環境ホルモン）の調査研究の推進
❺輸入食品の安全性確保の推進	⓭食品中のダイオキシン等の調査研究の推進
❻食中毒対策の推進	⓮牛海綿状脳症（BSE）対策の推進
❼異物混入の防止対策の推進	⓯保健機能食品制度の創設
❽HACCP（総合衛生管理製造過程）の推進	⓰食品衛生行政の推進と情報の提供・公開

資料） 厚生労働省：食の安全推進アクションプラン（平成12年12月，最終改正平成14年２月）

●インシデントとアクシデント

①インシデント，アクシデントとは：インシデント（incident）は英語で「出来事」，アクシデント（accident）は，「予測しない事故」の意味。インシデントはアクシデントに至る危険性があったものの，実際には事故に至らなかった潜在的な事例のこと。すなわち，事故を未然に防ぐことができたが“ヒヤリ”としたり“ハット”した出来事を指す。

②インシデント管理（ヒヤリハット管理）とは：大事故防止のため，事前に不安要素をチェックすることである。インシデントを発見した場合，インシデントレポート（**表５-23**）を作成して情報を共有し，関係者の危機管理意識を高める。

③インシデントレポートの分析：インシデントレポートの分析では，なぜそのインシデントが起こったかを把握し，間違い，勘違い，ルール違反などの人為ミスを防止することが大切である。インシデントレポートは，インシデントの発見，事実に関する情報の収集，インシデントが起こった原因，解決すべき問題，解決策の決定とその理由，発生したインシデント事例から学んだことなどについて記述し，分析する。

④インシデント管理の考え方：インシデント管理は，１件の重大事故が起こるには，複数の軽度の事故が存在し，さらに多数のインシデントが潜んでいるとする考え方に基づいており，防止可能な不安要素（安全でない行動や状態）をなくすことや，実施状況の確認回数を増やすことで重大事故発生のリスクを低減できるとされている。本来は，医療現場で，医療事故防止対策の一つとして導入されたものであるが，現在では，給食現場においても衛生事故を未然に防止する方策として導入されている。

2 安全・衛生管理の評価

安全・衛生管理では，衛生的で安全な食事を提供できたか，給食業務全般が安全で衛生的に行われたかについての評価を人，食品，調理工程，施設・設備等，給食業務にかかわるすべてにおいて行う。管理責任者は，作成したチェックリストを用いて点検を行う。点検結果は１年間保管する。

表5-22　食品安全基本法の概要

目　的 (第１条)	食品の安全性の確保に関し，基本理念を定め，関係者の責務および役割を明らかにするとともに，施策の策定に係る基本的な方針を定めることにより，食品の安全性の確保に関する施策を総合的に推進すること。
基本理念 (第３～５条)	①国民の健康の保護が最も重要であるという基本的認識のもとに，食品の安全性の確保のために必要な措置が講じられること。 ②食品供給行程の各段階において，食品の安全性の確保のために必要な措置が適切に講じられること。 ③国際的動向および国民の意見に配慮しつつ科学的知見に基づき，食品の安全性の確保のために必要な措置が講じられること。
関係者の責務・役割 (第６～９条)	①国の責務：基本理念にのっとり，食品の安全性の確保に関する施策を総合的に策定・実施する。 ②地方公共団体の責務：基本理念にのっとり，国との適切な役割分担を踏まえ，施策を策定・実施する。 ③食品関連事業者の責務：基本理念にのっとり，(1)食品の安全性の確保について第一義的な責任を有することを認識し，必要な措置を適切に講ずる。(2)正確かつ適切な情報の提供に努める。(3)国等が実施する施策に協力する。 ④消費者の役割：食品の安全性確保に関する知識と理解を深めるとともに，施策について意見を表明するように努めることによって，食品の安全性の確保に積極的な役割を果たす。
施策の策定にかかわる基本的な方針 (第11～20条)	①「**食品健康影響評価**[*1]」の実施（**リスク評価**）。 ・施策の策定に当たっては，原則として食品健康影響評価を実施。 ・緊急を要する場合は，施策を暫定的に策定。その後遅滞なく，食品健康影響評価を実施。 ・評価は，その時点の水準の科学的知見に基づいて，客観的かつ中立公正に実施。 ②国民の食生活の状況等を考慮し，食品健康影響評価結果に基づいた施策を策定（**リスク管理**）。 ③情報の提供，意見を述べる機会の付与，その他の関係者相互間の情報および意見の交換の促進（**リスクコミュニケーション**）。 ④緊急事態への対処，発生の防止に関する体制の整備等。 ⑤関係行政機関の相互の密接な連携のもとでの施策の策定。 ⑥試験研究の体制の整備，研究開発の推進とその成果の普及，研究者の養成等。 ⑦国の内外の情報の収集，整理，活用等。 ⑧表示制度の適切な運用の確保等。 ⑨教育・学習の振興および広報活動の充実。 ⑩環境に及ぼす影響に配慮した施策の策定。
措置の実施に関する基本的事項 (第21条)	・政府は，上記により講じられる措置の実施に関する基本的事項[*2]を策定する。 ・内閣総理大臣は食品安全委員会と消費者委員会の意見を聴いて，基本的事項の案を作成する。
食品安全委員会の設置 (第22～38条)	①所掌事務等 ・関係大臣の諮問に応じ，または自ら食品健康影響評価を実施（リスク評価）。 ・食品健康影響評価の結果に基づき，関係大臣に勧告。 ・食品健康影響評価の結果に基づく施策の実施状況を監視し，関係大臣に勧告。 ・調査審議を行い，関係行政機関の長に意見を述べる（緊急時など）。 ・科学的調査研究の実施。 ・関係者相互間の情報・意見の交換を企画し，実施する。 ・資料提出の要求や緊急時の調査要請など。 ②組織等：委員７名で構成（うち３名は非常勤）。有識者から内閣総理大臣が両議院の同意を得て任命（任期３年）。委員長は互選で常勤の委員から選出。専門委員や事務局の設置。

注）[*1]食品にかかわる生物学的・化学的・物理的な要因または状態が，食品が摂取されることにより人の健康に及ぼす影響を評価すること。
[*2]食品健康影響評価の実施，緊急事態等への対処に関する事項等。

資料）食品安全基本法，法律第48号（平成15年５月23日，最終改正：令和５年６月７日）

表5-23 インシデントレポートの様式（例）

連絡日時*	年　月　日（　）　時ごろ
施設名	
記載者名	
当事者名	
発生場所	
発生日時	年　月　日（　）　時ごろ
事故，トラブル，ミスの内容・事実（当事者が記入）	（記入年月日）
上記内容・事実の補足	（記入年月日）
事故，トラブル，ミスに関しての振り返り（当事者が記入）	（記入年月日）
本事例が起こったと思われる原因（複数回答）	（記入年月日）
管理者等と話し合った内容：解決すべき問題点と解決策	（記入年月日）
本事例から学んだこと：今後の対策および計画	（記入年月日）
部門長のコメント	（記入年月日）

注）＊給食施設側が連絡を受けた日時。

●**調理従事者**　点検表を**表5-24**に示す。

●**施設・設備**　清掃・消毒の状況，作業環境について点検を行う（**表5-25**）。

調理器具等，使用水についての点検表を**表5-26**に示す。食器の洗浄テストは，中性洗剤残留物（試薬：メチレンブルー溶液），デンプン性残留物（試薬：ヨウ素液），たんぱく質性残留物（試薬：ニンヒドリンブタノール溶液），脂肪性残留物（試薬：オイルレッドアルコール溶液またはクルクミンアルコール溶液）などについて行う。

●**原材料**　取り扱い等についての点検表を**表5-27**に示す。

●**調理等**　点検表を**表5-28**に示す。また，加熱調理においては，中心温度や加熱時間を記録する（p. 160，161，**表5-6，7，8**参照）。

また，簡易検出紙法による細菌検査（腸炎ビブリオ，大腸菌，ブドウ球菌など）を，手指，食品，料理，食器，器具，設備等について実施する。

管理責任者は点検後，総合的に評価を行い，またその結果を調理従事者にも知らせることで，日々の業務を安全で衛生的に遂行させる。

C 災害時の給食の役割と対策の意義

◀35-167

特定多数人に継続的に食事を供給する給食施設のうち，病院や高齢者施設では，災害等が起こった場合でも，栄養補給や治療の一環として1食たりとも食事の供給を中止することはできない。災害時における給食は，被災者の生命の維持，健康状態を良好に保つ役割を担うため，災害時であっても給食の提供が行えるよう，さまざまな状況を想定し，万一に備えて日頃からの準備や対策が求められる。そのた

表5-24 調理従事者等の個人衛生管理点検表

	点検項目		点検結果
健康状態	①健康診断，検便検査の結果に異常はないか。		
	②下痢，嘔吐，発熱などの症状はないか。		
	③手指や顔面に化膿創がないか。		
服　装	④着用する外衣，帽子は，毎日専用で清潔なものに交換しているか。		
	⑤毛髪が帽子から出ていないか。		
	⑥作業場専用の履き物を使っているか。		
	⑦爪は短く切っているか。		
	⑧指輪やマニキュアをしていないか。		
手洗い	⑨手洗いを，適切な時期に適切な方法で行っているか。		
そのほか	⑩下処理場から調理場への移動の際には，外衣，履き物の交換（履き物の交換が困難な場合には，履き物の消毒）が行われているか。		
	⑪便所には，調理作業時に着用する外衣，帽子，履き物のまま入らないようにしているか。		
	⑫調理，点検に従事しない者が，やむを得ず，調理施設に立ち入る場合には，専用の清潔な帽子，外衣および履き物を着用させ，手洗いおよび手指の消毒を行わせたか。	立ち入った者	点検結果

資料）大量調理施設衛生管理マニュアル，衛食第85号別添（平成９年３月24日，最終改正平成29年６月16日）

表5-25 調理施設・設備の点検表

	点検項目	点検結果
毎日点検	①施設へのネズミや昆虫の侵入を防止するための設備に不備はないか。	
	②施設の清掃は，すべての食品が調理場内から完全に搬出された後，適切に実施されたか（床面，内壁のうち床面から１m以内の部分および手指の触れる場所）。	
	③施設に部外者が入ったり，調理作業に不必要な物品が置かれていたりしないか。	
	④施設は十分な換気が行われ，高温多湿が避けられているか。	
	⑤手洗い設備の石けん，爪ブラシ，ペーパータオル，殺菌液は適切か。	
１か月ごとの点検	①巡回点検の結果，ネズミや昆虫の発生はないか。	
	②ネズミや昆虫の駆除は半年以内に実施され，その記録が１年以上保存されているか。	
	③汚染作業区域と非汚染作業区域が明確に区別されているか。	
	④各作業区域の入り口手前に，手洗い設備，履き物の消毒設備（履き物の交換が困難な場合に限る）が設置されているか。	
	⑤シンクは，用途別に相互汚染しないように設置されているか。 加熱調理用食材，非加熱調理用食材，器具の洗浄等を行うシンクは別に設置されているか。	
	⑥シンク等の排水口は，排水が飛散しない構造になっているか。	
	⑦すべての移動性の器具，容器等を衛生的に保管するための設備が設けられているか。	
	⑧便所には，専用の手洗い設備，専用の履き物が備えられているか。	
	⑨施設の清掃は，すべての食品が調理場内から完全に排出された後，適切に実施されたか（天井，内壁のうち床面から１m以上の部分）。	
３か月ごとの点検	①施設は隔壁等により，不潔な場所から完全に区別されているか。	
	②施設の床面は，排水が容易に行える構造になっているか。	
	③便所，休憩室，更衣室は，隔壁により食品を取り扱う場所と区分されているか。	

資料）大量調理施設衛生管理マニュアル，衛食第85号別添（平成９年３月24日，最終改正平成29年６月16日）

表5-26　調理器具等，使用水の点検表

	点検項目						点検結果
調理器具，容器等	①包丁，まな板等の調理器具は，用途別および食品別に用意し，混同しないように使用されているか。						
	②調理器具，容器等は作業動線を考慮し，あらかじめ適切な場所に適切な数が配置されているか。						
	③調理器具，容器等は使用後（必要に応じて使用中）に洗浄・殺菌し，乾燥されているか。						
	④調理場内における器具，容器等の洗浄・殺菌は，すべての食品が調理場から搬出された後，行っているか（使用中等やむを得ない場合は，洗浄水等が飛散しないように行うこと）。						
	⑤調理機械は，最低１日１回以上，分解して洗浄・消毒し，乾燥されているか。						
	⑥すべての調理器具，容器等は，衛生的に保管されているか。						
使用水	採取場所	採取時期	色	濁り	におい	異物	残留塩素濃度
							mg/L
							mg/L
井戸水，貯水槽（月１回点検）	①水道事業により供給される水以外の井戸水等の水を使用している場合には，半年以内に水質検査が実施されているか。						
	検査結果は１年間保管されているか。						
	②貯水槽は清潔を保持するため，１年以内に清掃が実施されているか。						
	清掃した証明書は１年間保管されているか。						

資料）大量調理施設衛生管理マニュアル，衛食第85号別添（平成９年３月24日，最終改正平成29年６月16日）

表5-27　原材料の取り扱い等点検表

		点検項目	点検結果
毎日点検	検　収	①原材料の納入に際しては，調理従事者等が立ち会ったか。	
		検収場で，原材料の品質，鮮度，品温，異物の混入等について点検を行ったか。	
	保　管	②原材料の納入に際し，生鮮食品については，１回で使い切る量を調理当日に仕入れたか。	
		③原材料は分類ごとに区分して，原材料専用の保管場に保管設備を設け，適切な温度で保管されているか。	
		原材料の搬入時の時刻および温度の記録がされているか。	
		④原材料の包装の汚染を保管設備に持ち込まないようにしているか。	
		保管設備内での原材料の相互汚染が防がれているか。	
		⑤原材料を配送用包装のまま非汚染作業区域に持ち込んでいないか。	
月１回点検	食材料納入業者	原材料について納入業者が定期的に実施する検査結果の提出が，最近１カ月以内にあったか。	
		検査結果は１年間保管されているか。	
検食の保存		検食は，原材料（購入した状態のもの）および調理済み食品を，食品ごとに50g程度ずつ清潔な容器に密封して入れ，−20℃以下で２週間以上保存されているか。	

資料）大量調理施設衛生管理マニュアル，衛食第85号別添（平成９年３月24日，最終改正平成29年６月16日）

表5-28 調理等における点検表

	点検項目	点検結果
下処理・調理中の取り扱い	①非汚染作業区域内に汚染を持ち込まないよう，下処理を確実に実施しているか。	
	②冷凍または冷蔵設備から出した原材料は，速やかに下処理，調理に移行させているか。	
	非加熱で供される食品は，下処理後速やかに調理に移行しているか。	
	③野菜・果物を加熱せずに供する場合には，流水で十分に洗浄し，必要に応じて殺菌を行った後，すすぎ洗いを実施しているか。	
	④加熱調理食品は，中心部が十分〔75℃で1分間以上（二枚貝等ノロウイルス汚染のおそれのある食品の場合は85～90℃で90秒間以上）等〕加熱されているか。	
	⑤食品，移動性の調理器具，容器の取り扱いは，床面から60cm以上の場所で行われているか（ただし，跳ね水等からの直接汚染が防止できる食缶等で食品を取り扱う場合には，30cm以上の台にのせて行うこと）。	
	⑥加熱調理後の食品の冷却，非加熱調理食品の下処理後における調理場等での一時保管等は，清潔な場所で行われているか。	
	⑦加熱調理食品にトッピングする非加熱調理食品は，直接喫食する非加熱調理食品と同様の衛生管理を行い，トッピングする時期は提供までの時間が極力短くなるようにしているか。	
調理後の取り扱い	①加熱調理後，食品を冷却する場合には，速やかに中心温度を下げる工夫がされているか。	
	②調理後の食品は，ほかからの二次汚染を防止するため，衛生的な容器にふたをして保存しているか。	
	③調理後の食品は，適切に温度管理（冷却過程の温度管理を含む）され，必要な時刻・温度が記録されているか。	
	④配送過程があるものは，保冷・保温設備のある運搬車を用いるなど適切な温度管理を行い，必要な時間・温度等が記録されているか。	
	⑤調理後の食品は，2時間以内に喫食されているか。	
廃棄物の取り扱い	①廃棄物容器は，汚臭・汚液が漏れないように管理するとともに，作業終了後は速やかに清掃し，衛生上支障のないように保持されているか。	
	②返却された残渣は，非汚染作業区域に持ち込まれていないか。	
	③廃棄物は，適宜集積場に搬出し，作業場に放置されていないか。	
	④廃棄物集積場は，廃棄物の搬出後清掃するなど，周囲の環境に悪影響を及ぼさないよう管理されているか。	

資料） 大量調理施設衛生管理マニュアル，衛食第85号別添（平成9年3月24日，最終改正平成29年6月16日）

め，近隣の給食施設や食品企業，外食産業，自治体との連携を図り，継続して給食を提供できるよう日頃から体制を整えておくことが重要である。

給食施設では，緊急時の対応とともに，通常の給食運営再開のための対応も必要となる。災害発生時にこれらのことを迅速に行うには，平常時における対策・訓練が何より重要である。地域特性，施設の立地条件などに応じた対策を施設全体で検討し，整備しておく必要がある。

一方，自治体は，給食施設の平常時体制の整備を推進すると同時に，災害発生時の状況把握や給食施設からの支援要請に迅速に対応できるように体制を整えておく必要がある。以下に給食施設における災害時対策を示す。

1 平常時の対策

①施設内体制の整備：災害時対応マニュアルを作成し，周知しておく。また，災害発生を想定した訓練を行う。

②備蓄品の整備

・喫食者の特性や施設の条件等を考慮して，**3日分程度の食料**（非常食），飲料水，食器，ラップ，熱源等を備蓄しておく。

・備蓄品の保管場所は，非常時においても取り出しやすいところにする。また，担当部門以外の職員にもわかるようにしておく。

・備蓄品の保存期限を確認して，計画的に更新する。

③外部との連携体制：地域の防災対策や災害時体制等を確認しておく。市町村災害対策本部，ボランティアセンター，所属する団体，系列施設，保健所等の連携先のリストを作成して明確にしておく。

2 災害発生時の対応

①初期行動

・避難，人命救助を優先して行う。

・火災などの場合は，消火活動を行う。

・けが人には応急処置を施す。

・消防署，警察署，保健所など関係各所に緊急連絡する。

・病院の手配をする。

・関係者へ緊急連絡を行う。

②給食提供に必要な資源の確認と状況把握

・喫食者，従業員の状況。

・電気，ガス，水道等**ライフライン**の状況。

・備蓄食品の状況。

・施設や調理室の状況。

・食事の提供ルート（通路，エレベーター等）の状況。

・電話，FAX，パソコン等通信手段の状況。

・市町村災害対策本部の設置状況。

ライフライン
公共設備の電気・ガス・水道，通信設備の電話・インターネット，物流機関の鉄道・運送など，人が日常生活を営む上で必須な設備のこと。

③食事の提供

・状況把握の結果を踏まえて，提供可能な献立を作成する（**表5-29**）。

・災害発生直後においては，備蓄食品のほか，在庫食品の使用が可能であれば優先的に使用する。

・震災の場合は余震等にも配慮し，食事提供側，喫食側ともに安全に留意する。

・通常の食事提供に向けて，調理室や機器の計画的な修理を行う。

④物的・人的支援の要請

・状況把握の結果から，不足の食材料，物品の支援要請を早急に行う。

・必要に応じて人的支援要請を行う。

●火災発生への対応例　給食施設では，調理にガス燃焼機器や電気器具を使用するため，火災対策のための危機管理は特に重要である。

①平常時

・各施設に防火管理者の資格を取得した者を1人置く。

・防火管理計画を立て，従業員の訓練を行う。

・施設の責任者は，定期的な防火管理チェックと，必要な改善や訓練を行う。

②発生時

・**避難誘導**：火災発生の際には，喫食者の安全を第一に考えて避難誘導を行う。次に従業員，責任者の安全を考える。

・**鎮火活動**：避難と同時に初期消火を行う。

・**緊急連絡**：消防署への電話の際には，まず「火事です」と伝え，施設名，所在地，報告者名，状況の順に知らせる。また，いつでも見られるように緊急連絡先リストを電話のそばに置いておき，避難の際には必ず持ち出す。

●**震災発生への対応例**　規模，発生時間帯，地域性，季節，火災の発生の有無等により，地震の被害状況は異なる。また，ライフラインの回復に大きな影響を与える災害時の対応は，地方自治体によって異なる。

①平常時：管理者は，地震予知情報の把握，地震発生時の対応マニュアルに従った訓練など，危機管理を常時心掛ける。給食施設においては，**代行保証制度**や他施設との連携など，保証サービスを導入しておく。

代行保証制度
給食施設において火災や食中毒等何らかの事故が生じ，給食の提供が困難となった場合に給食業務全般または一部を代行する制度。

②地震発生の可能性が高まった際の対応：中央防災会議において，南海トラフ地震の発生可能性が平常時と比べて相対的に高まったと評価された場合の国，地方公共団体，企業等の防災対応が定められている。企業等の防災対応の基本的な考え方や検討手順等は，「南海トラフ地震の多様な発生形態に備えた防災対応検討ガイドライン」（内閣府）に示されている。

南海トラフでマグニチュード８クラスの地震が発生し，後発地震発生の可能性が高いと評価された場合は，最短で２時間後に気象庁から政府に報告があり，政府は，地方公共団体に防災対応（避難対象となる住民の避難，インフラの点検など）を１週間とるべき旨を指示する。１週間経過後は，被災地を除いて避難を解除し，引き続き警戒を呼びかけることとなっている。

ただし，地震発生に関する予測は困難であるため，平常時からの備えが重要となる。

●**施設内マニュアルに基づく検証**　復旧・復興期には，災害時の実際の対応について検証を行い，今後の対策に反映させる。

●**時系列別の対策**　平成18（2006）年３月に新潟県が作成した「新潟県災害時栄養・食生活支援活動ガイドライン」で示された例を，**表５-30**に示す。

◀32-179

d 災害時のための貯蔵と献立◀

災害等が起こった場合でも食事の供給を中止することができない施設では，非常用の食品を貯蔵し，献立を作成して備えておくことが必要である。また，給食の中止を想定したマニュアルも必要となる。

●**貯蔵**　非常用の食品，飲料水の備蓄が必要である。備蓄食品は，常温で長期

表5-29 非常時の献立例

水・熱源が使用できない場合	パン（缶），マーガリン・ジャム（パック），チーズ（パック），フルーツ（缶），飲料水（ペットボトル）
水・熱源がある程度使用できる場合	アルファ化米，ビーフカレー（レトルト），ポテトサラダ（缶），フルーツ（缶）

保存が可能な，個別包装されたものが適している（p. 127，**表4-5**参照）。

- ライフラインの寸断を想定して，加熱調理が要らないもの（乾パン，缶詰・瓶詰など）を備蓄する。
- 調理室が使用できないことを想定して，簡単に喫食できるもの（レトルト食品，冷凍食品など）を備蓄する。冷凍食品は，常温解凍するだけで喫食できるものもあるため，冷凍機器が停止してから短時間内に限って有効である。
- ライフラインの早期回復などにより熱源や水が確保される場合には，長期的に保存できるフリーズドライ食品も有効に活用できる。

●**献立**　献立例を**表5-29**に示す。

- 原則として，主食・主菜・副菜がそろった献立が望ましいが，多くの場合，困難な状況にある。
- 病院・障害者施設・高齢者施設・乳幼児施設など，一般常食で対応できない喫食者には，適切な対応を要する。

「災害時における医療体制の充実強化について」（平成24年）の中で，災害拠点病院指定要件として，食料，飲料については３日分程度の備蓄が必要であるとしている（下記Column参照）。

また，**表5-30**の新潟県のガイドラインでは，災害時の自治体の支援として，①炊き出しの栄養管理指導，②巡回栄養相談の実施，③食生活相談者の相談・指導の実施，④被災給食施設への支援をあげている。

Column　災害拠点病院

災害拠点病院は，地震・津波・台風・噴火などの災害発生時に災害医療を行う病院である。原則として，基幹災害拠点病院を都道府県ごとに1か所，地域災害拠点病院を二次医療圏ごとに1か所設置している。

災害拠点病院の運営に関する指定要件は，下記の運営が可能であることとされている（平成24年3月21日医政発0321第2号「災害時における医療体制の充実強化について」別紙「災害拠点病院指定要件」より抜粋）。

①24時間緊急対応し，災害発生時に被災地内の傷病者等の受け入れおよび搬出を行うことが可能な体制を有すること。
②災害発生時に，被災地からの傷病者の受け入れ拠点にもなること。
③災害派遣医療チーム（DMAT）を保有し，その派遣体制があること。また，災害発生時に，ほかの医療機関のDMATや医療チームの支援を受け入れる際の待機場所や対応の担当者を定めておく等の体制を整えていること。
④救命救急センターもしくは第二次救急医療機関であること。
⑤地域の第二次救急医療機関とともに定期的な訓練を実施すること。また，災害時に地域の医療機関への支援を行うための体制を整えていること。
⑥ヘリコプター搬送の際には，同乗する医師を派遣できることが望ましい。

表5-30　想定される時系列別・組織別の災害時対策の概要（例）

区　分		平常時の対策	フェイズ０ （おおむね災害発生後24時間以内） 初動体制の確立
想定される状況	１日３食提供施設		○ライフラインの寸断 ○食材料納入ルートの遮断 ○厨房設備破損により使用不可 ○移送・他施設利用者受け入れ等による食数の増減 ○非常事態時における食事提供 ○職員の出勤困難 ○外部との連絡（通信網）の遮断
	１日１食提供施設		○学校，保育園は休校や休園になる場合が多い
被災給食施設 （入居施設で，１日３食提供の施設を中心に記載）		●災害時における栄養・食生活支援活動ガイドラインに基づく状況把握と体制整備 ○施設内の体制整備 ○備蓄品等の整備 ○外部との連携の明確化	○状況把握 ①被害状況の把握 ②市町村対策本部設置状況の確認 ③県地域機関への連絡・相談 ○備蓄食品等を活用した食事提供 ○支援要請 ①物的な支援要請 ②人的な派遣要請
市　町　村		●災害時における栄養・食生活支援活動ガイドラインに基づく状況把握と体制整備 ○市町村立施設の災害時体制の整備 ○地域での給食施設の支援体制の整備	○状況把握 ①市町村立施設(学校，保育所等) ②その他の施設（病院，高齢者福祉施設等） ○支援要請への対応 ①物的な支援要請 ②人的な派遣要請 ○所管給食施設を利用した炊き出しの計画(対象：一般被災住民)
県	地　域　機　関	●災害時における栄養・食生活支援活動ガイドラインに基づく状況把握と体制整備 ○地域機関内での支援体制の整備 ○給食施設への指導・支援 ○地域連携体制の整備	○状況把握 ・施設の被害状況および支援要請の把握と報告 ※優先すべき施設：病院，福祉施設等（１日３食提供する入居施設） ○支援要請への対応 ①物的な支援要請 ②人的な派遣要請
	本　　庁	●災害時における栄養・食生活支援活動ガイドラインに基づく状況把握と体制整備 ○全県的な連携体制の整備 ○適正な食料等の備蓄の促進 ○情報収集および発信	○状況把握 ・被害状況および支援要請の把握 ○関係機関との連絡調整 ①人的な派遣要請 ②食料等の要請

注）フェイズごとの対応はあくまでも目安であり，災害の規模や地域の実情によって異なるため，弾力的に活用する。
資料）新潟県災害時栄養・食生活支援活動ガイドライン（2006）

フェイズ１ （おおむね災害発生後72時間以内） 緊急対策	フェイズ２ （おおむね４日目から１カ月まで） 応急対策	フェイズ３ （おおむね１カ月以降） 復旧・復興対策
○ライフラインの寸断 ○食材料納入ルートの遮断 ○厨房設備破損により使用不可 ○移送・他施設利用者受け入れ等による食数の増減	○健康問題の発生	
○物資の不足 ○衛生状態の悪化 ○一般被災住民の受け入れ		
○学校の設備等を活用した炊き出しの準備・開始	○学校の設備等を活用した炊き出しの実施 ○給食再開に向けた調整	
○状況把握 ①ライフラインの復旧情報 ②破損器具の点検，修理 ③県地域機関への連絡・相談 ○備蓄食品等を活用した食事提供 ○支援要請 ①物的な支援要請 ②人的な派遣要請	○食事の提供 ①給食利用者の健康状況の把握と対応 ②通常の食事提供再開に向けた調整 ○支援要請 ①物的な支援要請 ②人的な派遣要請	○食事の提供 ①給食利用者の健康状況の把握と対応 ②通常の食事提供再開に向けた調整 ○施設内マニュアルに基づく対応状況の検証 ・施設内体制や備蓄品等の検証
○状況把握 ①市町村立施設（学校，保育所等） ②その他の施設（病院，高齢者福祉施設等） ○支援要請への対応 ①物的な支援要請 ②人的な派遣要請 ○給食施設を活用した炊き出しの準備と実施（対象：一般被災住民）	○状況把握（給食再開に向けての準備） ○支援要請への対応 ①物的な支援要請 ②人的な派遣要請 ○給食施設を活用した炊き出しの栄養管理指導	○状況把握（通常給食の再開） ・被災状況および支援要請の把握 ○給食施設支援体制の検証
○状況把握 ・施設の被害状況および支援要請の把握と報告 ※左記以外の給食施設の状況把握（炊き出し計画含む） ○支援要請への対応 ①物的な支援要請 ②人的な派遣要請 ○被災給食施設への支援 ①支援計画の策定 ②被災給食施設巡回 ③関係機関との連絡調整	○状況把握 ・被災給食施設の復旧状況の把握 ○支援要請への対応 ①物的な支援要請 ②人的な派遣要請 ○被災給食施設への支援 ①被災給食施設巡回 ②炊き出し給食施設への支援	○状況把握 ・被災１カ月後の給食実施状況の把握 ○災害時の対応の検証 ・地域の連携体制に関する会議，研修会の開催
○状況把握 ・被害状況および支援要請の把握 ○関係機関との連絡調整 ①人的な派遣要請 ②食料等の要請	○状況把握 ・被災給食施設の復旧状況の把握 ○関係機関との連絡調整 ①人的な派遣要請 ②食料等の要請	○状況把握 ・被災１カ月後の給食実施状況の把握 ○災害時対策の検証 ・地域の連携体制に関する会議，研修会の開催

Check 5 給食の安全・衛生

問題 次の記述について，○か×かを答えよ。

生産工程と作業区域

1 食材料の洗浄は，汚染作業区域で行われる。
2 主調理は，汚染作業区域で行われる。
3 保温は，非汚染作業区域で行われる。
4 食器洗浄は，非汚染作業区域で行われる。
5 生食用野菜や果物の原材料の保存食採取は，非汚染作業区域で行われる。

調理室の作業動線とレイアウト

6 作業動線は，交差や逆戻りがなく，長いほうが良い。
7 作業動線は，食材料の搬入から配膳までを指す。
8 調理室のレイアウトの際，機器は作業動線が長くなるように配置する。
9 交差の多い作業動線は，二次汚染を引き起こす原因となりやすい。
10 配線・配管・排水は，作業動線にかかわらず必ず集約しなくてはならない。

大量調理施設衛生管理マニュアル

11 野菜・果物を加熱せずに提供する場合には，殺菌した後，流水で３回，すすぎ洗いを行うよう規定している。
12 調理従事者等の衛生管理として，月に1回以上の検便のほか，腸管出血性大腸菌の検査や，10月から３月にかけてノロウイルスの検査をするよう規定している。
13 施設の天井・内壁のうち床面から１ｍ以上の部分は年に１回以上清掃するよう規定している。
14 調理機械は作業前に80％アルコール噴霧またはこれと同等の効果を有する方法で殺菌を行うと規定している。
15 器具・容器等について，原材料用に使用したものをそのまま調理後の食品用に使用することについては，特に明記されていない。

給食施設における事故対策

16 作業・点検事項の標準化を図り，マニュアルを作成する。
17 設備機器の正しい取り扱い方法を周知徹底する。
18 インシデントとは，事故を起こす危険性があったものの，事故に至らなかった潜在的な事例のことである。
19 インシデントレポートの分析は，災害を防ぐために行う。
20 調理工程において異物混入などの事故が発生した場合，提供時刻までの短時間で対応を決定する。

給食施設における災害対策

21 災害発生時の初期行動として，備蓄食品の分配がある。
22 災害が起こった場合，全施設で食事の供給を中止できる。
23 施設の責任者は，必要と思われた場合に防火管理チェックを行う。
24 災害時に使用する備蓄食品は，１週間分の準備が必要である。
25 非常時の献立は，主食・主菜・副菜がそろっていることが望ましい。

解説

1 ○
2 × 主調理は，非汚染作業区域で行われる。
3 ○
4 × 食器洗浄は，汚染作業区域で行われる。
5 × 生食用野菜や果物の原材料の保存食採取は，汚染作業区域で行う。

---

6 × 作業動線は，ワンウェイで短いほうが良い。
7 × 作業動線は，食材料の搬入から片付けまでの動線を指す。
8 × 機器はできる限り洗浄，加熱調理，冷却機器ごとに集約し，作業動線が短くなるよう配置する。
9 ○
10 × 配線・配管・排水は設備上集約することが望ましいが，レイアウト上，難しい場合もあるので，必ずしも該当しない。

---

11 × 野菜や果物を生食する場合には，必要に応じて殺菌を行った後，流水で十分にすすぎ洗いを行うこととしている。
12 ○
13 × 月に１回以上清掃する。
14 × 70％アルコールで良い。
15 × 原材料用に使用した器具・容器等をそのまま調理後の食品用に使用するようなことは決して行わない，と明記されている。

---

16 ○
17 ○
18 ○
19 × インシデントレポートの分析は，人為ミスを防ぐために行う。
20 ○

---

21 × 初期行動ではない。
22 × 災害が起こった場合でも，病院や高齢者施設などは食事の供給が中止できないため，常日頃からさまざまな対応策を講じておく。
23 × 施設の責任者は，定期的に防火管理チェックを行い，必要な改善や訓練を行う。
24 × 備蓄量は施設の特性などにもよるが，できる限り3日分を用意しておく。
25 ○

参考資料

関連法規

栄養士

●栄養士法（抜粋）

（昭和22年12月29日法律第245号）
（最終改正：令和４年６月17日法律第68号）

〔定義〕

第１条　この法律で栄養士とは，都道府県知事の免許を受けて，栄養士の名称を用いて栄養の指導に従事することを業とする者をいう。

②　この法律で管理栄養士とは，厚生労働大臣の免許を受けて，管理栄養士の名称を用いて，傷病者に対する療養のため必要な栄養の指導，個人の身体の状況，栄養状態等に応じた高度の専門的知識及び技術を要する健康の保持増進のための栄養の指導並びに特定多数人に対して継続的に食事を供給する施設における利用者の身体の状況，栄養状態，利用の状況等に応じた特別の配慮を必要とする給食管理及びこれらの施設に対する栄養改善上必要な指導等を行うことを業とする者をいう。

〔栄養士の免許〕

第２条　栄養士の免許は，厚生労働大臣の指定した栄養士の養成施設（以下「養成施設」という。）において２年以上栄養士として必要な知識及び技能を修得した者に対して，都道府県知事が与える。

②　養成施設に入所することができる者は，学校教育法（昭和22年法律第26号）第90条に規定する者とする。

③　管理栄養士の免許は，管理栄養士国家試験に合格した者に対して，厚生労働大臣が与える。

〔免許の欠格条項〕

第３条　次の各号のいずれかに該当する者には，栄養士又は管理栄養士の免許を与えないことがある。

一　罰金以上の刑に処せられた者

二　前号に該当する者を除くほか，第１条に規定する業務に関し犯罪又は不正の行為があった者

第３条の２　都道府県に栄養士名簿を備え，栄養士の免許に関する事項を登録する。

②　厚生労働省に管理栄養士名簿を備え，管理栄養士の免許に関する事項を登録する。

〔免許証〕

第４条　栄養士の免許は，都道府県知事が栄養士名簿に登録することによつて行う。

②　都道府県知事は，栄養士の免許を与えたときは，栄養士免許証を交付する。

③　管理栄養士の免許は，厚生労働大臣が管理栄養士名簿に登録することによって行う。

④　厚生労働大臣は，管理栄養士の免許を与えたときは，管理栄養士免許証を交付する。

〔免許の取消等〕

第５条　栄養士が第３条各号のいずれかに該当するに至つたときは，都道府県知事は，当該栄養士に対する免許を取り消し，又は１年以内の期間を定めて栄養士の名称の使用の停止を命ずることができる。

②　管理栄養士が第３条各号のいずれかに該当するに至ったときは，厚生労働大臣は，当該管理栄養士に対する免許を取り消し，又は１年以内の期間を定めて管理栄養士の名称の使用の停止を命ずることができる。

③　都道府県知事は，第１項の規定により栄養士の免許を取り消し，又は栄養士の名称の使用の停止を命じたときは，速やかに，その旨を厚生労働大臣に通知しなければならない。

④　厚生労働大臣は，第２項の規定により管理栄養士の免許を取り消し，又は管理栄養士の名称の使用の停止を命じたときは，速やかに，その旨を当該処分を受けた者が受けている栄養士の免許を与えた都道府県知事に通知しなければならない。

〔管理栄養士国家試験〕

第５条の２　厚生労働大臣は，毎年少なくとも１回，管理栄養士として必要な知識及び技能について，管理栄養士国家試験を行う。

〔受験資格〕

第５条の３　管理栄養士国家試験は，栄養士であって次の各号のいずれかに該当するものでなければ，受けることができない。

一　修業年限が２年である養成施設を卒業して栄養士の免許を受けた後厚生労働省令で定める施設において３年以上栄養の指導に従事した者

二　修業年限が３年である養成施設を卒業して栄養士の免許を受けた後厚生労働省令で定める施設において２年以上栄養の指導に従事した者

三　修業年限が４年である養成施設を卒業して栄養士の免許を受けた後厚生労働省令で定める施設において１年以上栄養の指導に従事した者

四　修業年限が４年である養成施設であって，学校（学校教育法第１条の学校並びに同条の学校の設置者が設置している同法第124条の専修学校及び同法第134条の各種学校をいう。以下この号において同じ。）であるものにあっては文部科学大臣及び厚生労働大臣が，学校以外のものにあっては厚生労働大臣が，政令で定める基準により指定したもの（以下「管理栄養士養成施設」という。）を卒業した者

〔不正行為〕

第５条の４　管理栄養士国家試験に関して不正の行為があつた場合には，当該不正行為に関係のある者について，その受験を停止させ，又はその試験を無効とすることができる。この場合においては，なお，その者について，期間を定めて管理栄養士国家試験を受けることを許さないことができる。

〔主治医の指導〕

第５条の５　管理栄養士は，傷病者に対する療養のため必要な栄養の指導を行うに当たっては，主治の医師の指導を受けなければならない。

〔名称の使用制限〕

第６条　栄養士でなければ，栄養士又はこれに類似

する名称を用いて第１条第１項に規定する業務を行つてはならない。

② 管理栄養士でなければ，管理栄養士又はこれに類似する名称を用いて第１条第２項に規定する業務を行つてはならない。

特定給食施設

●健康増進法（抜粋）

（平成14年８月２日法律第103号）
（最終改正：令和４年６月22日法律第77号）
（p. ３参照）

●健康増進法施行規則（抜粋）

（平成15年４月30日厚生労働省令第86号）
（最終改正:令和４年３月30日厚生労働省令第48号）
（p. ３参照）

●特定給食施設における栄養管理に関する指導・支援等について（抜粋）

（令和２年３月31日健健発0331第２号）

第３　管理栄養士を置かなければならない特定給食施設について

（p. ５参照）

病　院

●医療法（抜粋）

（昭和23年７月30日法律第205号）
（最終改正:令和５年６月７日法律第47号）

第１章　総則

〔目的〕

第１条　この法律は，医療を受ける者による医療に関する適切な選択を支援するために必要な事項，医療の安全を確保するために必要な事項，病院，診療所及び助産所の開設及び管理に関し必要な事項並びにこれらの施設の整備並びに医療提供施設相互間の機能の分担及び業務の連携を推進するために必要な事項を定めること等により，医療を受ける者の利益の保護及び良質かつ適切な医療を効率的に提供する体制の確保を図り，もつて国民の健康の保持に寄与することを目的とする。

●入院時食事療養費に係る食事療養及び入院時生活療養費に係る生活療養の実施上の留意事項について（抜粋）

（平成18年３月６日保医発第0306009号）
（最終改正：令和２年３月５日保医発0305第14号）

１　一般的事項

⑴　食事は医療の一環として提供されるべきものであり，それぞれ患者の病状に応じて必要とする栄養量が与えられ，食事の質の向上と患者サービスの改善をめざして行われるべきものである。

また，生活療養の温度，照明及び給水に関する療養環境は医療の一環として形成されるべきものであり，それぞれの患者の病状に応じて適切に行われるべきものである。

⑵　食事の提供に関する業務は保険医療機関自らが行うことが望ましいが，保険医療機関の管理者が業務遂行上必要な注意を果たし得るような体制と契約内容により，食事療養の質が確保される場合には，保険医療機関の最終的責任の下で第三者に委託することができる。なお，業務の委託にあたっては，医療法（昭和23年法律第205号）及び医療法施行規則（昭和23年厚生省令第50号）の規定によること。食事提供業務の第三者への一部委託については「医療法の一部を改正する法律の一部の施行について」（平成５年２月15日健政発第98号厚生省健康政策局長通知）の第三及び「病院診療所等の業務委託について」（平成５年２月15日指第14号厚生省健康政策局指導課長通知）に基づき行うこと。

⑶　患者への食事提供については病棟関連部門と食事療養部門との連絡が十分とられていることが必要である。

⑷　入院患者の栄養補給量は，本来，性，年齢，体位，身体活動レベル，病状等によって個々に適正量が算定されるべき性質のものである。従って，一般食を提供している患者の栄養補給量についても，患者個々に算定された医師の食事箋による栄養補給量又は栄養管理計画に基づく栄養補給量を用いることを原則とするが，これらによらない場合には，次により算定するものとする。なお，医師の食事箋とは，医師の署名又は記名・押印がされたものを原則とするが，オーダリングシステム等により，医師本人の指示によるものであることが確認できるものについても認めるものとする。

ア　一般食患者の推定エネルギー必要量及び栄養素（脂質，たんぱく質，ビタミンA，ビタミンB_1，ビタミンB_2，ビタミンC，カルシウム，鉄，ナトリウム（食塩）及び食物繊維）の食事摂取基準については，健康増進法（平成14年法律第103号）第16条の２に基づき定められた食事摂取基準の数値を適切に用いるものとすること。

なお，患者の体位，病状，身体活動レベル等を考慮すること。

また，推定エネルギー必要量は治療方針にそって身体活動レベルや体重の増減等を考慮して適宜増減することが望ましいこと。

イ　アに示した食事摂取基準についてはあくまでも献立作成の目安であるが，食事の提供に際しては，病状，身体活動レベル，アレルギー等個々の患者の特性について十分考慮すること。

⑸　調理方法，味付け，盛り付け，配膳等について患者の嗜好を配慮した食事が提供されており，嗜好品以外の飲食物の摂取（補食）は原則として認められないこと。

なお，果物類，菓子類等病状に影響しない程度の嗜好品を適当量摂取することは差し支えないこと。

⑹　当該保険医療機関における療養の実態，当該地域における日常の生活サイクル，患者の希望

等を総合的に勘案し，適切な時刻に食事提供が行われていること。
(7) 適切な温度の食事が提供されていること。
(8) 食事療養に伴う衛生は，医療法及び医療法施行規則の基準並びに食品衛生法（昭和22年法律第233号）に定める基準以上のものであること。
なお，食事の提供に使用する食器等の消毒も適正に行われていること。
(9) 食事療養の内容については，当該保険医療機関の医師を含む会議において検討が加えられていること。
(10) 入院時食事療養及び入院時生活療養の食事の提供たる療養は１食単位で評価するものであることから，食事提供数は，入院患者ごとに実際に提供された食数を記録していること。
(11) 患者から食事療養標準負担額又は生活療養標準負担額（入院時生活療養の食事の提供たる療養に係るものに限る。以下同じ。）を超える費用を徴収する場合は，あらかじめ食事の内容及び特別の料金が患者に説明され，患者の同意を得て行っていること。
(12) 実際に患者に食事を提供した場合に１食単位で，１日につき３食を限度として算定するものであること。
(13) １日の必要量を数回に分けて提供した場合は，提供された回数に相当する食数として算定して差し支えないこと（ただし，食事時間外に提供されたおやつを除き，１日に３食を限度とする。）。

2 入院時食事療養又は入院時生活療養

(1) 入院時食事療養（Ⅰ）又は入院時生活療養（Ⅰ）の届出を行っている保険医療機関においては，下記の点に留意する。
① 医師，管理栄養士又は栄養士による検食が毎食行われ，その所見が検食簿に記入されている。
② 普通食（常食）患者年齢構成表及び給与栄養目標量については，必要に応じて見直しを行っていること。
③ 食事の提供に当たっては，喫食調査等を踏まえて，また必要に応じて食事箋，献立表，患者入退院簿及び食料品消費日計表等の食事療養関係帳簿を使用して食事の質の向上に努めること。
④ 患者の病状等により，特別食を必要とする患者については，医師の発行する食事箋に基づき，適切な特別食が提供されていること。
⑤ 適時の食事の提供に関しては，実際に病棟で患者に夕食が配膳される時間が，原則として午後６時以降とする。ただし，当該保険医療機関の施設構造上，厨房から病棟への配膳に時間を要する場合には，午後６時を中心として各病棟で若干のばらつきを生じることはやむを得ない。この場合においても，最初に病棟において患者に夕食が配膳される時間は午後５時30分より後である必要がある。
⑥ 保温食器等を用いた適温の食事の提供については，中央配膳に限らず，病棟において盛り付けを行っている場合であっても差し支えない。
⑦ 医師の指示の下，医療の一環として，患者に十分な栄養指導を行うこと。

(2) 「流動食のみを経管栄養法により提供したとき」とは，当該食事療養又は当該食事の提供たる療養として食事の大半を経管栄養法による流動食（市販されているものに限る。以下この項において同じ。）により提供した場合を指すものであり，栄養管理が概ね経管栄養法による流動食によって行われている患者に対し，流動食とは別に又は流動食と混合して，少量の食品又は飲料を提供した場合（経口摂取か経管栄養の別を問わない。）を含むものである。

3 特別食加算

(1) 特別食加算は，入院時食事療養（Ⅰ）又は入院時生活療養（Ⅰ）の届出を行った保険医療機関において，患者の病状等に対応して医師の発行する食事箋に基づき，「入院時食事療養及び入院時生活療養の食事の提供たる療養の基準等」（平成６年厚生省告示第238号）の第２号に示された特別食が提供された場合に，１食単位で１日３食を限度として算定する。ただし，流動食（市販されているものに限る。）のみを経管栄養法により提供したときは，算定しない。なお，当該加算を行う場合は，特別食の献立表が作成されている必要がある。
(2) 加算の対象となる特別食は，疾病治療の直接手段として，医師の発行する食事箋に基づいて提供される患者の年齢，病状等に対応した栄養量及び内容を有する治療食，無菌食及び特別な場合の検査食をいうものであり，治療乳を除く乳児の人工栄養のための調乳，離乳食，幼児食等並びに治療食のうちで単なる流動食及び軟食は除かれる。
(3) 治療食とは，腎臓食，肝臓食，糖尿食，胃潰瘍食，貧血食，膵臓食，脂質異常症食，痛風食，てんかん食，フェニールケトン尿症食，楓糖尿症食，ホモシスチン尿症食，ガラクトース血症食及び治療乳をいうが，胃潰瘍食については流動食を除くものである。また治療乳とは，いわゆる乳児栄養障害（離乳を終らない者の栄養障害）に対する直接調製する治療乳をいい，治療乳既製品（プレミルク等）を用いる場合及び添加含水炭素の選定使用等は含まない。
ここでは努めて一般的な名称を用いたが，各医療機関での呼称が異なっていてもその実質内容が告示したものと同等である場合は加算の対象となる。ただし，混乱を避けるため，できる限り告示の名称を用いることが望ましい。
(4) 心臓疾患，妊娠高血圧症候群等に対して減塩食療法を行う場合は，腎臓食に準じて取り扱うことができるものである。なお，高血圧症に対して減塩食療法を行う場合は，このような取扱いは認められない。
(5) 腎臓食に準じて取り扱うことができる心臓疾患等の減塩食については，食塩相当量が総量（１日量）６g未満の減塩食をいう。ただし，妊娠高血圧症候群の減塩食の場合は，日本高血圧学会，日本妊娠高血圧学会等の基準に準じていること。

(6) 肝臓食とは，肝庇護食，肝炎食，肝硬変食，閉鎖性黄疸食（胆石症及び胆嚢炎による閉鎖性黄疸の場合も含む。）等をいう。

(7) 十二指腸潰瘍の場合も胃潰瘍食として取り扱って差し支えない。手術前後に与える高カロリー食は加算の対象としないが，侵襲の大きな消化管手術の術後において胃潰瘍食に準ずる食事を提供する場合は，特別食の加算が認められる。また，クローン病，潰瘍性大腸炎等により腸管の機能が低下している患者に対する低残渣食については，特別食として取り扱って差し支えない。

(8) 高度肥満症（肥満度が＋70％以上又はBMIが35以上）に対して食事療法を行う場合は，脂質異常症食に準じて取り扱うことができる。

(9) 特別な場合の検査食とは，潜血食をいう。

(10) 大腸X線検査・大腸内視鏡検査のために特に残渣の少ない調理済食品を使用した場合は，「特別な場合の検査食」として取り扱って差し支えない。ただし，外来患者に提供した場合は，保険給付の対象外である。

(11) てんかん食とは，難治性てんかん（外傷性のものを含む。）の患者に対し，グルコースに代わりケトン体を熱量源として供給することを目的に炭水化物量の制限及び脂質量の増加が厳格に行われた治療食をいう。ただし，グルコーストランスポーター1欠損症又はミトコンドリア脳筋症の患者に対し，治療食として当該食事を提供した場合は，「てんかん食」として取り扱って差し支えない。

(12) 特別食として提供される脂質異常症食の対象となる患者は，空腹時定常状態におけるLDL-コレステロール値が140mg/dL以上である者又はHDL-コレステロール値が40mg/dL未満である者若しくは中性脂肪値が150mg/dL以上である者である。

(13) 特別食として提供される貧血食の対象となる患者は，血中ヘモグロビン濃度が10g/dL以下であり，その原因が鉄分の欠乏に由来する患者である。

(14) 特別食として提供される無菌食の対象となる患者は，無菌治療室管理加算を算定している患者である。

(15) 経管栄養であっても，特別食加算の対象となる食事として提供される場合は，当該特別食に準じて算定することができる。

(16) 薬物療法や食事療法等により，血液検査等の数値が改善された場合でも，医師が疾病治療の直接手段として特別食に係る食事箋の発行の必要性を認めなくなるまで算定することができる。

4　食堂加算

(1) 食堂加算は，入院時食事療養（Ⅰ）又は入院時生活療養（Ⅰ）の届出を行っている保険医療機関であって，(2)の要件を満たす食堂を備えている病棟又は診療所に入院している患者（療養病棟に入院している患者を除く。）について，食事の提供が行われた時に1日につき，病棟又は診療所単位で算定する。

(2) 他の病棟に入院する患者との共用，談話室等との兼用は差し支えない。ただし，当該加算の算定に該当する食堂の床面積は，内法で当該食堂を利用する病棟又は診療所に係る病床一床当たり0.5平方メートル以上とする。

(3) 診療所療養病床療養環境加算1，精神療養病棟入院料等の食堂の設置が要件の1つとなっている点数を算定している場合は，食堂加算をあわせて算定することはできない。

(4) 食堂加算を算定する病棟を有する保険医療機関は，当該病棟に入院している患者のうち，食堂における食事が可能な患者については，食堂において食事を提供するように努めること。

5　鼻腔栄養との関係

(1) 患者が経口摂取不能のために鼻腔栄養を行った場合は下記のとおり算定する。

ア　薬価基準に収載されている高カロリー薬を経鼻経管的に投与した場合は，診療報酬の算定方法（平成20年厚生労働省告示第59号）医科診療報酬点数表区分番号「J120」鼻腔栄養の手技料及び薬剤料を算定し，食事療養に係る費用又は生活療養の食事の提供たる療養に係る費用及び投薬料は別に算定しない。

イ　薬価基準に収載されていない流動食を提供した場合は，区分番号「J120」鼻腔栄養の手技料及び食事療養に係る費用又は生活療養の食事の提供たる療養に係る費用を算定する。

イの場合において，流動食（市販されているものを除く。）が特別食の算定要件を満たしているときは特別食の加算を算定して差し支えない。薬価基準に収載されている高カロリー薬及び薬価基準に収載されていない流動食を併せて投与及び提供した場合は，ア又はイのいずれかのみにより算定する。

(2) 食道癌を手術した後，胃瘻より流動食を点滴注入した場合は，鼻腔栄養に準じて取り扱う。

6　特別料金の支払を受けることによる食事の提供

入院患者に提供される食事に関して多様なニーズがあることに対応して，患者から特別の料金の支払を受ける特別メニューの食事（以下「特別メニューの食事」という。）を別に用意し，提供した場合は，下記の要件を満たした場合に妥当な範囲内の患者の負担は差し支えない。

(1) 特別メニューの食事の提供に際しては，患者への十分な情報提供を行い，患者の自由な選択と同意に基づいて行われる必要があり，患者の意に反して特別メニューの食事が提供されることのないようにしなければならないものであり，患者の同意がない場合は食事療養標準負担額及び生活療養標準負担額の支払を受けることによる食事（以下「標準食」という。）を提供しなければならない。また，あらかじめ提示した金額以上に患者から徴収してはならない。なお，同意書による同意の確認を行う場合の様式は，各医療機関で定めたもので差し支えない。

(2) 患者の選択に資するために，各病棟内等の見やすい場所に特別メニューの食事のメニュー及び料金を掲示するとともに，文書を交付し，わかりやすく説明するなど，患者が自己の選択に基づき特定の日にあらかじめ特別のメニューの食事を選択できるようにする。

(3) 特別メニューの食事は，通常の入院時食事療養又は入院時生活療養の食事の提供たる療養の費用では提供が困難な高価な材料を使用し特別な調理を行う場合や標準食の材料と同程度の価格であるが，異なる材料を用いるため別途費用が掛かる場合などであって，その内容が入院時食事療養又は入院時生活療養の食事の提供たる療養の費用の額を超える特別の料金の支払を受けるのにふさわしいものでなければならない。また，特別メニューの食事を提供する場合は，当該患者の療養上支障がないことについて，当該患者の診療を担う保険医の確認を得る必要がある。なお，複数メニューの選択については，あらかじめ決められた基本となるメニューと患者の選択により代替可能なメニューのうち，患者が後者を選択した場合に限り，基本メニュー以外のメニューを準備するためにかかる追加的な費用として，1食あたり17円を標準として社会的に妥当な額の支払を受けることができること。この場合においても，入院時食事療養又は入院時生活療養の食事の提供たる療養に当たる部分については，入院時食事療養費及び入院時生活療養費が支給されること。

(4) 当該保険医療機関は，特別メニューの食事を提供することにより，それ以外の食事の内容及び質を損なうことがないように配慮する。

(5) 栄養補給量については，当該保険医療機関においては，患者ごとに栄養記録を作成し，医師との連携の下に管理栄養士又は栄養士により個別的な医学的・栄養学的管理が行われることが望ましい。また，食堂の設置，食器への配慮等食事の提供を行う環境の整備についてもあわせて配慮がなされていることが望ましい。

(6) 特別メニューの食事の提供を行っている保険医療機関は，毎年7月1日現在で，その内容及び料金などを入院時食事療養及び入院時生活療養に関する報告とあわせて地方厚生（支）局長に報告する。

7　掲示

特別のメニューの食事を提供している保険医療機関は，各々次に掲げる事項を病棟内等の患者に見えやすい場所に掲示するものとする。

(1) 当該保険医療機関においては毎日，又は予め定められた日に，予め患者に提示したメニューから，患者の自己負担により特別メニューの食事を患者の希望により選択できること。

(2) 特別メニューの食事の内容及び特別料金

具体的には，例えば1週間分の食事のメニューの一覧表（複数メニューを含む特別のメニューの食事については，基本メニューと区分して，特別料金を示したもの等)。あわせて，文書等を交付しわかりやすく説明すること。

8　その他

(1) 一般病床と療養病床を有する保険医療機関において，一般病床から療養病床に転床した日は，療養病棟入院基本料等を算定し，生活療養を受けることとなることから，転床前の食事も含め，全ての食事について入院時生活療養費（食事の提供たる療養に係るもの）が支給され，食事の提供たる療養に係る生活療養標準負担額（患者負担額）を徴収する。一方，療養病床から一般病床に転床した日は，転床前の食事も含め，全ての食事について入院時食事療養費が支給され，食事療養標準負担額（患者負担額）を徴収する。

(2) 医療療養病床と介護療養病床を有する保険医療機関において，介護療養病床から医療療養病床へ転床し生活療養を受ける場合においては，転床した日の転床後の食事は，医療保険における入院時生活療養費（食事の提供たる療養に係るもの）が支給され，食事の提供たる療養に係る生活療養標準負担額（患者負担額）を徴収する。一方，医療療養病床から介護療養病床へ転床した場合には，転床した日の転床前の食事は，医療保険における入院時生活療養費（食事の提供たる療養に係るもの）が支給され，食事の提供たる療養に係る生活療養標準負担額（患者負担額）を徴収する。

(3) 転床した場合の入院時生活療養に係る生活療養（温度，照明及び給水に関する適切な療養環境の提供たる療養に係るもの）の支給は次のとおりとする。

ア　一般病床から療養病床へ転床した日は，療養病棟入院基本料等を算定することとなることから，入院時生活療養に係る生活療養（温度，照明及び給水に関する適切な療養環境の提供たる療養に係るもの）が支給され，温度，照明及び給水に関する適切な療養環境の提供たる療養に係る生活療養標準負担額（患者負担額）を徴収する。

イ　療養病床から一般病床へ転床した日は，一般病棟入院基本料等を算定することとなることから，入院時生活療養に係る生活療養（温度，照明及び給水に関する適切な療養環境の提供たる療養に係るもの）は支給されず，温度，照明及び給水に関する適切な療養環境の提供たる療養に係る生活療養標準負担額（患者負担額）は徴収しない。

ウ　医療療養病床から介護療養病床へ転床した日又は介護療養病床から医療療養病床へ転床した日は，療養病棟入院基本料等を算定することとなることから，入院時生活療養に係る生活療養（温度，照明及び給水に関する適切な療養環境の提供たる療養に係るもの）が支給され，温度，照明及び給水に関する適切な療養環境の提供たる療養に係る生活療養標準負担額（患者負担額）を徴収する。

●病院，診療所等の業務委託について（抜粋）

（平成５年２月15日指第14号）

（最終改正：令和４年９月１日医政地発0921第１号）

第四　患者等の食事の提供の業務について

（令第４条の７第３号関係）

1　受託者の業務の一般的な実施方法

(1)　受託責任者

備えるべき帳票

受託責任者が業務を行う場所に備え，開示できるように整えておくべき帳票は，以下のとおりであること。

①　業務の標準作業計画書

②　受託業務従事者名簿及び勤務表

③　受託業務日誌

④　受託している業務に関して行政による病院への立入検査の際，病院が提出を求められる帳票

⑤　調理等の機器の取り扱い要領及び緊急修理案内書

⑥　病院からの指示と，その指示への対応結果を示す帳票

(2)　従事者の研修

従事者の研修として実施すべき事項である「食中毒と感染症の予防に関する基礎知識」の中には，HACCPに関する基礎知識も含まれるものであること。

また，「従事者の日常的な健康の自己管理」の中には，Ａ型肝炎，腸管出血性大腸菌等比較的最近見られるようになった食品に起因する疾病の予防方法に関する知識も含まれるものであること。

2　院外調理における衛生管理

(1)　衛生面での安全確保

食事の運搬方式について，原則として，冷蔵（３℃以下）若しくは冷凍（マイナス18℃以下）状態を保つこととされているのは，食中毒等，食品に起因する危害の発生を防止するためであること。したがって，運搬時に限らず，調理時から喫食時まで衛生管理には万全を期すべく努める必要があること。

(2)　調理方式

患者等の食事の提供の業務（以下「患者給食業務」という。）を病院外の調理加工施設を使用して行う場合の調理方式としては，クックチル，クックフリーズ，クックサーブ及び真空調理（真空パック）の４方式があること。

なお，院外調理による患者給食業務を行う場合にあっては，常温（10℃以上，60℃未満）での運搬は衛生面での不安が払拭できないことから，クックチル，クックフリーズ又は真空調理（真空パック）が原則であり，クックサーブを行う場合には，調理加工施設が病院に近接していることが原則であるが，この場合にあってもHACCPの考え方を取り入れた適切な衛生管理が行われている必要があること。

ア　クックチル

クックチルとは，食材を加熱調理後，冷水又は冷風により急速冷却（90分以内に中心温度３℃以下まで冷却）を行い，冷蔵（３℃以下）により運搬，保管し，提供時に再加熱（中心温度75℃以上で１分間以上*）して提供することを前提とした調理方法又はこれと同等以上の衛生管理の配慮がされた調理方法であること。

イ　クックフリーズ

クックフリーズとは，食材を加熱調理後，急速に冷凍し，冷凍（マイナス18℃以下）により運搬，保管のうえ，提供時に再加熱（中心温度75℃以上で１分間以上*）して提供することを前提とした調理方法又はこれと同等以上の衛生管理の配慮がなされた調理方法であること。

ウ　クックサーブ

クックサーブとは，食材を加熱調理後，冷凍又は冷蔵せずに運搬し，速やかに提供することを前提とした調理方法であること。

エ　真空調理（真空パック）

真空調理（真空パック）とは，食材を真空包装のうえ低温にて加熱調理後，急速に冷却又は冷凍して，冷蔵又は冷凍により運搬，保管し，提供時に再加熱（中心温度75℃以上で１分間以上*）して提供することを前提とした調理方法又はこれと同等以上の衛生管理の配慮がなされた調理方法であること。

*二枚貝等，ノロウイルス汚染のおそれのある食品の場合は85～90℃で90秒間以上（大量調理施設衛生管理マニュアルより）。

(3)　HACCPの概念に基づく衛生管理

ア　HACCP

HACCP（危害要因分析重要管理点）とは，衛生管理を行うための手法であり，事業者自らが食品の製造（調理）工程で衛生上の危害の発生するおそれのあるすべての工程を特定し，必要な安全対策を重点的に講じることをいうものであること。

イ　HACCPによる適切な衛生管理の実施

患者給食業務においては，院外調理に限らず，常に適切な衛生管理が行われている必要があるが，患者給食の特殊性に鑑み，特に大量調理を行う場合については，食中毒の大量発生等を危惧されることから，より厳密な衛生管理が求められるものであること。このため，HACCPの考え方を取り入れた衛生管理の徹底が重要であること。

HACCPの考え方を取り入れた衛生管理を行うに当たっては，「大規模食中毒対策等について」（平成９年３月24日付け衛食第85号生活衛生局長通知）が従来示されているところであり，これに留意する必要があるが，前記通知に定められた重要管理事項以外に，危害要因分析の結果，重要管理点を必要に応じて定め，必要な衛生管

理を行うこと。

なお，院外調理に限らず，病院内の給食施設を用いて調理を行う従前の業務形態においても，HACCPの考え方を取り入れた衛生管理を実施する必要があることに留意されたいこと。

ウ　標準作業書

適切な衛生管理の実施を図るためには，標準作業書はHACCPの考え方を取り入れて作成されたものであること。

(4)　食事の運搬及び保管方法

ア　食品の保存

運搬及び保管中の食品については，次の①から④の基準により保存すること。

①　生鮮品，解凍品及び調理加工後に冷蔵した食品については，中心温度3℃以下で保存すること。

②　冷凍された食品については，中心温度マイナス18℃以下の均一な温度で保存すること。なお，運搬途中における3℃以内の変動は差し支えないものとすること。

③　調理加工された食品は，冷蔵（3℃以下）又は冷凍（マイナス18℃以下）状態で保存することが原則であるが，中心温度が65℃以上に保たれている場合には，この限りではないこと。ただし，この場合には調理終了後から喫食までの時間が2時間を超えてはならないこと。

④　常温での保存が可能な食品については，製造者はあらかじめ保存すべき温度を定め，その温度で保存すること。

イ　包装

十分に保護するような包装がなされていない限り，食品を汚染させる可能性があるもの又は衛生上影響を与える可能性があるものと共に食品を保管又は運搬してはならないこと。

ウ　容器及び器具

食品の運搬に用いる容器及び器具は清潔なものを用いること。容器の内面は，食品に悪影響を与えないよう仕上げられており，平滑かつ洗浄消毒が容易な構造であること。

また，食品を損傷又は汚染するおそれのあるものの運搬に使用した容器及び器具は，十分に洗浄消毒しない限り用いてはならないこと。

エ　車両

食品の運搬に用いる車両は，清潔なものであって，運搬中の全期間を通じて食品ごとに規定された温度で維持できる設備が備えられていること。また，冷却に氷を使用している場合にあっては，その氷から解けた水が食品に接触しないよう排水装置が設けられていること。

3　病院の対応

(1)　担当者

病院は，患者等の食事の提供が治療の一環であり，患者の栄養管理が医学的管理の基礎であることを踏まえた上で，当該業務の重要性を認識し，かつ専門技術を備えた者を担当者に選定し，業務の円滑な運営のために受託責任者と随時協議させる必要があること。

(2)　献立表の確認

献立表の作成を委託する場合にあっては，病院の担当者は，受託責任者に献立表作成基準を明示するとともに，作成された献立表が基準を満たしていることを確認すること。

4　病院との契約

(1)　契約書

契約書に記載すべき事項については，各病院における個別の事情に応じて，最も適切な内容とすることとし，全国あるいは各都道府県ごとに一律に契約事項を定める必要はないことに留意すること。

(2)　業務案内書の提示

患者給食業務を行う者は業務案内書を整備し，患者給食業務に関して，病院に対して，契約を締結する前に提示するものとすること。

児童福祉施設

●児童福祉法（抜粋）

（昭和22年12月12日法律第164号）

（最終改正：令和5年6月16日法律第63号）

第1章　総則

第1条　全て児童は，児童の権利に関する条約の精神にのっとり，適切に養育されること，その生活を保障されること，愛され，保護されること，その心身の健やかな成長及び発達並びにその自立が図られることその他の福祉を等しく保障される権利を有する。

第2条　全て国民は，児童が良好な環境において生まれ，かつ，社会のあらゆる分野において，児童の年齢及び発達の程度に応じて，その意見が尊重され，その最善の利益が優先して考慮され，心身ともに健やかに育成されるよう努めなければならない。

②　児童の保護者は，児童を心身ともに健やかに育成することについて第一義的責任を負う。

③　国及び地方公共団体は，児童の保護者とともに，児童を心身ともに健やかに育成する責任を負う。

第2節　定義

第4条　この法律で，児童とは，満18歳に満たない者をいい，児童を次のように分ける。

一　乳児　満1歳に満たない者

二　幼児　満1歳から，小学校就学の始期に達するまでの者

三　少年　小学校就学の始期から，満18歳に達するまでの者

②　この法律で，障害児とは，身体に障害のある児童，知的障害のある児童，精神に障害のある児童

（発達障害者支援法（平成16年法律第167号）第2条第2項に規定する発達障害児を含む。）又は治療方法が確立していない疾病その他の特殊の疾病であつて障害者の日常生活及び社会生活を総合的に支援するための法律（平成17年法律第123号）第4条第1項の政令で定めるものによる障害の程度が同項の主務大臣が定める程度である児童をいう。

第7条　この法律で，児童福祉施設とは，助産施設，乳児院，母子生活支援施設，保育所，幼保連携型認定こども園，児童厚生施設，児童養護施設，障害児入所施設，児童発達支援センター，児童心理治療施設，児童自立支援施設及び児童家庭支援センターとする。

●児童福祉施設の設備及び運営に関する基準（抜粋）

（昭和23年12月29日厚生省令第63号）
（最終改正:令和5年4月1日内閣府令第38号）

第1章　総則

〔趣旨〕

第1条　児童福祉法（昭和22年法律第164号。以下「法」という。）第45条第2項の内閣府令で定める基準（以下「設備運営基準」という。）は，次の各号に掲げる基準に応じ，それぞれ当該各号に定める規定による基準とする。

〔最低基準の目的〕

第2条　法第45条第1項の規定により都道府県が条例で定める基準（以下「最低基準」という。）は，都道府県知事の監督に属する児童福祉施設に入所している者が，明るくて，衛生的な環境において，素養があり，かつ，適切な訓練を受けた職員の指導により，心身ともに健やかにして，社会に適応するように育成されることを保障するものとする。

〔食事〕

第11条　児童福祉施設（助産施設を除く。以下この項において同じ。）において，入所している者に食事を提供するときは，当該児童福祉施設内で調理する方法（第8条の規定により，当該児童福祉施設の調理室を兼ねている他の社会福祉施設の調理室において調理する方法を含む。）により行わなければならない。

2　児童福祉施設において，入所している者に食事を提供するときは，その献立は，できる限り，変化に富み，入所している者の健全な発育に必要な栄養量を含有するものでなければならない。

3　食事は，前項の規定によるほか，食品の種類及び調理方法について栄養並びに入所している者の身体的状況及び嗜好を考慮したものでなければならない。

4　調理は，あらかじめ作成された献立に従って行わなければならない。ただし，少数の児童を対象として家庭的な環境の下で調理するときは，この限りでない。

5　児童福祉施設は，児童の健康な生活の基本としての食を営む力の育成に努めなければならない。

高齢者・介護福祉施設

●老人福祉法（抜粋）

（昭和38年7月11日法律第133号）
（最終改正：令和4年6月17日法律第68号）

第1章　総則

〔目的〕

第1条　この法律は，老人の福祉に関する原理を明らかにするとともに，老人に対し，その心身の健康の保持及び生活の安定のために必要な措置を講じ，もって老人の福祉を図ることを目的とする。

〔定義〕

第5条の三　この法律において，「老人福祉施設」とは，老人デイサービスセンター，老人短期入所施設，養護老人ホーム，特別養護老人ホーム，軽費老人ホーム，老人福祉センター及び老人介護支援センターをいう。

●特別養護老人ホームの設備及び運営に関する基準（抜粋）

（平成11年3月31日厚生省令第46号）
（最終改正:令和3年1月25日厚生労働省令第9号）

第2章　基本方針並びに人員，設備及び運営に関する基準

〔食事〕

第17条　特別養護老人ホームは，栄養並びに入所者の心身の状況及び嗜好を考慮した食事を，適切な時間に提供しなければならない。

2　特別養護老人ホームは，入所者が可能な限り離床して，食堂で食事を摂ることを支援しなければならない。

第3章　ユニット型特別養護老人ホームの基本方針並びに設備及び運営に関する基準

〔食事〕

第38条　ユニット型特別養護老人ホームは，栄養並びに入居者の心身の状況及び嗜好を考慮した食事を提供しなければならない。

2　ユニット型特別養護老人ホームは，入居者の心身の状況に応じて，適切な方法により，食事の自立について必要な支援を行わなければならない。

3　ユニット型特別養護老人ホームは，入居者の生活習慣を尊重した適切な時間に食事を提供するとともに，入居者がその心身の状況に応じてできる限り自立して食事を摂ることができるよう必要な時間を確保しなければならない。

4　ユニット型特別養護老人ホームは，入居者が相互に社会的関係を築くことができるよう，その意思を尊重しつつ，入居者が共同生活室で食事を摂ることを支援しなければならない。

●養護老人ホームの設備及び運営に関する基準（抜粋）

（昭和41年7月1日厚生省令第19号）
（最終改正:令和3年1月25日厚生労働省令第9号）

〔食事〕

第17条　養護老人ホームは，栄養並びに入所者の心身の状況及び嗜好を考慮した食事を，適切な時間に提供しなければならない。

●養護老人ホームの設備及び運営に関する基準について（抜粋）

（平成12年３月30日老発第307号）
（最終改正：令和３年３月19日老発0319第６号）

第五　処遇に関する事項

４　食事（基準第17条）

食事の提供は，次の点に留意して行うものとする。

(1)　食事の提供について

入所者の心身の状況・嗜好に応じて適切な栄養量及び内容とすること。

また，入所者の自立の支援に配慮し，できるだけ離床して食堂で行われるよう努めなければならないこと。

(2)　調理について

調理は，あらかじめ作成された献立に従って行うとともに，その実施状況を明らかにしておくこと。

また，病弱者に対する献立については，必要に応じ，医師の指導を受けること。

(3)　適時の食事の提供について

食事時間は適切なものとし，夕食時間は午後６時以降とすることが望ましいが，早くても午後５時以降とすること。

(4)　食事の提供に関する業務の委託について

食事の提供に関する業務は養護老人ホーム自らが行うことが望ましいが，栄養管理，調理管理，材料管理，施設等管理，業務管理，衛生管理，労働衛生管理について施設自らが行う等，当該施設の施設長が業務遂行上必要な注意を果たし得るような体制と契約内容により，食事サービスの質が確保される場合には，当該施設の最終的責任の下で第三者に委託することができること。

(5)　居室関係部門と食事関係部門との連携について

食事提供については，入所者の嚥下や咀嚼の状況，食欲などの心身の状態等を当該入所者の食事に的確に反映させるために，居室関係部門と食事関係部門との連絡が十分とられていることが必要であること。

(6)　栄養食事相談

入所者に対しては適切な栄養食事相談を行う必要があること。

(7)　食事内容の検討について

食事内容については，当該施設の医師又は栄養士（入所定員が50人を超えない養護老人ホームであって，栄養士を配置していない施設においては連携を図っている他の社会福祉施設等の栄養士）を含む会議において検討が加えられなければならないこと。

●軽費老人ホームの設備及び運営に関する基準（抜粋）

（平成20年５月９日厚生労働省令第107号）
（最終改正：令和３年１月25日厚生労働省令第９号）

〔食事〕

第18条　軽費老人ホームは，栄養並びに入所者の心身の状況及び嗜好を考慮した食事を，適切な時間に提供しなければならない。

●介護保険法（抜粋）

（平成９年12月17日法律第123号）
（最終改正：令和５年５月19日法律第31号）

第１章　総則

〔目的〕

第１条　この法律は，加齢に伴って生ずる心身の変化に起因する疾病等により要介護状態となり，入浴，排せつ，食事等の介護，機能訓練並びに看護及び療養上の管理その他の医療を要する者等について，これらの者が尊厳を保持し，その有する能力に応じ自立した日常生活を営むことができるよう，必要な保健医療サービス及び福祉サービスに係る給付を行うため，国民の共同連帯の理念に基づき介護保険制度を設け，その行う保険給付等に関して必要な事項を定め，もって国民の保健医療の向上及び福祉の増進を図ることを目的とする。

〔介護保険〕

第２条　介護保険は，被保険者の要介護状態又は要支援状態（以下「要介護状態等」という。）に関し，必要な保険給付を行うものとする。

２　前項の保険給付は，要介護状態等の軽減又は悪化の防止に資するよう行われるとともに，医療との連携に十分配慮して行われなければならない。

３　第１項の保険給付は，被保険者の心身の状況，その置かれている環境等に応じて，被保険者の選択に基づき，適切な保健医療サービス及び福祉サービスが，多様な事業者又は施設から，総合的かつ効率的に提供されるよう配慮して行われなければならない。

４　第１項の保険給付の内容及び水準は，被保険者が要介護状態となった場合においても，可能な限り，その居宅において，その有する能力に応じ自立した日常生活を営むことができるように配慮されなければならない。

そのほかの福祉施設

●障害者の日常生活及び社会生活を総合的に支援するための法律に基づく指定障害者支援施設等の人員，設備及び運営に関する基準（抜粋）

（平成18年９月29日厚生労働省令第172号）
（最終改正：令和５年３月31日厚生労働省令第48号）

第２章　指定障害者施設等の人員，設備及び運営に関する基準

〔食事〕

第34条　指定障害者支援施設等（施設入所支援を提供する場合に限る。）は，正当な理由がなく，食事の提供を拒んではならない。

２　指定障害者支援施設等は，食事の提供を行う場合には，当該食事の提供に当たり，あらかじめ，利用者に対しその内容及び費用に関して説明を行い，その同意を得なければならない。

３　障害者支援施設等は，食事の提供に当たっては，利用者の心身の状況及び嗜好を考慮し，適切な時間に食事の提供を行うとともに，利用者の年齢及び障害の特性に応じた，適切な栄養量及び内容の食事の提供を行うため，必要な栄養管理を行わなければならない。

4　調理はあらかじめ作成された献立に従って行われなければならない。

5　指定障害者支援施設等は，食事の提供を行う場合であって，指定障害者支援施設等に栄養士を置かないときは，献立の内容，栄養価の算定及び調理の方法について保健所等の指導を受けるよう努めなければならない。

学　校

●学校給食法（抜粋）

（昭和29年6月3日法律第160号）

（最終改正：平成27年6月24日法律第46号）

第1章　総則

〔この法律の目的〕

第1条　この法律は，学校給食が児童及び生徒の心身の健全な発達に資するものであり，かつ，児童及び生徒の食に関する正しい理解と適切な判断力を養う上で重要な役割を果たすものであることにかんがみ，学校給食及び学校給食を活用した食に関する指導の実施に関し必要な事項を定め，もつて学校給食の普及充実及び学校における食育の推進を図ることを目的とする。

〔学校給食の目標〕

第2条　学校給食を実施するに当たっては，義務教育諸学校における教育の目的を実現するために，次に掲げる目標が達成されるよう努めなければならない。

一　適切な栄養の摂取による健康の保持増進を図ること。

二　日常生活における食事について正しい理解を深め，健全な食生活を営むことができる判断力を培い，及び望ましい食習慣を養うこと。

三　学校生活を豊かにし，明るい社交性及び協同の精神を養うこと。

四　食生活が自然の恩恵の上に成り立つものであることについての理解を深め，生命及び自然を尊重する精神並びに環境の保全に寄与する態度を養うこと。

五　食生活が食にかかわる人々の様々な活動に支えられていることについての理解を深め，勤労を重んずる態度を養うこと。

六　我が国や各地域の優れた伝統的な食文化についての理解を深めること。

七　食料の生産，流通及び消費について，正しい理解に導くこと。

第2章　学校給食の実施に関する基本的な事項

〔学校給食栄養管理者〕

第7条　義務教育諸学校又は共同調理場において学校給食の栄養に関する専門的事項をつかさどる職員（第10条第3項において「学校給食栄養管理者」という。）は，教育職員免許法（昭和24年法律第147号）第4条第2項に規定する栄養教諭の免許状を有する者又は栄養士法（昭和22年法律第245号）第2条第1項の規定による栄養士の免許を有する者で学校給食の実施に必要な知識若しくは経験を有するものでなければならない。

〔学校給食実施基準〕

第8条　文部科学大臣は，児童又は生徒に必要な栄養量その他の学校給食の内容及び学校給食を適切に実施するために必要な事項（次条第1項に規定する事項を除く。）について維持されることが望ましい基準（次項において「学校給食実施基準」という。）を定めるものとする。

2　学校給食を実施する義務教育諸学校の設置者は，学校給食実施基準に照らして適切な学校給食の実施に努めるものとする。

〔学校給食衛生管理基準〕

第9条　文部科学大臣は，学校給食の実施に必要な施設及び設備の整備及び管理，調理の過程における衛生管理その他の学校給食の適切な衛生管理を図る上で必要な事項について維持されることが望ましい基準（以下この条において「学校給食衛生管理基準」という。）を定めるものとする。

2　学校給食を実施する義務教育諸学校の設置者は，学校給食衛生管理基準に照らして適切な衛生管理に努めるものとする。

3　義務教育諸学校の校長又は共同調理場の長は，学校給食衛生管理基準に照らし，衛生管理上適正を欠く事項があると認めた場合には，遅滞なく，その改善のために必要な措置を講じ，又は当該措置を講ずることができないときは，当該義務教育諸学校若しくは共同調理場の設置者に対し，その旨を申し出るものとする。

第3章　学校給食を活用した食に関する指導

第10条　栄養教諭は，児童又は生徒が健全な食生活を自ら営むことができる知識及び態度を養うため，学校給食において摂取する食品と健康の保持増進との関連性についての指導，食に関して特別の配慮を必要とする児童又は生徒に対する個別的な指導その他の学校給食を活用した食に関する実践的な指導を行うものとする。この場合において，校長は，当該指導が効果的に行われるよう，学校給食と関連付けつつ当該義務教育諸学校における食に関する指導の全体的な計画を作成することその他の必要な措置を講ずるものとする。

2　栄養教諭が前項前段の指導を行うに当たっては，当該義務教育諸学校が所在する地域の産物を学校給食に活用することその他の創意工夫を地域の実情に応じて行い，当該地域の食文化，食に係る産業又は自然環境の恵沢に対する児童又は生徒の理解の増進を図るよう努めるものとする。

3　栄養教諭以外の学校給食栄養管理者は，栄養教諭に準じて，第1項前段の指導を行うよう努めるものとする。この場合においては，同項後段及び前項の規定を準用する。

●学校給食実施基準（抜粋）

（平成21年３月31日文部科学省告示第61号）
（最終改正：令和３年２月12日文部科学省告示第10号）

〔学校給食の実施の対象〕

第１条　学校給食（学校給食法第３条第１項に規定する「学校給食」をいう。以下同じ。）は，これを実施する学校においては，当該学校に在学するすべての児童又は生徒に対し実施されるものとする。

〔学校給食の実施回数等〕

第２条　学校給食は，年間を通じ，原則として毎週５回，授業日の昼食時に実施されるものとする。

〔児童生徒の個別の健康状態への配慮〕

第３条　学校給食の実施に当たっては，児童又は生徒の個々の健康及び生活活動等の実態並びに地域の実情等に配慮するものとする。

〔学校給食に供する食物の栄養内容〕

第４条　学校給食に供する食物の栄養内容の基準は，別表に掲げる児童又は生徒１人１回当たりの学校給食摂取基準とする。

●学校給食実施基準の一部改正について（抜粋）

（令和３年２月12日２文科初第1684号）

1　学校給食摂取基準の概要

⑴「学校給食摂取基準」については，別表（p. 43，**表１-19**）にそれぞれ掲げる基準によること。

⑵「学校給食摂取基準」については，厚生労働省が策定した「日本人の食事摂取基準（以下「食事摂取基準」という。）（2020年版）」を参考とし，その考え方を踏まえるとともに，厚生労働科学研究費補助金により行われた循環器疾患・糖尿病等生活習慣病対策総合研究事業「食事摂取基準を用いた食生活改善に資するエビデンスの構築に関する研究」（以下「食事状況調査」という。）及び「食事状況調査」の調査結果より算出した，小学３年生，５年生及び中学２年生が昼食である学校給食において摂取することが期待される栄養量（以下「昼食必要摂取量」という。）等を勘案し，児童又は生徒（以下「児童生徒」という。）の健康の増進及び食育の推進を図るために望ましい栄養量を算出したものである。したがって，本基準は児童生徒の１人１回当たりの全国的な平均値を示したものであるから，適用に当たっては，児童生徒の個々の健康及び生活活動等の実態並びに地域の実情等に十分配慮し，弾力的に運用すること。

⑶「学校給食摂取基準」についての基本的な考え方は，本基準の一部改正に先立ち，文部科学省に設置した，学校給食における児童生徒の食事摂取基準策定に関する調査研究協力者会議がとりまとめた「学校給食摂取基準の策定について（報告）」（令和２年12月）を参照。
https://www.mext.go.jp/content/20201228-mxt_kenshoku-1000003354_01.pdf
具体的な内容は，p.43，表１-19参照。

2　学校給食における食品構成について

食品構成については，「学校給食摂取基準」を踏まえ，多様な食品を適切に組み合わせて，児童生徒が各栄養素をバランス良く摂取しつつ，様々な食に触れることができるようにすること。また，これらを活用した食に関する指導や食事内容の充実を図ること。なお，多様な食品とは，食品群であれば，例えば，穀類，野菜類，豆類，果実類，きのこ類，藻類，魚介類，肉類，卵類及び乳類などであり，また，食品名であれば，例えば穀類については，精白米，食パン，コッペパン，うどん，中華めんなどである。

また，各地域の実情や家庭における食生活の実態把握の上，日本型食生活の実践，我が国の伝統的な食文化の継承について十分配慮すること。

さらに，「食事状況調査」の結果によれば，学校給食のない日はカルシウム不足が顕著であり，カルシウム摂取に効果的である牛乳等についての使用に配慮すること。なお，家庭の食事においてカルシウムの摂取が不足している地域にあっては，積極的に牛乳，調理用牛乳，乳製品，小魚等についての使用に配慮すること。

3　学校給食の食事内容の充実等について

⑴　学校給食の食事内容については，学校における食育の推進を図る観点から，学級担任や教科担任と栄養教諭等とが連携しつつ，給食時間はもとより，各教科等において，学校給食を活用した食に関する指導を効果的に行えるよう配慮すること。

また，食に関する指導の全体計画と各教科等の年間指導計画等とを関連付けながら，指導が行われるよう留意すること。

①献立に使用する食品や献立のねらいを明確にした献立計画を示すこと。

②各教科等の食に関する指導と意図的に関連させた献立作成とすること。

③学校給食に地場産物を使用し，食に関する指導の「生きた教材」として使用することは，児童生徒に地域の自然，文化，産業等に関する理解や生産者の努力，食に関する感謝の念を育む上で重要であるとともに，地産地消の有効な手段であり，食料の輸送に伴う環境負荷の低減等にも資するものであることから，その積極的な使用に努め，農林漁業体験等も含め，地場産物も係る食に関する指導に資するよう配慮すること。

④我が国の伝統的食文化について興味・関心を持って学び，郷土に関心を寄せる心を育むとともに，地域の食文化の継承につながるよう，郷土に伝わる料理を積極的に取り入れ，児童生徒がその歴史，ゆかり，食材などを学ぶ取組に資するよう配慮すること。また，地域の食文化等を学ぶ中で，世界の多様な食文化等の理解も深めることができるよう配慮すること。

⑤児童生徒が学校給食を通して，日常又は将来の食事作りにつなげることができるよう，献

立名や食品名が明確な献立作成に努めること。

⑥食物アレルギー等のある児童生徒に対しては，校内において校長，学級担任，栄養教諭，学校栄養職員，養護教諭，学校医等による指導体制を整備し，保護者や主治医との連携を図りつつ，可能な限り，個々の児童生徒の状況に応じた対応に努めること。なお，実施に当たっては公益財団法人日本学校保健会で取りまとめられた「学校生活管理指導表(アレルギー疾患用)」及び「学校のアレルギー疾患に対する取り組みガイドライン」並びに文部科学省が作成した「学校給食における食物アレルギー対応指針」を参考とすること。

(2) 献立作成に当たっては，常に食品の組合せ，調理方法等の改善を図るとともに，児童生徒のし好の偏りをなくすよう配慮すること。

①魅力あるおいしい給食となるよう，調理技術の向上に努めること。

②食事は調理後できるだけ短時間に適温で提供すること。調理に当たっては，衛生・安全に十分配慮すること。

③家庭における日常の食生活の指標になるように配慮すること。

(3) 学校給食に使用する食品については，食品衛生法（昭和22年法律第233号）第11条第１項に基づく食品中の放射性物質の規格基準に適合していること。

(4) 食器具については，安全性が確保されたものであること。また，児童生徒の望ましい食習慣の形成に資するため，料理形態に即した食器具の使用に配慮するとともに，食文化の継承や地元で生産される食器具の使用に配慮すること。

(5) 喫食の場所については，食事にふさわしいものとなるよう改善工夫を行うこと。

(6) 給食の時間については，給食の準備から片付けを通して，計画的・継続的に指導することが重要であり，そのための必要となる適切な給食時間を確保すること。

(7) 望ましい生活習慣を形成するため，適度な運動，調和のとれた食事，十分な休養・睡眠という生活習慣全体を視野に入れた指導に配慮すること。

また，ナトリウム（食塩相当量）の摂取過剰や鉄の摂取不足など，学校給食における対応のみでは限界がある栄養素もあるため，望ましい栄養バランスについて，児童生徒への食に関する指導のみならず，家庭への情報発信を行うことにより，児童生徒の食生活全体の改善を促すことが望まれること。

4 特別支援学校における食事内容の改善について

(1) 特別支援学校の児童生徒については，障害の種類と程度が多様であり，身体活動レベルも様々であることから，「学校給食摂取基準」の適用に当たっては，児童生徒の個々の健康や生活活動の実態並びに地域の実情等に十分配慮し，弾力的に運用するとともに次の点に留意すること。

①障害のある児童生徒が無理なく食べられるような献立及び調理について十分配慮すること。

②食に関する指導の教材として，学校給食が障害に応じた効果的な教材となるよう創意工夫に努めること。

(2) 特別支援学校における児童生徒に対する食事の管理については，家庭や寄宿舎における食生活や病院における食事と密接に関連していることから，学級担任，栄養教諭，学校栄養職員，養護教諭，学校医，主治医及び保護者等の関係者が連携し，共通理解を図りながら，児童生徒の生活習慣全体を視野に入れた食事管理に努めること。

●学校給食衛生管理基準（抜粋）

（平成21年３月31日文部科学省告示第64号）

第１ 総則

1 学校給食を実施する都道府県教育委員会及び市区町村教育委員会（以下「教育委員会」という。），附属学校を設置する国立大学法人及び私立学校の設置者（以下「教育委員会等」という。）は，自らの責任において，必要に応じて，保健所の協力，助言及び援助（食品衛生法（昭和22年法律第233号）に定める食品衛生監視員による監視指導を含む。）を受けつつ，HACCP（コーデックス委員会（国連食糧農業機関／世界保健機関合同食品規格委員会）総会において採択された「危害分析・重要管理点方式とその適用に関するガイドライン」に規定されたHACCP（Hazard Analysis and Critical Control Point：危害分析・重要管理点）をいう。）の考え方に基づき単独調理場，共同調理場（調理等の委託を行う場合を含む。以下「学校給食調理場」という。）並びに共同調理場の受配校の施設及び設備，食品の取扱い，調理作業，衛生管理体制等について実態把握に努め，衛生管理上の問題がある場合には，学校医又は学校薬剤師の協力を得て速やかに改善措置を図ること。

第２ 学校給食施設及び設備の整備及び管理に係る衛生管理基準

(2) 学校給食設備

③シンク

一 シンクは，食数に応じてゆとりのある大きさ，深さであること。また，下処理室における加熱調理用食品，非加熱調理用食品及び器具の洗浄に用いるシンクは別々に設置するとともに，三槽式構造とすること。さらに，調理室においては，食品用及び器具等の洗浄用のシンクを共用しないこと。あわせて，その他の用途用のシンクについても相互汚染しないよう努めること。

⑦学校給食従事者の専用手洗い設備等

一 学校給食従事者の専用手洗い設備は，前室，便所の個室に設置するとともに，作業区分ごとに使用しやすい位置に設置すること。

二　肘まで洗える大きさの洗面台を設置するとともに，給水栓は，直接手指を触れることのないよう，肘等で操作できるレバー式，足踏み式又は自動式等の温水に対応した方式であること。

三　学校食堂等に，児童生徒等の手洗い設備を設けること。

(3)　学校給食施設及び設備の衛生管理

八　学校給食従事者専用の手洗い設備は，衛生的に管理するとともに，石けん液，消毒用アルコール及びペーパータオル等衛生器具を常備すること。また，布タオルの使用は避けること。さらに，前室の手当たり設備には個人用爪ブラシを常備すること。

2　学校薬剤師等の協力を得て，(1)（学校給食施設，本書では略）の各号に掲げる事項について，毎学年1回定期に，(2)及び(3)の各号に掲げる事項については，毎学年3回定期に，検査を行い，その実施記録を保管すること。

第3　調理の過程等における衛生管理に係る衛生管理基準

四　献立作成委員会を設ける等により，栄養教諭等，保護者その他の関係者の意見を尊重すること。

五　統一献立（複数の学校で共通して使用する献立をいう。）を作成するに当たっては，食品の品質管理又は確実な検収を行う上で支障を来すことがないよう，一定の地域別又は学校種別等の単位に分けること等により適正な規模での作成に努めること。

(2)　学校給食用食品の購入

①共通事項

一　学校給食用食品（以下「食品」という。）の購入に当たっては，食品選定のための委員会等を設ける等により，栄養教諭等，保護者その他の関係者の意見を尊重すること。また，必要に応じて衛生管理に関する専門家の助言及び協力を受けられるような仕組みを整えること。

③食品の選定

一　食品は，過度に加工したものは避け，鮮度の良い衛生的なものを選定するよう配慮すること。また，有害なもの又はその疑いのあるものは避けること。

二　有害若しくは不必要な着色料，保存料，漂白剤，発色剤その他の食品添加物が添加された食品，又は内容表示，消費期限及び賞味期限並びに製造業者，販売業者等の名称及び所在地，使用原材料及び保存方法が明らかでない食品については使用しないこと。また，可能な限り，使用原材料の原産国についての記述がある食品を選定すること。

(3)　食品の検収・保管等

七　牛乳については，専用の保冷庫等により適切な温度管理を行い，新鮮かつ良好なものが飲用に供されるよう品質の保持に努めること。

八　泥つきの根菜類等の処理は，検収室で行い，下処理室を清潔に保つこと。

(4)　調理過程

五　マヨネーズは，つくらないこと。

③二次汚染の防止

八　調理作業時には，ふきんは使用しないこと。

九　エプロン，履物等は，色分けする等により明確に作業区分ごとに洗浄及び消毒し，翌日までに乾燥させ，区分して保管するなど，衛生管理に配慮すること。

(6)　検食及び保存食等

①検食

一　検食は，学校給食調理場及び共同調理場の受配校において，あらかじめ責任者を定めて児童生徒の摂食開始時間の30分前までに行うこと。また，異常があった場合には，給食を中止するとともに，共同調理場の受配校においては，速やかに共同調理場に連絡すること。

二　検食に当たっては，食品の中に人体に有害と思われる異物の混入がないか，調理過程において加熱及び冷却処理が適切に行われているか，食品の異味，異臭その他の異常がないか，一食分としてそれぞれの食品の量が適当か，味付け，香り，色彩並びに形態等が適切か，及び，児童生徒の嗜好との関連はどのように配慮されているか確認すること。

三　検食を行った時間，検食者の意見等検食の結果を記録すること。

②保存食

一　保存食は，毎日，原材料，加工食品及び調理済食品を食品ごとに50g程度ずつビニール袋等清潔な容器に密封して入れ，専用冷凍庫に−20℃以下で2週間以上保存すること。また，納入された食品の製造年月日若しくはロットが違う場合又は複数の釜で調理した場合は，それぞれ保存すること。

二　原材料は，洗浄，消毒等を行わず，購入した状態で保存すること。ただし，卵については，全て割卵し，混合したものから50g程度採取し保存すること。

三　保存食については，原材料，加工食品及び調理済食品が全て保管されているか並びに廃棄した日時を記録すること。

四　共同調理場の受配校に直接搬入される食品についても共同調理場で保存すること。また，複数の業者から搬入される食品については，各業者ごとに保存すること。

五　児童生徒の栄養指導及び盛りつけの目安とする展示食を保存食と兼用しないこと。

③残食及び残品

一　パン等残食の児童生徒の持ち帰りは，衛生上の見地から，禁止することが望ましい。

学校給食施設の区分

区分				内容
学校給食施設	調理場	作業区域	汚染作業区域	検収室－原材料の鮮度等の確認及び根菜類等の処理を行う場所 食品の保管室－食品の保管場所 下処理室－食品の選別，剝皮，洗浄等を行う場所 返却された食器・食缶等の搬入場
				洗浄室（機械，食器具類の洗浄・消毒前）
			非汚染作業区域	調理室 －食品の切裁等を行う場所 －煮る，揚げる，焼く等の加熱調理を行う場所 －加熱調理した食品の冷却等を行う場所 －食品を食缶に配食する場所 配膳室 食品・食缶の搬出場
				洗浄室（機械，食器具類の洗浄・消毒後）
			その他	更衣室，休憩室，調理員専用便所，前室等
				事務室等（学校給食調理員が通常，出入りしない区域）

二　パン，牛乳，おかず等の残品は，全てその日のうちに処分し，翌日に繰り越して使用しないこと。

第４　衛生管理体制に係る衛生管理基準

１　衛生管理体制に係る衛生管理基準は，次の各号に掲げる項目ごとに，次のとおりとする。

(1)　衛生管理体制

一　学校給食調理場においては，栄養教諭等を衛生管理責任者として定めること。ただし，栄養教諭等が現にいない場合は，調理師資格を有する学校給食調理員等を衛生管理責任者として定めること。

二　衛生管理責任者は，施設及び設備の衛生，食品の衛生及び学校給食調理員の衛生の日常管理等に当たること。また，調理過程における下処理，調理，配送等の作業工程を分析し，各工程において清潔かつ迅速に加熱及び冷却調理が適切に行われているかを確認し，その結果を記録すること。

三　校長又は共同調理場の長（以下「校長等」という。）は，学校給食の衛生管理について注意を払い，学校給食関係者に対し，衛生管理の徹底を図るよう注意を促し，学校給食の安全な実施に配慮すること。

四　校長等は，学校保健委員会等を活用するなどにより，栄養教諭等，保健主事，養護教諭等の教職員，学校医，学校歯科医，学校薬剤師，保健所長等の専門家及び保護者が連携した学校給食の衛生管理を徹底するための体制を整備し，その適切な運用を図ること。

五　校長等は，食品の検収等の日常点検の結果，異常の発生が認められる場合，食品の返品，献立の一部又は全部の削除，調理済食品の回収等必要な措置を講じること。

六　校長等は，施設及び設備等の日常点検の結果，改善が必要と認められる場合，計画的な応急措置を講じること。また，改善に時間を要する場合，計画的な改善を行うこと。

七　校長等は，栄養教諭等の指導及び助言が円滑に実施されるよう，関係職員の意思疎通等に配慮すること。

八　教育委員会等は，栄養教諭等の衛生管理に関する専門性の向上を図るため，新規採用時及び経験年数に応じた研修その他の研修の機会が確保されるよう努めること。

九　教育委員会等は，学校給食調理員を対象とした研修の機会が確保されるよう努めること。また，非常勤職員等も含め可能な限り全員が等しく研修を受講できるよう配慮すること。

十　教育委員会等は，設置する学校について，計画を立て，登録検査機関（食品衛生法（昭和22年法律第233号）第４条第９項に規定する「登録検査機関」をいう。）等に委託するなどにより，定期的に原材料及び加工食品について，微生物検査，理化学検査を行うこと。

(3)　学校給食従事者の健康管理

二　検便は，赤痢菌，サルモネラ属菌，腸管出血性大腸菌血清型Ｏ157その他必要な細菌等について，毎月２回以上実施すること。

第６　雑則

１　本基準に基づく記録は，１年間保存すること。

2　クックチル方式により学校給食を提供する場合には，教育委員会等の責任において，クックチル専用の施設設備の整備，二次汚染防止のための措置，学校給食従事者の研修の実施，衛生管理体制の整備等衛生管理のための必要な措置を講じたうえで実施すること。

事業所，そのほか

●事業附属寄宿舎規程（抜粋）

（昭和22年10月31日労働省令第７号）

（最終改正：令和２年12月22日厚生労働省令第203号）

第２章　第一種寄宿舎安全衛生基準

第24条　常時30人以上の労働者を寄宿させる寄宿舎には，食堂を設けなければならない。但し，寄宿舎に近接した位置に労働安全衛生規則（昭和47年労働省令第32号）第629条の規定による事業場の食堂がある場合においては，この限りでない。

第25条　食堂又は炊事場を設ける場合においては，次の各号による外，常に清潔を保持するため，必要な措置を講じなければならない。

一　照明及び換気が十分であること。

二　食器及び炊事用器具をしばしば消毒するとともに，これらを清潔に保管する設備を設けること。

三　はえその他のこん虫，ねずみ等の害を防ぐための措置を講ずること。

四　食堂には，食卓を設け，且つ，ざ食をする場合以外の場合においては，いすを設けること。

五　食堂には，寒冷時に，適当な採暖の設備を設けること。

六　炊事場の床は，洗浄及び排水に便利な構造とすること。

七　炊事従業員には，炊事専用の清潔な作業衣を着用させること。

八　炊事従業員の専用の便所を設けること。

第25条の二　飲用水及び炊事用水は，地方公共団体の水道から供給されるものでなければならない。但し，地方公共団体等の行う水質検査を受け，これに合格した水と同質の水を用いる場合においては，この限りでない。

②　汚水及び汚物は，寝室，食堂及び炊事場から隔離された一定の場所において露出しないようにしなければならない。

第26条　１回300食以上の給食を行う場合には，栄養士をおかなければならない。

第31条　寄宿舎に寄宿する労働者については，毎年２回以上次の各号の検査を行わなければならない。

一　体重測定による発育及び栄養状態の検査

二　トラホームその他の伝染性眼疾患及びかいせんその他の伝染性皮膚疾患の有無の検査

②　労働安全衛生法（昭和47年法律第57号）第66条第一項の規定による健康診断を受けた者については，その受けた回数に応じて前項の規定による検査の回数を減ずることができる。

大量調理施設衛生管理マニュアル

●大規模食中毒対策等について（抜粋）

（平成９年３月24日衛食第85号別添）

（最終改正：平成29年６月16日生食発0616第１号）

大量調理施設衛生管理マニュアル

Ⅰ　趣旨

本マニュアルは，集団給食施設等における食中毒を予防するために，HACCP の概念に基づき，調理過程における重要管理事項として，

①　原材料受入れ及び下処理段階における管理を徹底すること。

②　加熱調理食品については，中心部まで十分加熱し，食中毒菌等（ウイルスを含む。以下同じ。）を死滅させること。

③　加熱調理後の食品及び非加熱調理食品の二次汚染防止を徹底すること。

④　食中毒菌が付着した場合に菌の増殖を防ぐため，原材料及び調理後の食品の温度管理を徹底すること。

等を示したものである。

集団給食施設等においては，衛生管理体制を確立し，これらの重要管理事項について，点検・記録を行うとともに，必要な改善措置を講じる必要がある。また，これを遵守するため，更なる衛生知識の普及啓発に努める必要がある。

なお，本マニュアルは同一メニューを１回300食以上又は１日750食以上を提供する調理施設に適用する。

Ⅱ　重要管理事項

１．原材料の受入れ・下処理段階における管理

(1)　原材料については，品名，仕入元の名称及び所在地，生産者（製造又は加工者を含む。）の名称及び所在地，ロットが確認可能な情報（年月日表示又はロット番号）並びに仕入れ年月日を記録し，１年間保管すること。

(2)　原材料について納入業者が定期的に実施する微生物及び理化学検査の結果を提出させること。その結果については，保健所に相談するなどして，原材料として不適と判断した場合には，納入業者の変更等適切な措置を講じること。検査結果については，１年間保管すること。

(3)　加熱せずに喫食する食品（牛乳，発酵乳，プリン等容器包装に入れられ，かつ，殺菌された食品を除く。）については，乾物や摂取量が少ない食品も含め，製造加工業者の衛生管理の体制について保健所の監視票，食品等事業者の自主管理記録票等により確認するとともに，製造加工業者が従事者の健康状態の確認等ノロウイルス対策を適切に行っているかを確認すること。

(4)　原材料の納入に際しては調理従事者等が必ず立ち合い，検収場で品質，鮮度，品温（納入業者が運搬の際，**表４-12**（p. 143）に従い，適切な温度管理を行っていたかどうかを含む。），異物の混入等につき，点検を行い，その結果を記録すること。

(5) 原材料の納入に際しては，缶詰，乾物，調味料等常温保存可能なものを除き，食肉類，魚介類，野菜類等の生鮮食品については１回で使い切る量を調理当日に仕入れるようにすること。

(6) 野菜及び果物を加熱せずに供する場合には，**表５-５**（p.159）に従い，流水（食品製造用水[注1]として用いるもの。以下同じ。）で十分洗浄し，必要に応じて次亜塩素酸ナトリウム等で殺菌[注2]した後，流水で十分すすぎ洗いを行うこと。特に高齢者，若齢者及び抵抗力の弱い者を対象とした食事を提供する施設で，加熱せずに供する場合（表皮を除去する場合を除く。）には，殺菌を行うこと。

[注1] 従前の「飲用適の水」に同じ。（「食品，添加物等の規格基準」（昭和34年厚生省告示第370号）の改正により用語のみ読み替えたもの。定義については同告示の「第１食品Ｂ食品一般の製造，加工及び調理基準」を参照のこと。）

[注2] 次亜塩素酸ナトリウム溶液又はこれと同等の効果を有する亜塩素酸水（きのこ類を除く。），亜塩素酸ナトリウム溶液（生食用野菜に限る。），過酢酸製剤，次亜塩素酸水並びに食品添加物として使用できる有機酸溶液。これらを使用する場合，食品衛生法で規定する「食品，添加物等の規格基準」を遵守すること。

２．加熱調理食品の加熱温度管理

加熱調理食品は，**表５-23～25**（p.180，181）に従い，中心部温度計を用いるなどにより，中心部が75℃で１分間以上（二枚貝等ノロウイルス汚染のおそれのある食品の場合は85～90℃で90秒間以上）又はこれと同等以上まで加熱されていることを確認するとともに，温度と時間の記録を行うこと。

３．二次汚染の防止

(1) 調理従事者等（食品の盛付け・配膳等，食品に接触する可能性のある者及び臨時職員を含む。以下同じ。）は，次に定める場合には，**表５-３**（p.156）に従い，必ず流水・石けんによる手洗いによりしっかりと２回（その他の時には丁寧に１回）手指の洗浄及び消毒を行うこと。なお，使い捨て手袋を使用する場合にも，原則として次に定める場合に交換を行うこと。

①作業開始前及び用便後
②汚染作業区域から非汚染作業区域に移動する場合
③食品に直接触れる作業にあたる直前
④生の食肉類，魚介類，卵殻等微生物の汚染源となるおそれのある食品等に触れた後，他の食品や器具等に触れる場合
⑤配膳の前

(2) 原材料は，隔壁等で他の場所から区分された専用の保管場に保管設備を設け，食肉類，魚介類，野菜類等，食材の分類ごとに区分して保管すること。

この場合，専用の衛生的なふた付き容器に入れ替えるなどにより，原材料の包装の汚染を保管設備に持ち込まないようにするとともに，原材料の相互汚染を防ぐこと。

(3) 下処理は汚染作業区域で確実に行い，非汚染作業区域を汚染しないようにすること。

(4) 包丁，まな板などの器具，容器等は用途別及び食品別（下処理用にあっては，魚介類用，食肉類用，野菜類用の別，調理用にあっては，加熱調理済み食品用，生食野菜用，生食魚介類用の別）にそれぞれ専用のものを用意し，混同しないようにして使用すること。

(5) 器具，容器等の使用後は，**表５-17**（p.170）に従い，全面を流水で洗浄し，さらに80℃，５分間以上の加熱又はこれと同等の効果を有する方法[注3]で十分殺菌した後，乾燥させ，清潔な保管庫を用いるなどして衛生的に保管すること。

なお，調理場内における器具，容器等の使用後の洗浄・殺菌は，原則として全ての食品が調理場から搬出された後に行うこと。

また，器具，容器等の使用中も必要に応じ，同様の方法で熱湯殺菌を行うなど，衛生的に使用すること。この場合，洗浄水等が飛散しないように行うこと。なお，原材料用に使用した器具，容器等をそのまま調理後の食品用に使用するようなことは，けっして行わないこと。

(6) まな板，ざる，木製の器具は汚染が残存する可能性が高いので，特に十分な殺菌[注4]に留意すること。なお，木製の器具は極力使用を控えることが望ましい。

(7) フードカッター，野菜切り機等の調理機械は，最低１日１回以上，分解して洗浄・殺菌[注5]した後，乾燥させること。

(8) シンクは原則として用途別に相互汚染しないように設置すること。特に，加熱調理用食材，非加熱調理用食材，器具の洗浄等に用いるシンクを必ず別に設置すること。また，二次汚染を防止するため，洗浄・殺菌し，清潔に保つこと。

(9) 食品並びに移動性の器具及び容器の取り扱いは，床面からの跳ね水等による汚染を防止するため，床面から60cm以上の場所で行うこと。ただし，跳ね水等からの直接汚染が防止できる食缶等で食品を取り扱う場合には，30cm以上の台にのせて行うこと。

(10) 加熱調理後の食品の冷却，非加熱調理食品の下処理後における調理場等での一時保管等は，他からの二次汚染を防止するため，清潔な場所で行うこと。

(11) 調理終了後の食品は衛生的な容器にふたをして保存し，他からの二次汚染を防止すること。

(12) 使用水は食品製造用水を用いること。また，使用水は，色，濁り，におい，異物のほか，貯水槽を設置している場合や井戸水等を殺菌・ろ過して使用する場合には，遊離残留

別添　調理後の食品の温度管理に係る記録の取り方について（調理終了後提供まで30分以上を要する場合）

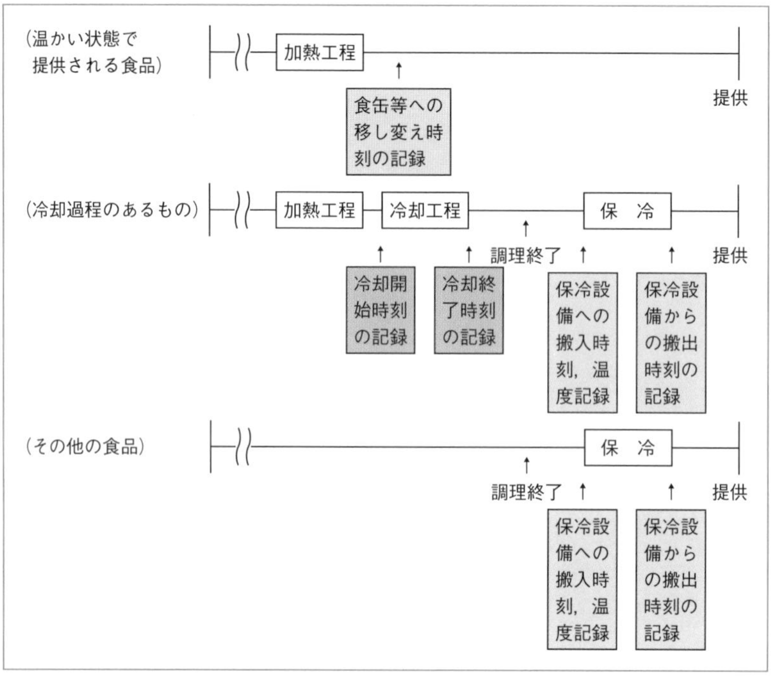

塩素が0.1mg/L以上であることを始業前及び調理作業終了後に毎日検査し，記録すること。

注3 塩素系消毒剤（次亜塩素酸ナトリウム，亜塩素酸水，次亜塩素酸水等）やエタノール系消毒剤には，ノロウイルスに対する不活化効果を期待できるものがある。使用する場合，濃度・方法等，製品の指示を守って使用すること。浸漬により使用することが望ましいが，浸漬が困難な場合にあっては，不織布等に十分浸み込ませて清拭すること。
（参考文献）「平成27年度ノロウイルスの不活化条件に関する調査報告書」
（http://www.mhlw.go.jp/file/06-Seisakujouhou-11130500-Shokuhinanzenbu/0000125854.pdf）

注4 大型のまな板やざる等，十分な洗浄が困難な器具については，亜塩素酸水又は次亜塩素酸ナトリウム等の塩素系消毒剤に浸漬するなどして消毒を行うこと。

注5 80℃で５分間以上の加熱又はこれと同等の効果を有する方法（注３参照）。

4．原材料及び調理済み食品の温度管理

(1) 原材料は，**表4-10**（p.134）に従い，戸棚，冷凍又は冷蔵設備に適切な温度で保存すること。また，原材料搬入時の時刻，室温及び冷凍又は冷蔵設備内温度を記録すること。

(2) 冷凍又は冷蔵設備から出した原材料は，速やかに下処理，調理を行うこと。非加熱で供される食品については，下処理後速やかに調理に移行すること。

(3) 調理後直ちに提供される食品以外の食品は，食中毒菌の増殖を抑制するために，10℃以下又は65℃以上で管理することが必要である（**別添**）。

①加熱調理後，食品を冷却する場合には，食中毒菌の発育至適温度帯（約20℃～50℃）の時間を可能な限り短くするため，冷却機を用いたり，清潔な場所で衛生的な容器に小分けするなどして，30分以内に中心温度を20℃付近（又は60分以内に中心温度を10℃付近）まで下げるよう工夫すること。

この場合，冷却開始時刻，冷却終了時刻を記録すること。

②調理が終了した食品は速やかに提供できるよう工夫すること。

調理終了後30分以内に提供できるものについては，調理終了時刻を記録すること。また，調理終了後提供まで30分以上を要する場合は次のア及びイによること。

ア　温かい状態で提供される食品については，調理終了後速やかに保温食缶等に移し保存すること。この場合，食缶等へ移し替えた時刻を記録すること。

イ　その他の食品については，調理終了後提供まで10℃以下で保存すること。

この場合，保冷設備への搬入時刻，保冷設備内温度及び保冷設備からの搬出時刻を記録すること。

③配送過程においては保冷又は保温設備のある運搬車を用いるなど，10℃以下又は65℃以上の適切な温度管理を行い配送し，配送時刻の記録を行うこと。
　また，65℃以上で提供される食品以外の食品については，保冷設備への搬入時刻及び保冷設備内温度の記録を行うこと。
④共同調理施設等で調理された食品を受け入れ，提供する施設においても，温かい状態で提供される食品以外の食品であって，提供まで30分以上を要する場合は提供まで10℃以下で保存すること。
　この場合，保冷設備への搬入時刻，保冷設備内温度及び保冷設備からの搬出時刻を記録すること。

(4) 調理後の食品は，調理終了後から2時間以内に喫食することが望ましい。

5．その他

(1) 施設設備の構造
①隔壁等により，汚水溜，動物飼育場，廃棄物集積場等不潔な場所から完全に区別されていること。
②施設の出入口及び窓は極力閉めておくとともに，外部に開放される部分には網戸，エアカーテン，自動ドア等を設置し，ねずみや昆虫の侵入を防止すること。
③食品の各調理過程ごとに，汚染作業区域（検収場，原材料の保管場，下処理場），非汚染作業区域（さらに準清潔作業区域（調理場）と清潔作業区域（放冷・調製場，製品の保管場）に区分される。）を明確に区別すること。なお，各区域を固定し，それぞれを壁で区画する，床面を色別する，境界にテープをはる等により明確に区画することが望ましい。
④手洗い設備，履き物の消毒設備（履き物の交換が困難な場合に限る。）は，各作業区域の入り口手前に設置すること。
　なお，手洗い設備は，感知式の設備等で，コック，ハンドル等を直接手で操作しない構造のものが望ましい。
⑤器具，容器等は，作業動線を考慮し，予め適切な場所に適切な数を配置しておくこと。
⑥床面に水を使用する部分にあっては，適当な勾配（100分の2程度）及び排水溝（100分の2から4程度の勾配を有するもの）を設けるなど排水が容易に行える構造であること。
⑦シンク等の排水口は排水が飛散しない構造であること。
⑧全ての移動性の器具，容器等を衛生的に保管するため，外部から汚染されない構造の保管設備を設けること。
⑨便所等
ア　便所，休憩室及び更衣室は，隔壁により食品を取り扱う場所と必ず区分されていること。なお，調理場等から3m以上離れた場所に設けられていることが望ましい。
イ　便所には，専用の手洗い設備，専用の履き物が備えられていること。また，便所は，調理従事者等専用のものが設けられていることが望ましい。
⑩その他
施設は，ドライシステム化を積極的に図ることが望ましい。

(2) 施設設備の管理
①施設・設備は必要に応じて補修を行い，施設の床面（排水溝を含む。），内壁のうち床面から1mまでの部分及び手指の触れる場所は1日に1回以上，施設の天井及び内壁のうち床面から1m以上の部分は1月に1回以上清掃し，必要に応じて，洗浄・消毒を行うこと。施設の清掃は全ての食品が調理場内から完全に搬出された後に行うこと。
②施設におけるねずみ，昆虫等の発生状況を1月に1回以上巡回点検するとともに，ねずみ，昆虫の駆除を半年に1回以上（発生を確認した時にはその都度）実施し，その実施記録を1年間保管すること。また，施設及びその周囲は，維持管理を適切に行うことにより，常に良好な状態に保ち，ねずみや昆虫の繁殖場所の排除に努めること。
　なお，殺そ剤又は殺虫剤を使用する場合には，食品を汚染しないようその取扱いに十分注意すること。
③施設は，衛生的な管理に努め，みだりに部外者を立ち入らせたり，調理作業に不必要な物品等を置いたりしないこと。
④原材料を配送用包装のまま非汚染作業区域に持ち込まないこと。
⑤施設は十分な換気を行い，高温多湿を避けること。調理場は湿度80%以下，温度は25℃以下に保つことが望ましい。
⑥手洗い設備には，手洗いに適当な石けん，爪ブラシ，ペーパータオル，殺菌液等を定期的に補充し，常に使用できる状態にしておくこと。
⑦水道事業により供給される水以外の井戸水等の水を使用する場合には，公的検査機関，厚生労働大臣の登録検査機関等に依頼して，年2回以上水質検査を行うこと。検査の結果，飲用不適とされた場合は，直ちに保健所長の指示を受け，適切な措置を講じること。なお，検査結果は1年間保管すること。
⑧貯水槽は清潔を保持するため，専門の業者に委託して，年1回以上清掃すること。
　なお，清掃した証明書は1年間保管すること。

⑨便所については，業務開始前，業務中及び業務終了後等定期的に清掃及び消毒剤による消毒を行って衛生的に保つこと[注6]。

⑩施設（客席等の飲食施設，ロビー等の共用施設を含む。）において利用者等が嘔吐した場合には，消毒剤を用いて迅速かつ適切に嘔吐物の処理を行うこと[注6]により，利用者及び調理従事者等へのノロウイルス感染及び施設の汚染防止に努めること。

[注6] ノロウイルスに関するQ&A（厚生労働省）を参照のこと。

(3) 検食の保存

検食は，原材料及び調理済み食品を食品ごとに50g程度ずつ清潔な容器（ビニール袋等）に入れ，密封し，－20℃以下で２週間以上保存すること。

なお，原材料は，特に，洗浄・殺菌等を行わず，購入した状態で，調理済み食品は配膳後の状態で保存すること。

(4) 調理従事者等の衛生管理

①調理従事者等は，便所及び風呂等における衛生的な生活環境を確保すること。

また，ノロウイルスの流行期には十分に加熱された食品を摂取する等により感染防止に努め，徹底した手洗いの励行を行うなど自らが施設や食品の汚染の原因とならないように措置するとともに，体調に留意し，健康な状態を保つように努めること。

②調理従事者等は，毎日作業開始前に，自らの健康状態を衛生管理者に報告し，衛生管理者はその結果を記録すること。

③調理従事者等は臨時職員も含め，定期的な健康診断及び月に１回以上の検便を受けること。検便検査[注7]には，腸管出血性大腸菌の検査を含めることとし10月から３月までの間には月に１回以上又は必要に応じて[注8]ノロウイルスの検便検査に努めること。

④ノロウイルスの無症状病原体保有者であることが判明した調理従事者等は，検便検査においてノロウイルスを保有していないことが確認されるまでの間，食品に直接触れる調理作業を控えるなど適切な措置をとることが望ましいこと。

⑤調理従事者等は下痢，嘔吐，発熱などの症状があった時，手指等に化膿創があった時は調理作業に従事しないこと。

⑥下痢又は嘔吐等の症状がある調理従事者等については，直ちに医療機関を受診し，感染性疾患の有無を確認すること。ノロウイルスを原因とする感染性疾患による症状と診断された調理従事者等は，検便検査においてノロウイルスを保有していないことが確認されるまでの間，食品に直接触れる調理作業を控えるなど適切な処置をとることが望ましいこと。

⑦調理従事者等が着用する帽子，外衣は毎日専用で清潔なものに交換すること。

⑧下処理場から調理場への移動の際には，外衣，履き物の交換等を行うこと。（履き物の交換が困難な場合には履き物の消毒を必ず行うこと。）

⑨便所には，調理作業時に着用する外衣，帽子，履き物のまま入らないこと。

⑩調理，点検に従事しない者が，やむを得ず，調理施設に立ち入る場合には，専用の清潔な帽子，外衣及び履き物を着用させ，手洗い及び手指の消毒を行わせること。

⑪食中毒が発生した時の原因究明を確実に行うため，原則として，調理従事者等は当該施設で調理された食品を喫食しないこと。

ただし，原因究明に支障を来さないための措置が講じられている場合はこの限りでない。（試食担当者を限定すること等）

[注7] ノロウイルスの検査に当たっては，遺伝子型によらず，概ね便１g当たり10^5オーダーのノロウイルスを検出できる検査法を用いることが望ましい。ただし，検査結果が陰性であっても検査感度によりノロウイルスを保有している可能性を踏まえた衛生管理が必要である。

[注8] ノロウイルスの検便検査の実施に当たっては，調理従事者の健康確認の補完手段とする場合，家族等に感染性胃腸炎が疑われる有症者がいる場合，病原微生物検出情報においてノロウイルスの検出状況が増加している場合などの各食品等事業者の事情に応じ判断すること。

(5) その他

①加熱調理食品にトッピングする非加熱調理食品は，直接喫食する非加熱調理食品と同様の衛生管理を行い，トッピングする時期は提供までの時間が極力短くなるようにすること。

②廃棄物（調理施設内で生じた廃棄物及び返却された残渣をいう。）の管理は，次のように行うこと。

ア　廃棄物容器は，汚臭，汚液がもれないように管理するとともに，作業終了後は速やかに清掃し，衛生上支障のないように保持すること。

イ　返却された残渣は非汚染作業区域に持ち込まないこと。

ウ　廃棄物は，適宜集積場に搬出し，作業場に放置しないこと。

エ　廃棄物集積場は，廃棄物の搬出後清掃するなど，周囲の環境に悪影響を及ぼさないよう管理すること。

Ⅲ 衛生管理体制

1．衛生管理体制の確立

(1) 調理施設の経営者又は学校長等施設の運営管理責任者（以下「責任者」という。）は，施設の衛生管理に関する責任者（以下「衛生管理者」という。）を指名すること。

なお，共同調理施設等で調理された食品を受け入れ，提供する施設においても，衛生管理者を指名すること。

(2) 責任者は，日頃から食材の納入業者についての情報の収集に努め，品質管理の確かな業者から食材を購入すること。また，継続的に購入する場合は，配送中の保存温度の徹底を指示するほか，納入業者が定期的に行う原材料の微生物検査等の結果の提出を求めること。

(3) 責任者は，衛生管理者に別紙点検表（p. 171～173の**表5-13～17**）に基づく点検作業を行わせるとともに，そのつど点検結果を報告させ，適切に点検が行われたことを確認すること。点検結果については，1年間保管すること。

(4) 責任者は，点検の結果，衛生管理者から改善不能な異常の発生の報告を受けた場合，食材の返品，メニューの一部削除，調理済み食品の回収等必要な措置を講ずること。

(5) 責任者は，点検の結果，改善に時間を要する事態が生じた場合，必要な応急処置を講じるとともに，計画的に改善を行うこと。

(6) 責任者は，衛生管理者及び調理従事者等に対して衛生管理及び食中毒防止に関する研修に参加させるなど必要な知識・技術の周知徹底を図ること。

(7) 責任者は，調理従事者等を含め職員の健康管理及び健康状態の確認を組織的・継続的に行い，調理従事者等の感染及び調理従事者等からの施設汚染の防止に努めること。

(8) 責任者は，衛生管理者に毎日作業開始前に，各調理従事者等の健康状態を確認させ，その結果を記録させること。

(9) 責任者は，調理従事者等に定期的な健康診断及び月に1回以上の検便を受けさせること。検便検査には，腸管出血性大腸菌の検査を含めることとし，10月から3月の間には月に1回以上又は必要に応じてノロウイルスの検便検査を受けさせるよう努めること。

(10) 責任者は，ノロウイルスの無症状病原体保有者であることが判明した調理従事者等を，検便検査においてノロウイルスを保有していないことが確認されるまでの間，食品に直接触れる調理作業を控えさせるなど適切な措置をとることが望ましいこと。

(11) 責任者は，調理従事者等が下痢，嘔吐，発熱などの症状があった時，手指等に化膿創があった時は調理作業に従事させないこと。

(12) 責任者は，下痢又は嘔吐等の症状がある調理従事者等について，直ちに医療機関を受診させ，感染性疾患の有無を確認すること。ノロウイルスを原因とする感染性疾患による症状と診断された調理従事者等は，検便検査においてノロウイルスを保有していないことが確認されるまでの間，食品に直接触れる調理作業を控えさせるなど適切な処置をとることが望ましいこと。

(13) 責任者は，調理従事者等について，ノロウイルスにより発症した調理従事者等と一緒に感染の原因と考えられる食事を喫食するなど，同一の感染機会があった可能性がある調理従事者等について速やかにノロウイルスの検便検査を実施し，検査の結果ノロウイルスを保有していないことが確認されるまでの間，調理に直接従事することを控えさせる等の手段を講じることが望ましいこと。

(14) 献立の作成に当たっては，施設の人員等の能力に余裕を持った献立作成を行うこと。

(15) 献立ごとの調理工程表の作成に当たっては，次の事項に留意すること。

ア 調理従事者等の汚染作業区域から非汚染作業区域への移動を極力行わないようにすること。

イ 調理従事者等の1日ごとの作業の分業化を図ることが望ましいこと。

ウ 調理終了後速やかに喫食されるよう工夫すること。

また，衛生管理者は調理工程表に基づき，調理従事者等と作業分担等について事前に十分な打合せを行うこと。

(16) 施設の衛生管理全般について，専門的な知識を有する者から定期的な指導，助言を受けることが望ましい。また，従事者の健康管理については，労働安全衛生法等関係法令に基づき産業医等から定期的な指導，助言を受けること。

(17) 高齢者や乳幼児が利用する施設等においては，平常時から施設長を責任者とする危機管理体制を整備し，感染拡大防止のための組織対応を文書化するとともに，具体的な対応訓練を行っておくことが望ましいこと。また，従業員あるいは利用者において下痢・嘔吐等の発生を迅速に把握するために，定常的に有症状者数を調査・監視することが望ましいこと。

索引

INDEX

MEMO

MEMO

MEMO

MEMO

MEMO

URL https://daiichi-shuppan.co.jp

上記の弊社ホームページにアクセスしてください。

＊訂正・正誤等の追加情報をご覧いただけます。

＊書籍の内容、お気づきの点、出版案内等に関するお問い合わせは、「お問い合わせ」専用フォームよりご送信ください。

＊書籍のご注文も承ります。

＊書籍のデザイン、価格等は、予告なく変更される場合がございます。ご了承ください。

＊断りなく電子データ化および電子書籍化することは認められておりません。

-サクセス管理栄養士・栄養士養成講座-
給食経営管理論

平成22(2010)年11月10日	初版第1刷発行
令和6(2024)年4月1日	第11版第1刷発行

著者 大中佳子
土岐田佳子
大澤絢子

発行者 井上由香

発行所 第一出版株式会社
〒104-0005 東京都港区新橋5-13-5 新橋MCVビル7階
電話 (03) 5473-3100 FAX (03) 5473-3166

印刷・製本 大日本法令印刷

定価は表紙に表示してあります。乱丁・落丁本は、お取替えいたします。

ISBN978-4-8041-1474-3 C3377